目 次

第Ⅰ章 アドバンス・ケア・プランニング（ACP）の理解　　1

1 アドバンス・ケア・プランニング（ACP）とは何か　（足立智孝）……………………… 2
- Ⅰ　アドバンス・ケア・プランニング（ACP）の定義　3
  - 1．諸外国の定義　3
  - 2．わが国の定義　3
  - 3．ACPの定義に包含される共通事項　4
- Ⅱ　アドバンス・ディレクティブ（AD）の取り組み　4
  - 1．アメリカにおけるAD　5
  - 2．ADの実施状況　7
  - 3．ADの問題点　7
- Ⅲ　AD実施の改善策　9
  - 1．ADの改善策　9
  - 2．ADの改善策としてのPOLST　11
- Ⅳ　AD改善策としてのACP　12
  - 1．ACPの特徴　12
  - 2．ACP研究における話し合いの効果と重要性　14
- Ⅴ　日本におけるACPの展開　15
  - 1．日本における実践例　15
  - 2．日本における展開上の課題　18
  - 3．ACPのステージ別類型　19

2 ナラティブアプローチからみるアドバンス・ケア・プランニング（ACP）　（三浦靖彦）…… 23
- Ⅰ　「物語」を主体とした医療・ケア　23
- Ⅱ　インフォームドコンセントから協働意思決定（SDM）へ，そしてナラティブアプローチへ　24
- Ⅲ　ナラティブアプローチを用いた医療・ケアの展開　25
- Ⅳ　地域包括ケアのかかわりのなかでACPのバトンを受け渡す　26
- Ⅴ　ナラティブアプローチが患者の満足につながった事例　26

3 アドバンス・ケア・プランニング（ACP）を行うための考え方や必要なスキル，具体的な進め方　（角田ますみ）……………………… 29
- Ⅰ　ACPにおいて重要な役割を果たす「価値観」　29
  - 1．選択肢の提示だけでなく本人の「価値観」に着目する　29
  - 2．「価値観」を大切にすることでACPを希望的作業にする　30
- Ⅱ　ACP実践に必要なスキル　30
  - 1．意思決定支援スキル　30
  - 2．コミュニケーションスキル　31
  - 3．シームレスな連携を図るスキル　33
  - 4．倫理的問題に対応するスキル　33
- Ⅲ　ACPの具体的な進め方：ACPの5W1H　33
  - 1．When：いつ行うのか　34
  - 2．Who：だれがだれに行うのか　38
  - 3．How：どのように行うのか　44
  - 4．What：何を考えるべきか　52
  - 5．Where：どこで行うのか　57

第Ⅱ章 医療・看護・介護の場におけるアドバンス・ケア・プランニング（ACP）　　67

1 緩和ケア領域におけるアドバンス・ケア・プランニング（ACP）　（佐野広美）……………… 68
- Ⅰ　緩和ケア領域におけるACPの特徴と課題　68

iii

目　次

　　　1．がんの特徴：最も"死"を意識する疾患　68
　　　2．治療の時期による考え方の変化　69
　　　3．がん治療のなかでのACPの難しさ　70
　　Ⅱ　意思決定支援の方法とポイント　72
　　　1．診断から治療初期の支援　72
　　　2．治療後半の支援　73
　　　3．終末期の支援　74

2 高次脳機能障害領域におけるアドバンス・ケア・プランニング（ACP）　（西村紀子）………　77

　　Ⅰ　高次脳機能障害領域におけるACPの特徴と課題　77
　　　1．高次脳機能障害とは　77
　　　2．高次脳機能障害の3つの特性とACPにおける課題　78
　　Ⅱ　意思決定支援の方法とポイント　80
　　　1．急性期の事例　80
　　　2．回復期の事例　81
　　　3．維持期（生活期）の事例　82
　　　4．維持期（生活期）の事例　83

3 在宅ケア領域におけるアドバンス・ケア・プランニング（ACP）　（東　英子）…………………　85

　　Ⅰ　在宅ケア領域におけるACPの特徴と課題　85
　　　1．在宅ケア領域の特徴　85
　　　2．在宅ケア領域の課題　86
　　　3．疾患別にみる意思決定支援　87
　　Ⅱ　意思決定支援の方法とポイント　89
　　　1．闘病を選択したがん患者　89
　　　2．家族に迷惑をかけたくないという思いから治療を選択した患者　89
　　　3．胃瘻造設を拒否した認知症患者　90
　　　4．認知症患者の妻による意思決定　90
　　　5．自宅療養をする2人のがん患者　90
　　　6．在宅看取りを希望した脳梗塞患者　91
　　　7．宗教上の理由から鎮痛薬を拒否するがん患者　91
　　　8．社会的支援を拒否する患者　91
　　　9．「尊厳死」について語り合った患者・家族　92

4 精神科ケア領域におけるアドバンス・ケア・プランニング（ACP）　（大西香代子）……………　93

　　Ⅰ　精神科ケア領域におけるACPの特徴と課題　93
　　Ⅱ　意思決定支援の方法とポイント　94
　　　1．精神科事前指示（PAD）　94
　　　2．「親亡き後」の生活設計　96
　　　3．人生の最終段階の医療についてのACP　97

5 認知症ケア領域におけるアドバンス・ケア・プランニング（ACP）　（宮本芳恵）………………101

　　Ⅰ　認知症ケア領域におけるACPの特徴と課題　101
　　　1．認知症ケア領域におけるACPの特徴　101
　　　2．認知症ケア領域におけるACPの課題　102
　　Ⅱ　意思決定支援の方法とポイント　104
　　　1．意思の表明を支援する　104
　　　2．「生命の存続」から「人生の選択」へ　106
　　　3．認知症者の良き理解者，人生の伴走者になる　107

6 神経難病領域におけるアドバンス・ケア・プランニング（ACP）　（栗田智美）………………109

　　Ⅰ　神経難病領域におけるACPの特徴と課題　109
　　　1．難病とは　109
　　　2．指定難病とは　110
　　　3．神経難病とは　110

4．疾患や障害の特性　111
5．神経難病領域からみたACPと意思決定支援の意義・意味　111
6．病状のステージとその時々の課題　113
Ⅱ　意思決定支援の方法とポイント　114
1．病状のステージとその時々の課題　114
2．情報提供の仕方　115
3．本人の希望と意向の引き出し方　116
4．支援内容　116
5．サポート体制の強化　117

7 循環器ケア領域におけるアドバンス・ケア・プランニング（ACP）　（布施　淳）……………119
Ⅰ　循環器ケア領域におけるACPの特徴と課題　119
1．日本の高齢化の状況「超高齢社会＝多死時代」　119
2．循環器系疾患の特徴：高齢者は潜在的心臓病患者　120
3．心原性心肺停止患者の予後　121
4．2つのギャップが生み出す望まない展開　121
Ⅱ　意思決定支援の方法とポイント　122
1．対話の重要性　122
2．平均余命の認識　123
3．ACPの本質　123
4．ACPの手順　124

8 透析ケア領域におけるアドバンス・ケア・プランニング（ACP）　（宿利真由美）……………126
Ⅰ　透析ケア領域におけるACPの特徴と課題　126
1．透析療法とは　126
2．透析ケアにおけるACPの特徴と課題　127
Ⅱ　意思決定支援の方法とポイント　128
1．対象理解　128
2．日本人にみられる特徴の理解　129
3．信頼関係の構築　130

9 周産期ケア領域におけるアドバンス・ケア・プランニング（ACP）　（佐々木裕子）……………133
Ⅰ　周産期ケア領域におけるACPの特徴と課題　133
1．出生前診断の現状と社会的背景　133
2．出生前診断をめぐる意思決定の特徴とACPの意義　135
3．周産期ケアにおけるACPの課題　137
Ⅱ　意思決定支援の方法とポイント　137
1．出生前検査を受けるかどうか迷っている妊婦　137
2．妊娠中にダウン症が判明し中絶を選択した妊婦　138
3．出産予定日直前で子宮内胎児死亡を経験した妊婦　139

第Ⅲ章　アドバンス・ケア・プランニング（ACP）の実践　141

1 ［精神疾患］両親との葛藤がある統合失調症患者の自立へ向けた意思決定支援　（山下真理子）……………142
1．概要　142
2．意思決定が必要な場面　143
3．本人・家族の意向　143
4．事例のポイント　143
5．支援内容　143
6．結果と考察　145

2 精神疾患 地域から孤立し自殺企図を繰り返した
統合失調症患者に対する意思決定支援 （山下真理子）……………………… 147

   1．概要　147
   2．意思決定が必要な場面　148
   3．本人の意向　148
   4．事例のポイント　148
   5．支援内容　148
   6．結果と考察　149

3 緩和ケア 積極的抗がん剤治療を選択し続けた
子宮頸がん患者の治療中断期から看取りまでの意思決定支援 （堀　孔美恵）…… 152

   1．概要　152
   2．意思決定が必要な場面　154
   3．本人・家族の意向　155
   4．事例のポイント　155
   5．支援内容　156
   6．結果と考察　156

4 緩和ケア シームレスな連携と情緒的支援により
エンパワメントした患者の意思決定支援 （田畑ひろみ）……………………… 158

   1．概要　158
   2．意思決定が必要な場面　158
   3．本人・家族の意向　158
   4．事例のポイント　159
   5．支援内容　159
   6．結果と考察　160

5 化学療法 最期まで化学療法継続を希望する患者の
価値観へ寄り添った支援 （鹿嶋真由美）……………………………………… 162

   1．概要　162
   2．意思決定が必要な場面　162
   3．本人・家族の意向　163
   4．事例のポイント　163
   5．支援内容　163
   6．結果と考察　164

6 化学療法 急な発症・手術のため深刻な病状を受け入れられず，
治療方針決定で意思が揺れ動いた患者への支援 （佐瀬路子）……………… 166

   1．概要　166
   2．意思決定が必要な場面　166
   3．本人・家族の意向　168
   4．事例のポイント　168
   5．支援内容　168
   6．結果と考察　169

7 ICU緊急入院 急変により患者の意思が確認できない場合の
代理意思決定支援 （大西まゆみ）……………………………………………… 171

   1．概要　171
   2．意思決定が必要な場面　172
   3．本人・家族の意向　172
   4．事例のポイント　172
   5．支援内容　172
   6．結果と考察　173

8 [ICU緊急入院] くも膜下出血を発症し意思決定を
行えない状態となった患者・家族への支援 （渡辺亜矢子）………………175

  1．概要　175
  2．意思決定が必要な場面　175
  3．本人・家族の意向　176
  4．事例のポイント　176
  5．支援内容　177
  6．結果と考察　177

9 [認知症ケア] 軽度認知症で患者の意向がわからないまま
胃がん治療の選択を迫られた家族への意思決定支援 （渡邉典子）………………179

  1．概要　179
  2．意思決定が必要な場面　180
  3．本人・家族の意向　180
  4．事例のポイント　181
  5．支援内容　181
  6．結果と考察　182

10 [認知症ケア] 心不全により意識が混濁した認知症患者の意思をくみ取り，
治療継続を選択した家族への支援 （渡邉典子）………………184

  1．概要　184
  2．意思決定が必要な場面　185
  3．本人・家族の意向　185
  4．事例のポイント　186
  5．支援内容　186
  6．結果と考察　187

11 [慢性心不全] 治療の中断を希望する
心不全患者の在宅療養へ向けた支援 （根井あずさ）………………188

  1．概要　188
  2．意思決定が必要な場面　188
  3．本人・家族の意向　189
  4．事例のポイント　189
  5．支援内容　190
  6．結果と考察　191

12 [慢性心不全の終末期] 心不全患者の希望が不明ななかで
代理意思決定を行う家族への支援 （吉田小百合）………………194

  1．概要　194
  2．意思決定が必要な場面　195
  3．本人・家族の意向　195
  4．事例のポイント　195
  5．支援内容　196
  6．結果と考察　197

13 [人工透析] 透析導入を拒否する患者と希望する家族への意思決定支援 （高野　実）…………199

  1．概要　199
  2．意思決定が必要な場面　200
  3．本人・家族の意向　200
  4．事例のポイント　200
  5．支援内容　201
  6．結果と考察　202

目　次

14 人工透析 腎不全の認知症高齢者に
透析導入の見合わせ（非導入）を決断した家族への支援　（高野　実）⋯⋯⋯⋯204

　　1．概要　204
　　2．意思決定が必要な場面　204
　　3．本人・家族の意向　205
　　4．事例のポイント　205
　　5．支援内容　206
　　6．結果と考察　207

15 退院支援 自宅退院に向けた栄養経路変更と生活の見直しへの支援　（仲手川悦子）⋯⋯⋯⋯209

　　1．概要　209
　　2．意思決定が必要な場面　209
　　3．本人・家族の意向　210
　　4．事例のポイント　210
　　5．支援内容　210
　　6．結果と考察　211

16 退院支援 短期間で治療方針の選択を迫られた
がん患者・家族への意思決定支援　（伊藤郁美）⋯⋯⋯⋯⋯⋯⋯⋯213

　　1．概要　213
　　2．意思決定が必要な場面　213
　　3．本人・家族の意向　213
　　4．事例のポイント　214
　　5．支援内容　215
　　6．結果と考察　216

17 糖尿病 長年の経験が治療の妨げになっていた1型糖尿病患者への支援　（佐藤麻衣）⋯⋯⋯218

　　1．概要　218
　　2．意思決定が必要な場面　218
　　3．本人の意向　219
　　4．事例のポイント　219
　　5．支援内容　220
　　6．結果と考察　221

18 糖尿病 2度目の糖尿病足病変をきっかけに，
生活習慣の変更が必要となった患者への支援　（田中真由子）⋯⋯⋯⋯⋯⋯⋯⋯⋯⋯223

　　1．概要　223
　　2．意思決定が必要な場面　223
　　3．本人・家族の意向　223
　　4．事例のポイント　224
　　5．支援内容　224
　　6．結果と考察　226

19 神経難病 気管切開，人工呼吸器装着を
最期まで望まなかった患者への意思決定支援　（栗田智美）⋯⋯⋯⋯⋯⋯⋯⋯⋯⋯227

　　1．概要　227
　　2．意思決定が必要な場面　227
　　3．本人・家族の意向　227
　　4．事例のポイント　227
　　5．支援内容　228
　　6．結果と考察　229

20 神経難病 抗菌薬治療の拒否を表明した患者への支援　（栗田智美）⋯⋯⋯⋯⋯⋯⋯⋯⋯⋯230

　　1．概要　230

viii

2．意思決定が必要な場面　230
3．本人・家族の意向　230
4．事例のポイント　231
5．支援内容　231
6．結果と考察　234

21 地域包括支援センターの立場から　退院先として施設入所を決心したが，自宅での生活を諦めきれず苦悩していた家族への支援　（榎本晃子）……235

1．概要　235
2．意思決定が必要な場面　235
3．本人・家族の意向　235
4．事例のポイント　236
5．支援内容　236
6．結果と考察　238

22 地域包括支援センターの立場から　家族関係に複雑な事情がある独居高齢者への意思決定支援　（榎本晃子）……240

1．概要　240
2．意思決定が必要な場面　240
3．本人・家族の意向　240
4．事例のポイント　241
5．支援内容　241
6．結果と考察　242

23 ケアマネジャーの立場から　自分の病状が理解できず治療方針が確認できない利用者への意思決定支援　（松田尚子）……244

1．概要　244
2．意思決定が必要な場面　244
3．本人の意向　245
4．事例のポイント　246
5．支援内容　246
6．結果と考察　247

24 ケアマネジャーの立場から　持病についての病識がない利用者と家族への意思決定支援　（松田尚子）……248

1．概要　248
2．意思決定が必要な場面　248
3．本人・家族の意向　249
4．事例のポイント　249
5．支援内容　250
6．結果と考察　251

25 高齢者ケア　薬剤耐性菌（MDRA）を保菌した高齢患者・家族の療養場所をめぐる意思決定支援　（新改法子）……252

1．概要　252
2．意思決定が必要な場面　253
3．本人・家族の意向　253
4．事例のポイント　253
5．支援内容　254
6．結果と考察　255

26 高齢者ケア　悪性疾患を合併し治療の選択を迫られた隔離環境下にある高齢結核患者への意思決定支援　（新改法子）……257

1．概要　257
2．意思決定が必要な場面　257

目 次

3．本人・家族の意向　258
4．事例のポイント　258
5．支援内容　258
6．結果と考察　260

第Ⅳ章　アドバンス・ケア・プランニング（ACP）に必要な価値観を知る・引き出すワーク　263

1　価値観ワーク—価値観のルーツをたどる記憶の旅　（廣田早恵美）……………264

Ⅰ　イントロダクション：記憶を呼び覚ます7つの質問　264
Ⅱ　価値観ワーク：価値観を探る5つのステップ　265

2　価値観ワークを成功に導くために欠かせない3つの準備　（廣田早恵美）……………268

Step 1．"元気なとき"にインタビューする　268
Step 2．"宝物を扱う"ように引き出す　268
Step 3．まずは医療者自身の価値観を表面化しておく　269

3　患者・家族の意思決定を支援するコミュニケーション　（竹内千惠子）……………270

Ⅰ　どのような場面でも共通する，話しやすい環境づくりのための3つのポイント　270
1．場所の準備と座席の配置　271
2．患者・家族が安心できる雰囲気づくり　271
3．信頼関係の構築　271
Ⅱ　ACPの場面でのコミュニケーションの3つのポイント　272
1．先の人生を考える　272
2．話を聴くスキル：傾聴　273
3．話し合いの準備ができているかの確認　274

4　アドバンス・ケア・プランニング（ACP）の啓発活動と「きらり人生ノート」　（宮下こず枝）……………276

Ⅰ　地域の高齢者を取り巻く現状とACPの必要性　276
1．地域包括支援センターに寄せられる相談　276
2．啓発活動取り組みのきっかけ　277
Ⅱ　人生の最期にまつわる様々なことを「知る」「考える」「語る」体験　277
1．エンディングノートの作成と終活講座の開催　277
2．ACPセミナーの開催　278
Ⅲ　自分の希望・価値観を形に残す「きらり人生ノート」の作成　279
1．「私の老後の生き方・暮らし方ノート」　279
2．「本人にとってのよりよい暮らしガイド」　279
3．「私の生き方連絡ノート」「私の医療に対する希望（終末期になったとき）」　279
Ⅳ　地域住民と専門職がACPについて共に考える場の提供　283
1．連続セミナーの反響　283
2．包括相談員の役割　283

索　引　285

第 I 章

アドバンス・ケア・プランニング（ACP）の理解

第Ⅰ章　アドバンス・ケア・プランニング（ACP）の理解

1 アドバンス・ケア・プランニング（ACP）とは何か

　患者が一度だけの人生の最期をその人らしく迎えられるために，医療・介護に従事する人たちはどのように支援したらよいのか。これは，超高齢多死社会を迎えるわが国の喫緊の課題となっている。治療やケアにおいて本人の希望や意思を尊重することは，現代医療倫理の基本原則となっている。そのため，患者本人の意識が明瞭であり，自分で判断でき，かつその意思を伝えられる場合には，本人が考える最期を本人の意向に沿って実現するため，大きな問題が生じることは比較的少ないと思われる。しかし，患者の意識が明瞭でなかったり，判断力やコミュニケーションに問題があったりする場合は，難しい問題に直面する。意識不明の状態にある患者の治療に関する意向が不明確な場合に，どのような治療を提供し，あるいは提供しないのかについて，医療提供者は非常に難しい判断を迫られる。

　こうした課題に対応するために，わが国では各種学会などが指針を示してきた。なかでも2007年に厚生労働省が「終末期医療の決定プロセスに関するガイドライン」を公表し，国レベルとして初めてとなる終末期医療に対する指針を示した。2018年にこのガイドラインは「人生の最終段階における医療・ケアの決定プロセスに関するガイドライン」に改訂された。その解説編では改訂に至った経緯が示され，近年諸外国で普及しつつあるアドバンス・ケア・プランニング（advance care planning：ACP）の概念を盛り込んだことと，ACPを医療・介護の現場で普及することを目的にした改訂であることが述べられている[1]。つまり，国の方針として，人生の最終段階における医療・介護の現場のなかで，ACPに基づく医療・ケアを実施することが強く推奨されたのである。

　本節では国が推奨するACPについて概説する。最初に様々なACPの定義を紹介し，それらの定義に含まれる共通事項を述べる。次にACPが展開されるようになるまでの変遷を振り返りつつ，ACPの特徴を明らかにしていく。

2

Ⅰ アドバンス・ケア・プランニング（ACP）の定義

1. 諸外国の定義

advance care planningを直訳すると，advanceは「事前の，前もって」あるいは「あらかじめ」という意味があり，careは「ケア」，planningは進行形の「計画すること」で，「事前ケア計画」などと訳されることが多い。最初に諸外国のなかでも欧米諸国を中心にACPの定義をみてみよう。

1）イギリス

ACPを先進的に取り入れてきたイギリスの国民保健サービス（National Health Service：NHS）のガイドラインでは，ACPとは「個人およびそのケア提供者との間で行われる自発的な話し合いのプロセス」[2]であり，「話し合いには，その個人の気がかりや希望，個人の価値観，ケアのゴール，病気や予後に対する理解，あるいは将来の利益となり得るケアや治療に関する選好が含まれること」と定義されている[2]。

2）カナダ

病気になる前の早い段階からACPの実施の必要性を啓発しているカナダでは，考え方の基本的枠組みであるNational Frameworkを提示している。そのなかでACPは「意思決定能力のある人が，治療やケアに同意や拒否をしたりすることができなくなる場合に備え，将来の健康や個人的なケアに関して自分の意向を表明するにあたり，よく考えて伝達し合うプロセスのこと」[3]であり，「そのプロセスには，家族や関係性が構築されている友人，またケア提供者や弁護士などとの話し合いが含まれる」[3]とされ，「プロセス」が強調された定義となっている。

3）アメリカ

アメリカ医師会（American Medical Association：AMA）の見解では，ACPのプロセスは，患者の自己決定を支援し，意思決定を促し，また人生の最終段階のより良いケアを促進するために実施する方法である。生命が脅かされる疾患のケアを考えることは，自らの価値を振り返り，自分にとってのQOLを高める要素を考え，また特定の医療やケアの介入に対する選好を明確にする機会になる。同医師会の見解では，ACPの実施目的やそれによる効果や期待が述べられている[4]。また，ACPの実施対象は「終末期の患者や慢性疾患の患者だけでなく，年齢や現在の健康状況を問わず，あらゆる人にとっても有効である」としており，この点はカナダとも共通する。

2. わが国の定義

わが国においても，本人の意思を尊重した医療・ケアの提供や人生の最期の迎え方を考えることの重要性について，前述の2007年のガイドラインで示されてきた。しかしACPについては，2018年改訂版ガイドラインの解説編のなかで，「人生の最終段階の医療・ケアについて，本人が家族等や医療・ケアチームと事前に繰り返し話し合うプ

ロセス」と簡潔に述べられているだけである[5]。

2017年に日本医師会の会長諮問機関である生命倫理懇談会が答申書として「超高齢社会と終末期医療」を公表した。この答申書ではACPの重要性が強調されており，ACPは以下のように解説されている[6]。

　　将来のケアについてあらかじめ考え，計画するプロセスないしそのプロセスにおける患者の意思決定を支援する活動を指す。一般的には，患者本人，患者の家族，医療・ケア提供者の「話し合いのプロセス」と解釈されており，患者の希望や価値観に沿った，将来の医療・ケアを具体化することを目標にしている。

ACPは「話し合いのプロセス」であり，そのプロセスとは医療者からみると患者の意思決定を支援する活動であると定義されている。

3. ACPの定義に包含される共通事項

阿部らは，いくつかのACPの定義を概観して，その内容には以下の3つが共通に含まれると述べている[7]。
①患者と医療者や家族などのケア提供者が共に行うこと。
②意思決定能力の低下に先立って行われること。
③プロセスを指していること。
　以下に，諸外国や日本における定義を踏まえ，ACPの実践は人生の様々な場面において継続的に行われる必要があることと，話し合いの内容を示した片山の定義を紹介する[8]。

　　ACPは，将来の意思決定能力の低下に備えて，今後の治療・ケア・生活について，本人・家族など大切な人そして医療者が話し合うプロセスである。話し合う内容は，現在の病状と今後の見通しのみならず本人の価値観や希望，人生や生活の意向を含む。それらの内容は心身状態の悪化など病状が経過するなかで変化することを前提として，様々な局面で繰り返し行われるものである。

II アドバンスディレクティブ（AD）の取り組み

ACPの定義をみると，将来の意思決定能力の低下を見据え，そのときにも患者本人の価値観や希望に沿った医療・ケアを実現するために行われるため，ACPは自律尊重の倫理原則を根底にした意思決定プロセスを重視した実践といえるだろう[9]。患者本人の意識が明瞭で判断能力があるうちに自分の将来の治療に関する意向をあらかじめ表明し，患者が明確に意思表示できなくなった場合に，その意向に沿って治療を決めようとする，こうした患者の自律を尊重した実践的取り組みとしては，特にアメリカで進められてきたアドバンスディレクティブ（advance directive：AD，事前指示〈書〉）

がよく知られている。ACPはADの取り組みとその課題の克服から考案されてきたため，アメリカにおけるADの取り組みを考察しながらACPの特徴を明らかにしていく。なお，本項での以下の議論は，筆者らの研究論文[10]を大幅に加筆修正したものである。

1. アメリカにおけるAD

　ADの考え方は，生命維持装置が使用されるようになって登場した。生命維持装置により，予後がきわめて悪い状態でも生命を維持できるという恩恵を受けられる患者がいる一方で，こうした状況で生存することを希望しない患者も現れるようになった。弁護士のカットナー（Kutner L）は，本人の精神的・身体的能力の回復が不可能であれば，医学的治療の中止を含め，どの程度まで治療を行うかについて，意識が障害される前に，あらかじめ文書で残すリビングウィル（living will）を提案した[11]。リビングウィルは，本人の意向を将来の治療の決定に継続して反映させ，人生の最終段階における治療に対して命令する権限を本人に与えるように考案された[12]。希望する治療内容を文書で示すリビングウィルがADの始まりといわれている。

1）州法の整備

　リビングウィルは，1970年代半ば以降に州法のなかで制度化されていった。その制度化に大きな影響を与えたのが，カレン・アン・クインラン（Karen Ann Quinlan）裁判であった。この裁判は，21歳で遷延性植物状態になったカレンの養父が，生命維持装置である人工呼吸器を取りはずし，自然死を承認するために，自分を身上後見人に指定するように申し立てたことから始まった。1976年3月にニュージャージー州最高裁判所はその申し立てを認める判決を出した[13]。判決では，カレンのプライバシー権を認め，それが後見人（養父）によって主張されることを認め，回復の見込みがなく，予後も悪くなれば，生命の保護よりもプライバシー権（治療の中止をも選ぶ個人の権利）が優先されるとした。

　クインラン裁判によって，アメリカ社会では「自然死」が知られるようになり，判決から半年後の1976年9月にはカリフォルニア州で，リビングウィルに相当する文書である「医師への指示（Directive to Physicians）」に法的権限を与えた自然死法（Natural Death Act）が制定された[14]。

　その後，1980年代には，各州でリビングウィルの法制化が進められたが，同時にその欠点も次第に明らかになった。その欠点とは，リビングウィルを作成していたとしても，本人が記載された内容を説明できなくなったときに，法に基づいて実施できなくなるというものであった[15]。そこで，意思疎通ができなくなった患者の意思を代弁する代理人を事前に指名することが検討され，1983年にはペンシルバニア州で「医療に関する持続的委任状法（Durable Power of Attorney for Health Care）」が制定された。自然死法の制定によって，終末期の治療内容の希望を明記する文書に法的権限を与えたカルフォルニア州でも，同じく1983年に「持続的委任状法」が制定された。

　アメリカでは，カリフォルニア州と同様に，終末期の治療内容を指示する「治療内容指示型」と終末期になったときの治療内容を決定する権限を委任する代理人を指名

する「代理人指示型」の２種類のADが州法として法制化されていった。しかし，アメリカでは州で定められた法律は当該州のみ有効なため，ある州の法律のもとで作成されたADが，他州では法的に認められないという問題が生じた。そこで，州間で互換できるようにするために，ADの内容を調整し，統一した基準の作成が検討された。その結果，1985年に各州指定のAD文書がほかの州でも利用可能にするための「統一終末期病者権利法（Uniform Rights of the Terminally Ill Act)」が制定された。同法は1989年に改正され，患者があらかじめ指名した人（代理人）に対して，終末期になったときの患者の意思決定を代行することを認め，代理人には終末期の患者にリビングウィルがない場合に，治療の差し控えや生命維持装置の撤去を決定する権限を認める内容が盛り込まれた[16]。

2）連邦法の整備

州法で制度化されたADは，1990年代になると連邦法でも整備されるようになった。1990年は，ちょうど1983年にミズーリ州の裁判所で開始されたナンシー・クルーザン（Nancy Cruzan）の事例が合衆国最高裁判所で審理された年だった。クルーザンの事例を簡単に紹介する。

当時25歳のナンシーは交通事故を起こし，意識喪失状態で病院に搬送されたが，遷延性植物状態に陥り，人工栄養によって生命が維持されていた。ナンシーの意識回復の見込みはきわめて低かったため，彼女の両親が人工栄養管の取りはずし許可を求め訴訟を起こした。第１審のミズーリ州巡回裁判所は，延命拒否権を憲法上の権利としてとらえ，文書に書き示していなくても，ナンシーが以前，友人に話した内容を考慮して，両親の人工栄養管の取りはずし許可請求を認めた。しかし２審の同州最高裁は，一転して両親の請求を認めない判決を下した。判決では，患者本人に意思決定能力がない場合，生命に対する州の利益に照らすと，患者本人の治療を拒否する意思が州の自然死法の要件を満たす形で示されているか，あるいは「明確で説得的な証拠」によって証明されない限り，本人以外が治療を中断する代行決定することは認められないとした。

ナンシーの両親は裁量上告を行い，アメリカ合衆国最高裁で審理された。同最高裁は２審のミズーリ州最高裁判決を支持した。法廷意見では，「植物状態にあると診断された者について後見人が栄養・水分の中止を求める手続きにおいて，明確で説得的な証拠の基準を適用することが許される」と述べられた[17]。生命維持治療の継続あるいは中止に関する意思表示の形式的要件を強調し，リビングウィルはその要件を充足すると述べた。アメリカ合衆国最高裁がミズーリ州最高裁判決を認めたことにより，アメリカ社会ではリビングウィルあるいは自然死法に対する関心が高まった[18]。

クルーザン判決は，連邦議会が同年10月に制定した「患者の自己決定権法（Patient Self-Determination Act：PSDA)」にも影響を与えた。同法は，医療機関などに対し，患者の自己決定権としてのADを普及・推進するための義務を示したものである。法律のADに関する内容には，医療機関はADを作成する権利を含め，医学的ケアに関する意思決定が州法による患者の権利であることを書面によって情報提供すること，ADの

作成の有無を本人の医療記録のなかに明記すること，ADの作成の有無によって個人が差別されないこと，ADに関する諸問題について医療機関の職員や地域住民に対して教育を施すことなどが含まれた[19]。

　以上で述べてきたように，アメリカでは終末期医療における生命維持治療の拒否権を含む患者の自己決定権を保障するために，州法と連邦法によってADを制度化していった。

2. ADの実施状況

　アメリカではADの法制化により，人生の最終段階において本人の意向を反映した医療ケアを提供できるようになると期待された。しかし実際にADを作成したり，ADを利用する人が予想よりも少ないなど，必ずしも期待された状況ではない報告が相次いだ。たとえば，亡くなるときにAD文書を作成していた人の割合が低い（1 〜 40％）との報告[20]や，ADの有無と患者の意向が尊重されたかどうかの関連が認められないとの報告[21]などがあった。

　アメリカ合衆国連邦政府は，1989年から5年間にわたり9,100人を超える入院患者を対象に，治療の結果とリスクにおける予測と選好に関する調査（study to understand prognoses and preferences for outcomes and risks of treatments：SUPPORT）を実施した。1989年から1991年にかけて行われた第1次調査では，ADに関する実態調査が行われた。その結果，AD文書の作成率は21％と必ずしも高くない結果が明らかとなった[22]。

　また，1992年から実施された第2次調査では，看護師を中心とした医療チームがADに関する情報提供や文書作成指導などの介入機会を増やすと，ADの作成率や実施率にどう影響するのかが調査された。その結果，ADの文書化率は78％と増加したが，患者が意識を喪失する前にADについて医療者と話し合った人は12％であり，実際にADを実施した人は25％だった[22]。意思決定能力があるうちにADにかかわる内容の話し合いの機会をもつ割合が低い，ADに基づき自分の最期に関する決定をしていないという結果となった。このSUPPORT調査の結果をみる限り，法整備が必ずしもADの実施を促進していない実態が明らかになった。

3. ADの問題点

　ADの実施については，ADに関する知識を得たとしてもADを実施する人が少なく，またADの文書化率も低いことが明らかになった[23]。では，ADの文書化やADの実施を阻害する要因はどこにあるのだろうか。以下に，こうしたADの問題点について，医療実践上の問題と，ADに対する患者の期待と実際との相違の観点から考察する。

1) 医療実践上の問題

　医療実践に関して，第1の問題は，アメリカではADは法的文書であるため，一度記載した内容を変えることが難しい，つまりADが固定化して考えられている点である。患者は，身体的な変化や生活状況あるいは社会環境によって自分の治療に関する希望

が変化する。その希望の変化をADにどう反映させるのかが第1の課題である[24]。

第2の問題は，ADは将来の希望内容を十分に記載できないという点である。医療技術は日進月歩であり，ADを作成したときにはなかった新しい治療法が利用可能になることもある。その場合，過去に記載されたADに拘束されて新しい医療技術が利用できないこともあり得る。また，ADに記載されていないため，本人に利益を提供する可能性のある治療が提供できないということも起こり得る。さらに，ADは事前に指示内容を作成する時点と，その指示を実行すべきかを検討する時点との間に時間差がある。人の心は絶えず変化するため，たとえよく考えていったんは文書に記載したとしても，様々な状況が変化すれば，その決定も変化し得る。特に生死にかかわる決断は，身体的な変化，それに伴う社会的状況あるいは生活状況の変化によって，少なからず影響を受けることが考えられる。したがって，実際にそのときを迎えないと，本人の心身の状況に即した治療選択を予測することは難しいという問題である。

第3の問題は，代理人の負担についてである。AD文書に記載された治療に関する希望は，実際には指名された代理人によって実現される。しかし，代理人が記載内容に従って患者の希望を実現しようとする場合には，そのときの臨床状況が複雑であることが多い。そのため，ADの内容を解釈して，そのときの臨床状況に適応させて考えなければならない。代理人が医療関係者でない場合，代理人がADの指示どおりに実行することには大きな負担が伴う可能性がある。代理人の負担に関して付言すると，代理人は家族などの近しい人が想定される。しかし，たとえ家族であったとしても，家族の病気や治療についてその本人に代わって意思決定できるほど，本人の希望を十分に把握していないことも十分にあり得る。また，家族であっても，将来，本人の意向がどう変化するのかについて予測することは難しいという問題もある[24]。

第4の問題は，自分の死について自ら語りたくない，あるいは話す必要はないと考える人もいることである。このような人は，人生の最終段階に起こり得る医学的な決定を家族や医師に委ねる人が多い。こうした人は，ADの重要性については認めつつ，家族と医師などの医療者たちが，そのときになって何をすべきかを知っているため，自分にADは必要ないと考える傾向にある[23]。

第5の問題は，ADの実効性についてである。本人がADに治療の選択肢を記載していたとしても，生命維持治療の中止や継続の判断は，臨床上の妥当性に大きく影響される。たとえ患者が特定の治療を希望し，ADにそれを明記していたとしても，医師によるそのときの臨床状況に適した医学的判断が優先され，結局ADの実効性が低くなるという懸念がある[25]。

2）患者の期待と実際との相違

もう一つの問題として，患者あるいは今後患者になり得る可能性のある一般の人の期待と実際との相違についてがある。

第1は，患者がADに記載したい情報と医療者が知りたい情報との間に相違があることである。ある研究報告によれば，多くの患者はADに記載したい内容として，人生の最終段階において受ける可能性のある治療に関するものではなく，医学情報とは異な

る種類の情報を望んでいた。そうした情報には，たとえば，代理人に対する権限移譲の範囲や，患者が人生の最期の日々をどのように過ごしたいかなど，患者本人のQOLに関する考え方，すなわち価値観にかかわるものが含まれる[26]。

第2は，代理人の役割に対する見解の相違についてである。患者が代理人に期待していることは，代理人が医療者と話し合いをして，そのときの臨床状況に応じADに記載された指示内容を適宜解釈して，臨機応変に対応することである。それに対して，実際の代理人は，ADで指示された内容を忠実に実施することが代理人の役割と考える傾向にある。患者が考える代理人の役割と，代理人自身が考えるそれとの間には見解の相違があることがわかる。

Ⅲ　AD実施の改善策

1. ADの改善策

前述したADに関する様々な問題を解消し，ADの実施を進めるための改善策が提案されてきた。主に以下の4つにまとめられる[27]。

①患者本人，家族，医療者が話し合いをするうえで，意思決定を共有する努力をすること。

②話し合いは，治療選択に限定せず，患者の関心事や懸念，ケアの目標，価値観を明確にする内容であること，また継続して行い，内容を更新すること。

③ADに記載する内容は，最終決定する場合の推論や解釈するための基礎情報として扱うこと。

④将来の意思決定の合意までに，ADは変更可能で最終的に決定するまでのプロセスを重視する方法にすること。

1）患者本人，家族，医療者が話し合いをするうえで，意思決定を共有する努力をすること

これは，ADの本来の趣旨に基づいた実行性を高めるための改善策である。ADは自分の考えに基づき，自分の意向を記載するものである。しかし，仮に本人がだれにも相談なくADを一人で作成していた場合に，様々な問題に直面する。第1は，いざADが必要になったときに，その存在の有無や内容について家族や医療者がまったく知らないと，ADの活用自体ができなくなる。第2は，ADが必要になるような状況になったときに初めてADの存在が明らかになった場合に直面する問題である。すなわち，ADの記載内容が医療者や家族が考える患者にとっての最善の選択肢とは異なる内容であった場合，関係者を混乱させ，患者に不利益を与える判断をする可能性がある。

さらにADが，いざ必要という場面で初めて明らかになったときに，ADの内容が曖昧であったとしたら，ADに基づく治療が難しくなる可能性もある。たとえばADに「もし私がスパゲティ状態（病気の治療や救命処置のために，患者の身体にチューブ類を多数つないだ状態）になったら，いたずらに命を長引かせる延命治療をしないでほし

い」という記述があったとする。この指示を託された人は，本人はどのような状態を「スパゲティ状態」と考えたのか，「いたずらに命を長引かせる延命治療」とは具体的にどんな治療を指すのかなど，本人が何を想定して記述したのか，その真意を探る必要がある。この例のように指示内容が曖昧だと，実際にADを利用できなくなる可能性が高くなる。

　前述したが，ADは自分の希望を述べるためのものなので，基本的には一人で希望を記載する。しかし，家族や医療者たちがADを作成する途中の段階から，ADの内容について話し合う時間を設け，最終的な治療方法の決定までのプロセスを共有していたほうが，本人の希望に沿った医療を提供できる可能性が高くなる。指示内容の実効性を考えた場合，主治医や医療の専門家などと相談しながら文書を作成することが推奨されている[28]。こうした関係者による話し合いは，結果としてその本人が質の高い最終段階のケアを受けることにつながると考えられている[29]。

2）話し合いは，治療選択に限定せず，患者の関心事や懸念，ケアの目標，価値観を明確にする内容であること，また継続して行い，内容を更新すること

　これは，ADの記載内容を患者の希望する内容にするための改善策である。ADに記載される内容は，治療の選択に関する事項に加え，ケアの目標や患者が希望する最期の逝き方などの死生観あるいは生き死にに関する価値観の事項も含むものにする。医療を熟知していない人が最終的にどのような治療を選択したらよいのかについて，具体的な選択肢をあらかじめ記述することは容易ではない。しかし，たとえばケアの目標や，最期に至るまでどのような生活をしたいか，あるいはどのような最期を迎えたいかなど患者の価値観にかかわる内容を尋ねておくことで，医療関係者はそのときの臨床状況と患者の価値観を手がかりに総合的に判断して，患者の最善の利益に適った治療方針を定められる。現在では，患者の価値観をあらかじめ明確にしておくことは，最終段階の質の高い医療ケアを提供する際の必須事項と考えられている[29]。

　さらに重要なことは，ADの内容について継続して確認し，記載情報を更新することである。このような繰り返し行う「継続性」および記載内容をできる限り最新の希望にする「更新性」は，ADを実践する際の第1の問題点で指摘した，患者の意向の変化に対する改善策でもある。ADは法的文書としていったん記載すればそれで終わりというものではなく，本人の希望を継続して更新するという，患者本人の意向を確認するプロセスであることが重要なのである。

3）ADに記載する内容は，最終決定する場合の推論や解釈するための基礎情報として扱うこと

　これは，ADをより実際的に利用するための記載情報に対する考え方の改善策である。ADに記載された内容は，ADを利用してケアを実施しようとする関係者を拘束するものととらえるのではなく，そのときの患者の置かれた状況次第で代理人や医療者が患者にとっての最善のケアは何かを推論するための基礎情報ととらえる必要がある。ADにおける医療実践上の第5の問題点でも述べたが，記載された情報は，臨床状況に合わせて様々な側面から勘案し，最終的に最善の方法を選択する必要がある。そのため，

ADに記載された内容は，必ずその記載どおりに実施しなければならない情報と考えるのではなく，関係者が患者本人に代わって意思決定する際に参照すべき基礎情報として柔軟にとらえる必要がある。

さらに，関係者がADを解釈しなければならない点についても付言したい。たとえば，ADのなかに「このような状態になったら治療を中止してほしい」という文言が記載されていた場合，現在の患者の状態が果たして「このような状態」に該当するのかについては，関係者による解釈が必要となる。その解釈は，家族あるいは医療者などの患者に関係する他者が代行しなければならない。ADは患者本人の意向に基づく治療選択をする自己決定の手段として考案されたが，それは他者による代行解釈がないと実行できないものでもある[30]。

4) 将来の意思決定の合意までに，ADは変更可能で最終的に決定するまでの プロセスを重視する方法にすること

これは，2）とも重複するが，患者の希望内容に沿った治療を選択するための改善策である。患者の意向を継続的に確認し，内容を更新する。この手続きを継続するプロセスを経ることが，最終的な意思決定につながるのである。

2. ADの改善策としてのPOLST

ADの問題点を改善する取り組みの例として，「生命維持治療に関する医師による指示書（Physician Orders for Life-Sustaining Treatment：POLST）」がある。POLSTは，1991年にアメリカのオレゴン州での活動が始まりとされる[31]。POLSTは，患者や家族などの代理人と会話した内容に基づき，医師が記入する文書のことである。重篤な状態で人生の最終段階にいる患者に対して，心肺蘇生や気管切開，人工呼吸器の装着，人工的な水分・栄養補給法，透析療法，抗生物質投与などの生命維持治療を含む治療行為に関する意向を記載する。POLSTは，患者の最終段階において過剰な医療行為を行わないために，あらかじめ患者の希望を尋ねておくためのものといえる。

POLSTは，医師が終末期にあると判断した患者のみを対象として作成され，医師が患者やその代理人に対し，現状および予後の見通しや治療法の選択肢を説明し，患者の意向を聴き取る。そしてその患者情報をもとにして，治療の目標を立てる。また，生命維持治療につながる医療行為に関する意向については，**表1-1**[32] に示すような簡便な書式にてチェックし，医療機関で保管する。患者も同様の文書を自宅のわかりやすい所に貼ることが一般的である[31]。POLSTの書式は各州で異なっているが，基本的な要素は**表1-1**[32] の3つである。

ADとPOLSTとの違いは，ADが本人主導であったのに対して，POLSTは医師主導である点である。ADでは作成するか否かは本人の自由意思に委ねられているのに対し，POLSTでは医師の判断でPOLST作成の対象者が決まり，また医師主導で文書が作成される。また，POLSTは医療機関で保管されるため，いざその文書が必要となったときに見つからないことは少ない。医師が患者や代理人と話し合うときに，医学的所見を踏まえた内容になるため，ADよりも現実的な内容になる[33]。

表1-1 POLSTの要素

A. 心肺蘇生	・心肺蘇生を試みる，試みない
B. 医学的処置	・症状を和らげる処置だけを行う
	・限定的な処置（治療，抗生物質投与，心臓モニターなど）を行う
	・気管への挿管，人工呼吸器などを用いて最大限の治療措置を行う
C. 人工的栄養補給	・経管栄養を含む人工栄養補給を長期間行う
	・試用期間のみ行う，行わない

POLST (Physician Orders for Life-Sustaining Treatment)：生命維持治療に関する医師による指示書
National POLST Paradigm. Elements of a POLST Form. より引用

POLSTの取り組みは，アメリカではNational POLST Paradigm[32]として全州のうち90％以上で実施されている（2019年1月現在）。また，日本を含む世界各国でも展開されている。日本における取り組みについては，日本臨床倫理学会がPOLSTの普及を進めている[34]。

Ⅳ AD改善策としてのACP

1. ACPの特徴

ADの実施に際して，いくつかの問題を改善する形でPOLSTが進められたが，さらに人生の最終段階に関する医療やケアの全体的な改善策として注目されているのがACPである。ACPの特徴は先に説明した4つの問題点を改善したものとして，表1-2のようにまとめられる。この特徴について具体的に説明する[35]。

1）だれが話し合うのか

話し合いを行うのは，本人，家族（あるいは家族に代替する知人などの近親者）そして医療者である。話し合いの内容によっては，医療機関内のソーシャルワーカーや地域の福祉職が含まれることもある。

2）何を話し合うのか

話し合う内容は，現在直面している病状あるいは今後生じる可能性のある病状，今後の見通しを踏まえた治療やケア，また療養を含めた医療に関する事項，加えて医療のことだけでなく，本人の懸念していること，価値観や希望，最期を迎えるまでにどう過ごしたいかという人生や生活に対する意向，本人の死後の家族に対する要望なども含まれる。

3）どの時期に，どれくらい話し合うのか

話し合いは，本人の意思決定能力が低下する前に行う。人生の最終段階における医療などに関する選択をしなければならなくなる前の段階で，あらかじめ行うことが大原則である。生死にかかわる医療に関する選択や，人生あるいは生活にかかわる重大な選択を行うことはだれにとっても難しい。そのため，健康時や病気になったとしても病状が安定して落ち着いて話し合いができる時期に話し合いを開始するのが望ましいとされる。医療に関する選択や考えは，身体的な状況次第で変わり得ることを前提

表1-2 ACPの特徴

- 本人を取り巻く関係者により話し合いをすること
- 話し合いの内容は，治療の選択に限定されない多様なものであること
- 話し合いは継続して行うこと
- 話し合いにより，本人の情報を繰り返し更新すること

として，話し合いは本人が直面するあらゆる局面のなかで適当な時期に，複数回にわたって繰り返し行われることが望ましい。

また，本人の意思決定能力が低下し，話し合いが十分できなくなった後も，引き続き関係者たちは，本人の意思をくみ取る努力を重ねる必要がある。さらに，本人が意思表示できなくなった後も，本人の推定意思を尊重する考え方や姿勢をもち，繰り返し行うことが必要である。

4）話し合いが「プロセス」であることが強調される理由

話し合いが繰り返し行われる必要がある理由として，本人の意思や治療の選択は，病状の変化に伴って変わり得るため，継続した意思確認が必要であることは前述した。したがって，この過程は時間的なプロセスといえるだろう。

これに加えて，話し合いは本人を取り巻く関係者間での空間的なプロセスであることについても指摘したい。私たちは，死が避けられないような重大な状況に直面したときに，自分の人生を振り返ることになる。だれでもこうした局面では，自分の人生になくてはならない人や出来事，あるいは自分にとっての生きがいなどについて振り返ることになるだろう。最初は直面する状況に戸惑い，言葉にしてだれかに語ることは難しいかもしれない。しかし，次第に自分の言葉にして，周囲のだれかに表出することによって，自らの価値観を再確認したり，あるいは発見したりして，自分はどのような生き方（逝き方）をしたいのかについて考えられるようになり，それに基づいて医療やケアを選択できるようになる。

このようなプロセスは，本人だけでできるものではない。本人と家族などの近親者，そして実際に医療やケアを行う医療者の三者による，何度も繰り返した相互のやりとりのなかから，次第にまとまってくると思われる。話し合いのなかで，家族や医療者などの関係者は本人の語りを一方的に聴くだけでなく，本人の語りに対して自分の立場や価値観から何らかの意見やアドバイスをするというやりとりが生じる。そうしたやりとりを繰り返し，互いに考えを共有するという空間的なプロセスが形成される。

ACPは「話し合い」が最も重要な要素であるが，その話し合いを充実したものにするためには，患者と関係者間の信頼関係を構築することも大切になる。本人の希望を反映したケアを提供するための手段として取り組みが進められたADは，ACPとして特徴づけられる本人を取り巻く関係者間の話し合いのプロセスを経て，より実行可能な手段として機能し得ると考えられている。こうしたADとACPの関係を図1-1[36]に示す。

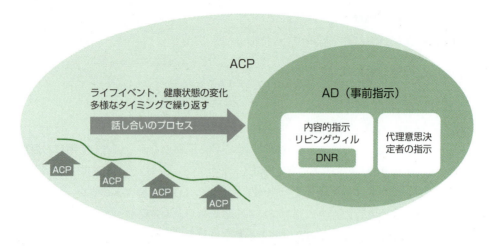

図1-1 アドバンス・ケア・プランニング（ACP）とアドバンスディレクティブ（AD）の関係図
DNAR (do not attempt resuscitation)：心停止時に心肺蘇生（CPR）を実施しないこと。
片山陽子 (2016)．アドバンス・ケア・プランニングの関連用語と概念定義．西川満則，長江弘子，横江由理子（編著），本人の意思を尊重する意思決定支援―事例で学ぶアドバンス・ケア・プランニング，南山堂，p.7. を参考に作成

2. ACP研究における話し合いの効果と重要性

　諸外国では，ACPに関する研究が進められている。2014年発表のACP研究に関するシステマティックレビューによると，2002年から2012年までに人生の最終段階の意思決定のプロセスをたどったACP研究は世界で20件報告されていた[37]。そのうち，ACPの効果を検証した研究は4件であった。その4件のうちACPの効果が最も顕著であった報告[38]について紹介する。

1）研究の概要

　この研究は，オーストラリアのメルボルンにある大学病院の内科，循環器科，呼吸器科に入院する80歳以上の患者を対象に，半年間にわたり調査したものである。対象患者は，年齢のほかに，判断能力があることと家族がいることを条件に選定された。約300人の対象患者のうち，訓練を受けたファシリテーター（主に看護師）が介入するACP介入群（約150人）と，ACPを行わない非介入群（約150人）に無作為に振り分け比較した。

　ACP介入群の患者に対しファシリテーターは，患者本人の価値や信念，思想，信条について話し合ったり，本人と家族がその話し合いをもとにして治療目的をよく考えたりすることが大切であることを説明し，また患者と家族に対して互いに話し合うよう促した。ファシリテーターは，本人と家族との話し合いのなかで，ADを準備し，患者本人が意思決定することが難しくなったときに備え，代理人を指名することも勧めた。

　同時にファシリテーターは，主治医に対して，本人と家族に診断と治療の選択肢および予後の情報を伝えているか確認し，また本人と家族がその情報を適切に理解しているかについて繰り返し確認するよう促した。

　半年間の研究期間のなかで，ファシリテーターがACPに費やした時間は平均して患

者1人当たり60分程度であり，またファシリテーターが患者や家族とACPのための話し合いをした回数は1〜3回であった。

　研究期間中に死亡した患者は各群約30人，生存患者は各群約120人であった。死亡患者に関して，最終段階における治療やケアについて患者本人の意思が尊重されたか否かについて検討した結果，介入群のほうが意思尊重の程度が統計的に有意に高かった。また，本人の死亡日から平均して約100日後に遺族にインタビュー調査をしたところ，うつや不安，心的外傷後ストレス障害（posttraumatic stress disorder：PTSD）の程度が統計的に有意に低かった。生存患者についても，介入群では本人も家族も医療およびケアに対しての満足度が高い結果となった。

2) 話し合いの重要性

　この研究報告では，患者・家族と医療ケアチームとの間のコミュニケーション（話し合い）の重要性が示され，「コミュニケーションの焦点が，特定の治療法や介入よりも，治療の目標，患者の価値や考え方，思想，信条に当てられていると，患者・家族はコミュニケーションのプロセスに意義を見出す」と述べられている[38]。話し合いを医療以外の内容に拡大することが，患者・家族と話し合いをする医療者のかかわりをプロセスという流れでとらえることにつながるという指摘は興味深い。患者・家族は，医療者と人格をもった一人の人間として人間性にかかわるような話し合いをすることで，医療者との関係を一度だけの「点」の関係ではなく，何度かのかかわりのなかで作り出されるつながりのある「プロセス」の関係として意義づけていくのではないだろうか。

　最終段階における治療の意向を確認することや代理人を選定する作業，いわゆるADの作成に対する考え方は，国によって若干異なる。たとえば，ACPを先進的に取り入れてきたイギリス医学会では，リビングウィルなどの最終段階で特定の医療行為を受けるか否かについて，「はい」か「いいえ」のタイプの書面を作成することよりも，意思決定のプロセスとしての話し合いをより重視することを推奨している。また，個別の介入や医療行為よりも，コミュニケーションの重要性を認識するよう医療者に求めている[39]。すなわち，話し合いの機会をもち，そのなかでいかにコミュニケーションをとるかが，ACPにおける最重要事項と考えられている。

V　日本におけるACPの展開

　最後に日本におけるACPの展開として，実践例と今後の課題を述べる。

1. 日本における実践例

　日本の医療機関のなかで，意思決定プロセスとしてのACPを組織全体で先駆的に取り入れている実践例として，鹿児島市の相良病院の取り組みを紹介する。

　相良病院は乳がん診療の専門病院であり，特定領域がん診療連携拠点病院の指定を受けている。再発した乳がんの治療は，長期間にわたり治療内容の変更を繰り返し継

続する場合が多く，医療者は患者や家族の期待と葛藤を受け止めながら，一緒になって何を目標に治療するのかについて話し合いをする必要がある。同病院でACPの取り組みを中心的に進めてきた江口は，組織がどのような価値をもって医療やケアに取り組むかを明確にして，組織全体でその価値を共有し，システム化することが大切であると述べている[40]。

相良病院ではACPに関する組織的な取り組みとして，以下の3つを行ってきた。
①話し合いのためのツールを用いる。
②多職種で話し合う。
③話し合いを継続し，話し合った内容を記録（電子カルテ）する。

1）ACP質問紙の内容

同病院では，ACPを行うためのツールとして「共に治療について考えていくための質問紙」（以下，ACP質問紙，表1-3）[40]を作成した。このACP質問紙は，話し合いのきっかけをつくるために作成されたものであるが，質問に答えることで，患者の考えが整理されたり，ふだん考えないような事柄を改めて考えて自分の考えに気づいたり，口頭では話し合えなかったことを書くことができるかもしれないと考えて始められたという。ACP質問紙は2013年に作成され，現在は2018年に改訂された第2版が用いられている。

質問は大きく5つに分かれている。①治療に携わる医療者との話し合いについて，②今後の話し合いに関する希望，③今後の治療についての希望，④将来に備えた自身の考えや大切な人との話し合いの状況，⑤質問紙に対する心理的な負担についてである。また，自由記載欄も設けられている。

江口は，ACP質問紙で回答されたものは，医療者との話し合いに反映されてこそ意味があり，また話し合いの相手がいると回答の意味が深められると考えている。また回答するかどうかについては患者や家族に選択権があり，まったく回答しないという選択肢もあり得る。さらに回答されていない質問項目がある場合は，それを医療者は1つのメッセージと受け止め，話し合いの際には特定の質問事項に回答しない患者の背景に思いを巡らすことができるとしている。

2）多職種による話し合い，話し合いの記録保存

多職種による話し合いについては，キャンサーボード*が毎週行われたり，日常の診療やケアの場面で疑問や悩みについて話し合う多職種合同倫理カンファレンスが月に1回行われ，ACPに関する事例などが話し合われてきた。話し合いの事例はACPに関する困難事例であるが，カンファレンスを重ねるにつれて，職員たちは，「ACPは困難なこと」から「ACPは充実したケア提供の可能性があり，また達成感が得られるもの」という意識に変化してきたという[41]。

話し合いの記録保存については，話し合いの内容は電子カルテに記録されている。

＊キャンサーボード（cancer board）：手術，放射線療法，化学療法に携わる医師や医療スタッフなどが，がん患者の症状，状態，治療方針などについて意見交換・共有・検討・確認などするためのカンファレンス。がん診療連携拠点病院の指定要件として，キャンサーボードの設置および定期的開催が位置づけられている。

1 アドバンス・ケア・プランニング（ACP）とは何か

表1-3 共に治療について考えていくための質問紙（sagara版ACP質問紙）

当院では，病状によらず，すべての皆様にそれぞれの方に適した治療法をどのように提供すべきかについてご本人やご本人にとっての大切な方と一緒に考えていきたいと思っています。
- 現在のあなたのお考えを可能な範囲で教えてください。回答はいつでも変更できます。
- お答えの内容によって診療・看護上の不利益を被ることは一切ありません。
- 答えにくい質問やあてはまらないと感じる質問は空欄のままで結構です。
- お答えいただく中で心配なこと，不安に思うこと，医療者に相談したいことなどありましたら，いつでもお声かけください。途中で回答をやめることもできます。
- 選択式の項目はあてはまるものに☑を，記述式の項目はご自由にお答えください。

お名前		担当医 看護師		記入日	年　月　日

1．あなたの治療に携わる医療者（医師や看護師など）との話し合いについてお尋ねします。感じておられるありのままのお気持ちをお聞かせください。
1）医療者と十分に話し合いながら治療を進められていると思いますか。
　□そう思う　□ややそう思う　□どちらともいえない
　□あまりそう思わない　□そう思わない
2）医療者は，病気や治療に関して十分な説明をしてくれていると思いますか。
　□そう思う　□ややそう思う　□どちらともいえない
　□あまりそう思わない　□そう思わない
3）医療者は，あなたが大切にしたいことを十分に聴いてくれていると思いますか。
　□そう思う　□ややそう思う　□どちらともいえない
　□あまりそう思わない　□そう思わない
4）医療者は，あなたの疑問や気がかりについて相談に応じてくれていると思いますか。
　□そう思う　□ややそう思う　□どちらともいえない
　□あまりそう思わない　□そう思わない
5）医療者の話を聞いた後，今後どうしたら良いかわからないような気持ちになりますか。
　□そう思う　□ややそう思う　□どちらともいえない
　□あまりそう思わない　□そう思わない
2．今後の話し合いについて，ご希望をお聞かせください。
1-1）医療者に聞きたいこと，話し合いたいことはどのようなことですか。（あてはまるものはいくつでも）
　□今後起こりうる症状や生活への影響
　□今後の生活の過ごし方　□病気の今後の見通し
　□その他（　　　　　　　　　　　　　　　　　　）
1-2）予後（予想される平均的な余命）についてできるだけ詳しく知りたいと思いますか。
　□そう思う　□ややそう思う　□どちらともいえない
　□あまりそう思わない　□そう思わない
2）病状についてご家族とも話し合いながら，治療を進めていきたいと思いますか。
　□そう思う　□ややそう思う　□どちらともいえない
　□あまりそう思わない　□そう思わない
3）未成年のお子さんがおられる方は，病状についてお子さんへも伝えていきたいと思いますか。
　□そう思う　□ややそう思う　□どちらともいえない
　□あまりそう思わない　□そう思わない
　□子どもによって違う
　□迷っている（□相談希望　□家庭内で考えたい）
3．今後の治療について，ご希望をお聞かせください。
1）治療方法を決めていくときに，あなたが大切にしたいことはどのようなことですか。
a 副作用はある程度我慢してでも最も効果の高い治療を受けること
　□そう思う　□ややそう思う　□どちらともいえない
　□あまりそう思わない　□そう思わない

b きつい（つらい副作用がある）治療はなるべく避けること
　□そう思う　□ややそう思う　□どちらともいえない
　□あまりそう思わない　□そう思わない
c 生活の質（自分が希望するような生活の過ごし方，満足感，充実感）を大切にすること
　□そう思う　□ややそう思う　□どちらともいえない
　□あまりそう思わない　□そう思わない
2）今後の治療や生活について，気がかりなことはどのようなことですか。

3）これから大切にしていきたいことはどのようなことですか。
　（あてはまるものはいくつでも）
　□自立した自分でいられること
　□楽しみや喜びがあること
　□家族や友人との時間を過ごすこと
　□家庭や社会の中で自分の役割を果たすこと
　□仕事を継続すること
　□痛みや苦しみの少ない状態で過ごすこと
　□自分の意思で治療を選択すること
　□大切な人と一緒に治療について考えること
　□治療費の負担ができるだけ少ないこと
　□その他（　　　　　　　　　　　　　　　　　）
4）あなたを支えていること（あなたが支えられていると思うこと）はどのようなことですか。

5）あなたご自身にとって，治療の目標とはどのようなことですか。

4．将来に備えて，ご自身のお考えや大切な人との話し合いの状況について教えてください。
1）ご自身の今後の過ごし方について，考えたことがありますか。
　□ある　□ない
→ 考えたことが「ある」方は，そのことについて大切な人にお話になったことがありますか。
　□すべて伝えている　□大事なことは伝えている
　□あまり伝えていない
→ 伝えておられる場合，あなたの大切な方はあなたのお考えに同意しておられますか。
　□すべて同意している　□ほぼ同意している
　□一部同意している　□同意していない
2）あなたの今後の過ごし方に対する大切な人の希望や思いをお聞きになりますか。
　□十分に聞いている　□聞いている
　□あまり聞いていない　□全く聞いていない
3）あなたがご自分でご自身の意向を医療者に伝えることが難しいような場合，あなたの代わりに治療などに関する判断をしてくれる人はいますか。
　□いる　□いない　□今は考えていない
→ 「いる」方はその方のお名前（　　　　）・あなたとのご関係（　）
→ その方には代わりに判断して欲しいことを伝えてありますか。（□はい　□いいえ）
5．このような質問紙は，あなたの心理的な負担になりましたか？
　□そう思う　□ややそう思う　□どちらともいえない
　□あまりそう思わない　□そう思わない

社会医療法人博愛会相良病院

江口惠子（2018）．質問紙を活用した当院ACPの実践を通して考えること．看護，70（7）：78-80．より引用

3）ACP質問紙の活用

　相良病院のACP質問紙は，患者の体調や気持ちが比較的安定している時期や治療変更を検討する段階で患者と話し合いをするときのツールとして活用されている。医師がACP質問紙の使用目的を説明し，質問紙の記載内容を手がかりにして，主として看護師が話し合いのファシリテーター役を務め，面談を行う。面談では，患者が自分の気持ちを率直に表出できるように「どうしてそう思うのですか」と問いかけ，患者の意向の理解が促進されるように対話が進められる。ACP質問紙を活用することで，今まで十分に言語化されてこなかった患者の意思が明確になり，医療者との信頼関係の再構築もみられている[42]。

　江口は，ACPの取り組みは，患者が自身を見つめ直し生き方を深めるプロセスであると同時に，医療者もまた責任ある自己のありようを見つめ直し，自分の生き方を深めていくプロセスであると考えている[40]。組織全体でACPの取り組みを進めることが医療者の利益にもつながることを指摘している。

2. 日本における展開上の課題

　アメリカにおいて法的権限を与えられたADの普及が十分でないため，その改善策のなかからACPが考え出されてきたことは前述した。アメリカでは，ADの作成がACPの目標でもあったため，当然ADの作成は重要であった。しかし，ACPにおけるADの扱いについては，ほかの諸外国では若干違いがある。たとえば，イギリス医学会などでは，特定の医療行為に対する選好を示すADではなく，コミュニケーションや話し合いそのものの重要性が指摘されるようになっている。それでは，わが国でACPを展開するにあたっては，ADをどう考えればよいのだろうか。

1）エンドオブライフ（EOL）ケア

　長江は，アメリカのようにADの法的位置づけがないわが国では，ADの作成を目的にしたACPを展開することは難しいと述べている。さらに，医療行為を選択するためのADの作成とは異なるモデルを前提として，ACPを展開する必要性を強調している[43]。長江は，ACPを展開するうえではエンドオブライフ（end of life：EOL）ケアを考える必要があるとしている。なぜなら，EOLケアの中核にACPがあると考えているからである[44]。

　EOLケアとは，「診断系，健康状態，年齢にかかわらず，差し迫った死，あるいはいつかは来る死について考える人が，生が終わるときまで最善の生を生ききることができるように支援すること」と定義される[45]。長江はEOLケアで重要な点は，病期としてではなく，自分の生の一部としてEOLについて考え，周囲の人や大切な人と語り合う文化をつくり出すことであると述べている[46]。

　EOLケアを実現するには国の実情に応じた展開が求められるが，長寿化，高齢化が今後よりいっそう進行するわが国の現状を鑑みると，生命を脅かす健康問題はもはや医療現場だけでは解決できない状況にあり，医療機関以外にも介護ケア施設や地域行政を含めた地域社会が一体となったEOLケアが必要である。

2）全世代対応のACP

　長寿社会に生きる私たちのだれもが，年齢に関係なく人生の終末期に向けた生き方を考えることは，すなわちEOLケアを考えることでもある。したがって，終末期の生と死の問題は，医療を必要とする人を対象とする医療中心の医療モデルから，健康な人を含み，その人が生活する地域社会（コミュニティ）でどのように生活するかを中心にした生活支援や家族支援を含む生活モデルを重視した，医療と生活を統合するケアによって考える必要がある。このように考えると，EOLケアの対象は全世代となり，そのケアの中核をなすACPもまた終末期の患者だけを対象にするのではなく，全世代に対して実施する必要がある。

3. ACPのステージ別類型

　全世代を対象とするACPは，対象者の健康状態や病気のステージに応じて，以下の3つに分類される（**表1-4**）[47]。

1）第1ステージ：健康な人に対する価値観教育としてのACP

　このステージでは，死生観，人間観，倫理観を育むことや，自分の生き方を考え自己のアイデンティティを育てる教育に重点が置かれる。こうした教育は，自分の人生について考え，将来に向けた計画を立てるために必要な価値観を発見あるいは確認し，人生の重大事に直面したときにどう対処するのかを考える機会となる。

　第1ステージのACPは，自分の生き方や人生全般を考えるアドバンスライフプランニング（advance life planning：ALP）の意味合いがある。このステージでは，小学生，中学生，高校生，大学生などあらゆる成長発達過程にある人たちや，結婚や子育てが生活の中心となっている若い世代，あるいは子育てが一段落した中年期から，退職を控えた壮年期に至るまで，幅広い世代が対象となる。人生の時々に直面するライフイベントを発達課題としてどう対処していくかを考えるのが第1ステージである。そのため，支援を提供する場としては，医療よりもむしろ行政や教育機関，保健福祉の場が適している。

2）第2ステージ：慢性期患者や高齢者を対象とした地域医療におけるACP

　このステージは，自分の人生を考えるなかで，実際に直面している病気のある生活にどう対応するのかを考えるALPの内容と，喫緊の課題ではないものの，人生の最終段階を見据えた医療，ケア，最期の場所などの選択を考える内容が含まれる。このステージでは，病気や障害を抱えながら生きる人たちや高齢者を対象とする地域医療に関するACPが中心になるため，支援者としては，地域包括支援センター，病院の退院調整部門や外来，診療所，訪問看護ステーションなどの日常生活圏内の相談支援機関が想定される。幅広い対象に対し，生活機能の維持・向上を目指した生活支援や家族支援など，予防的な健康支援が重要になる。

3）第3ステージ：急性期・終末期医療におけるACP

　このステージは，従来から医療者が話題にする急性期あるいは終末期の医療現場を想定したACPである。対象者は医療機関や介護ケア施設の患者や入所者のうち，疾患

表1-4 健康状態・病状ステージに応じたACPの類型

種類	内容	主観的健康度	病状ステージ	対象年齢・健康状態, 課題	相談員
第1ステージ	価値観教育（死生観, 人生観, 倫理観）としてのACP（ALP）	健康である	健康かつ自律的な社会生活が可能	小・中・高・大学生, 若い母親・父親, 中年期, 壮年期にある健康な者 より豊かに生きる, ライフイベントを発達課題として対処する	市町村の行政職員, 保健師, 教育者, 養護教諭, 職場の役職者・管理者, 産業医師, 保健師
第2ステージ	慢性期患者や高齢者を対象とした地域医療におけるACP	まあまあ健康である	慢性疾患を1つないし複数有し, 治療初期から中期にある	壮年期・高齢期で治療を継続し, 生活機能はほぼ自立する者 生活機能維持のため予防的な健康支援を必要とする	保健所・保健センター, 地域包括支援センター, 退院調整部門, 病院外来, 診療所, 訪問看護ステーションなどの医師, 看護師, 保健師, MSWなど
第3ステージ	急性期・終末期医療におけるACP	あまり健康でない	症状悪化, 身体機能低下・障害（要介護） 入院加療中 施設入所中	急性期など病状が深刻な者 治療の選択, 開始, 変更, 中止, 差し控えなどの判断を必要とする	病院（救命救急, 緩和ケアなど）や特別養護老人施設の医師, 看護師, MSWなど

ALP：advance life planning
西川満則, 長江弘子, 横江由理子（編著）(2016). 本人の意思を尊重する意思決定支援—事例で学ぶアドバンス・ケア・プランニング, 南山堂, p.14. より引用改変

が重症化した人, あるいは急性期の病状が深刻な人である。ACPの内容としては, 治療にかかわる選択, 開始, 変更, 中止, 差し控えなどの判断が中心となる。

4）ACPを類型化することの意義

ACPを類型化することで, ACPの対象者が求めるニーズをより明確にでき, そのニーズに即したケアが提供できる。どの時期に, どのような立場で対象者にかかわるのかを意識することがより良いケアの提供につながる。

第3ステージにおける深刻な治療判断を迫られてからよりも, 深刻な状況になる前の第2ステージ, あるいは健康な人たちを対象にする第1ステージから, ACPに関する話し合いを始めることについては, カナダ[3] やアメリカ[4] をはじめ諸外国も推奨している。日本においては, 今後は第2ステージにおけるACPがより重要になると予測される。さらに, 第1ステージのような病気になる前の健康な状況において, 将来のもしもに備えて自己を振り返ったり, 価値観を明確にしたり, 大切な人と話し合う機会をもつことは, 第2ステージにおける治療などを選択するうえで必要となる価値基盤を確認することになる。今後, わが国においてはよりいっそう, 第1ステージの内容である価値観教育（死生観, 人生観, 倫理観）を提供する機会が必要になると思われ, よって価値観教育のプログラムを考案することが今後の重要課題になるだろう。

文　献

1）人生の最終段階における医療の普及・啓発の在り方に関する検討会（2018）．人生の最終段階における医療・ケアの決定プロセスに関するガイドライン解説編.
〈https://www.mhlw.go.jp/file/06-Seisakujouhou-10800000-Iseikyoku/0000197722.pdf〉[2018. December 27]

2）National Health Service. Advance Care Planning : A Guide for Health and Social Care Staff.
〈https://www.ncpc.org.uk/sites/default/files/AdvanceCarePlanning.pdf〉[2018. December 29]

3）Canadian Hospice Palliative Care Association（2012）．Advance Care Planning in Canada : National Framework.
〈http://www.advancecareplanning.ca/wp-content/uploads/2016/08/ACP-Framework-2012-ENG.pdf〉[2018. December 29]

4）American Medical Association. Advance Care Planning.
〈https://www.ama-assn.org/delivering-care/ethics/advance-care-planning〉[2018. December 29]

5）前掲書1），p.1.

6）日本医師会 生命倫理懇談会（2017）．第XV次生命倫理懇談会答申．超高齢社会と終末期医療.
〈http://dl.med.or.jp/dl-med/teireikaiken/20171206_1.pdf〉[2018. December 29]

7）阿部泰之，木澤義之（2018）．アドバンス・ケア・プランニングの基本的考え方と日本における展開．長江弘子（編著），看護実践にいかすエンド・オブ・ライフケア，第2版，日本看護協会出版会，p.62-70.

8）片山陽子（2016）．アドバンス・ケア・プランニングの関連用語と概念定義．西川満則，長江弘子，横江由理子（編著），本人の意思を尊重する意思決定支援―事例で学ぶアドバンス・ケア・プランニング，南山堂，p.3.

9）大桃美穂（2018）．アドバンス・ケア・プランニングを行ううえでの倫理的課題への取り組み．長江弘子（編著），看護実践にいかすエンド・オブ・ライフケア，第2版，日本看護協会出版，p.71-76.

10）足立智孝，鶴若麻理（2015）．アドバンス・ケア・プランニングに関する一考察―米国のアドバンス・ディレクティヴに関する取組みを通して．生命倫理，25（1）：69-77.

11）Kutner L（1969）．Due process of euthanasia：The living will, A proposal. Indiana Law Journal, 44（4）：539-554.
〈https://www.repository.law.indiana.edu/cgi/viewcontent.cgi?referer=&httpsredir=1&article=2525&context=ilj〉[2019. January 18]

12）服部俊子（2004）．アドバンス・ディレクティヴの倫理問題．医学哲学 医学倫理，22：27-35.

13）In re Quinlan（1976）．70 N.J.10.355 A.2d 647.

14）香川知晶（2006）．死ぬ権利―カレン・クインラン事件と生命倫理の転回．勁草書房，p. 236.

15）Polniaszek S, Peres J（2008）．Advance directives and advance care planning : Report to congress. US department of health and human services : Office of the assistant secretary for planning and evaluation, p.10.
〈https://aspe.hhs.gov/system/files/pdf/75811/ADCongRpt.pdf〉[2019. January 3]

16）前掲書12），p.29.

17）丸山英二（1991）．最近の判例．入門アメリカ法，弘文堂，p.123.

18）前掲書17），p.128.

19）Patient self-determination act, Omnibus budget reconciliation act of 1990. Federal law 1990, L.101-508.

20）Miles SH, Koepp R, Weber EP（1996）．Advance end-of-life treatment planning. A research review. Archives of Internal Medicine, 156（10）：1062-1068.

21）Danis M, Southerland LI, Garrett JM, et al（1991）．A prospective study of advance directives for life-sustaining care. New England Journal of Medicine, 324（13）：882-888.

22）The SUPPORT Principal Investigators（1995）．A controlled trial to improve care for seriously ill hospitalized patients. The study to understand prognoses and preferences for outcomes and risks of treatments（SUPPORT）．The SUPPORT Principal Investigators. Journal of the American Medical Association, 274（20）：1591-1598.

23）Fagerlin A, Schneider CE（2004）．Enough. The failure of the living will. Hastings Center Report, 34（2）：30-42.

24）前掲書15），p.17.

25）Asch A（2005）．Recognizing death while affirming life : can end of life reform uphold a disabled person's interest in continued life? Hastings Center Report, 35（6）：S31-S36.

26）Hawkins NA, Ditto PH, Danks JH, et al（2005）．Micromanaging death : process preferences, values, and goals in end-of-life medical decision making. Gerontologist, 45（1）：107-117.

27）Wilkinson A, Wenger N, Shugarman LR（2007）．Literature review on advance directives. US Department of Health and Human Services : Office of the assistant secretary for planning and

evaluation, p.14.
〈https://aspe.hhs.gov/basic-report/literature-review-advance-directives〉[2019. January 12]

28) 松田純 (2018). 安楽死・尊厳死の現在―最終段階の医療と自己決定. 中央公論新社, p.117.

29) Steinhauser KE, Christakis NA, Clipp EC, et al (2000). Factors considered important at the end of life by patients, family, physicians, and other care providers. Journal of the American Medical Association, 284 (19)：2476-2482.

30) 前掲書28), p.116.

31) 会田薫子 (2017). 意思決定を支援する―共同決定とACP. 清水哲郎・会田薫子 (編著), 医療・介護のための死生学入門, 東京大学出版会, p.92.

32) National POLST Paradigm. Elements of a POLST Form.
〈https://polst.org/elements-polst-form/〉[2019. January 18]

33) 前掲書31), p. 92-93.

34) 日本臨床倫理学会. DNAR指示に関するワーキンググループの成果報告. 日本版POLST(DNAR指示含む)作成指針.
〈http://square.umin.ac.jp/j-ethics/workinggroup.htm〉[2019. January 18]

35) 前掲書8), p.3-4.

36) 前掲書8), p.7.

37) Brinkman-Stoppelenburg A, Rietjens JA, van der Heide A (2014). The effects of advance care planning on end-of-life care：a systematic review. Palliative Medicine, 28 (8)：1000-1025.

38) Detering KM, Hancock AD, Reade MC, et al (2010). The impact of advance care planning on end of life care in elderly patients：randomised controlled trial. British Medical Journal, 340：c1345.

39) Mullick A, Martin J, Sallnow L (2013). An introduction to advance care planning in practice. British Medical Journal, 347：f6064.

40) 江口惠子 (2018). 質問紙を活用した当院ACPの実践を通して考えること. 看護, 70 (7)：78-80.

41) 江口惠子, 相良安昭 (2018). 進行再発乳がん患者の意思決定支援―ACPの進め方 その人にとっての最善を共に考え自分らしく生きることを支援する. クリニックマガジン, 45 (9)：9-13.

42) 前掲書31), p.100.

43) 長江弘子 (2016). 「どう生きたいのか」の価値を表出する支援としてのアドバンス・ケア・プランニングの意義. 西川満則・長江弘子・横江由里子 (編著), 本人の意思を尊重する意思決定支援, 南山堂, p.12-17.

44) 長江弘子 (2014). アドバンス・ケア・プランニングにおける看護師の役割. 長江弘子 (編著), 看護実践にいかすエンド・オブ・ライフケア, 日本看護協会出版会, p.45-49.

45) Isumi S, Nagae H, Sakurai C, et al (2012). Defining end-of-life care from perspectives of nursing ethics. Nursing Ethics, 19 (5)：608-618.

46) 長江弘子 (2014). 生活文化に即したエンド・オブ・ライフケア. 長江弘子 (編著), 看護実践にいかすエンド・オブ・ライフ・ケア, 日本看護協会出版会, p.4.

47) 前掲書43), p.14-15.

2 ナラティブアプローチからみる アドバンス・ケア・プランニング（ACP）

「超高齢多死時代」を突き進むわが国において，医療に求められるものは，キュア（cure）からケア（care）へと変革がなされてきた。さらに，多様な価値観が認められる現代において，年齢を重ね多疾患の合併やフレイルが進行していくなかで，「どのように生き，どのように人生の最終段階を過ごすのか？」をだれもが考え，また，それをある程度自分流にアレンジできる時代となってきた。

人生の最終段階における医療について，わが国で最初の認知された手段として日本尊厳死協会の「尊厳死の宣言書」がある。その後，事前指示[1)-3)]，POLST（Physician Orders for Life-Sustaining Treatment：「生命を脅かす疾患」に直面している患者の医療処置（蘇生処置を含む）に関する医師による指示書)[4)]などが紹介されてきたが，広く普及するには至っていない。

2018年に，厚生労働省は「人生の最終段階における医療・ケアの決定プロセスに関するガイドライン」を改訂し[5)]，日本医師会は「終末期医療 アドバンス・ケア・プランニング（ACP）から考える」を公表した[6)]。そのなかで，患者と家族の背景（物語，ナラティブ）を理解し，繰り返し話し合うことの重要性が強調されている。

本項では，ナラティブアプローチ*からみるACPについて概説する。

I 「物語」を主体とした医療・ケア

近年，特に高齢者や人生の最終段階にある患者に対する際に，「患者と家族の人生の物語」を大切にしようという機運が高まっている。治癒の道が見出せない患者に対するとき，「患者・家族の人生の物語」に注目し，多職種が協働して，少しでも患者・家族が望む物語のなかで暮らしていけるよう支援するというものである。

金城はナラティブアプローチについて，「ものがたり＋語りという形式を介して，臨床で起きるさまざまな事象や経験や行為の倫理的側面に接近し，読み直し，理解し，探求し，そしてしばしば正当化する方法の総称である」[7)]と説明している。その効用と

---

*ナラティブアプローチ（narrative approach）：ナラティブ（narrative）は，「物語」や「語り」を意味する。患者の語る「物語」に基づいて，一人ひとりに合わせた働きかけをする方法。

して，以下の点があげられる[8]。

①患者のQOL，幸福度の向上が期待できる。

②医療者の物語だけでは意味づけするのが難しい終末期の医療やケアに，しばしば思いもよらない仕方で意味づけできる。

③実際に患者の最終章のQOLや幸福度が向上し，自分たちが提供する終末期の治療やケアを上手に意味づけできたと感じることにより，治療に参加する医療者の満足度や幸福度の向上が期待できる。

　患者・家族の物語を理解するための方法として，患者のライフレビューから始めると，わかりやすいかもしれない。患者が，いつ，どこで生まれ，どのような思いをもって育ってきたのか，何歳頃にどのようなイベント（オリンピックや万博など）があり，それについての思い出などを聞いていくと，患者の物語の概要をつかみやすい。だれにでも，輝いていた時代，わくわくした瞬間，つらくて仕方なかった時期などがあったはずである。それらを聞いたうえで，現状をどのように認識し，この後，どのように暮らしていきたいと考えているのかなどを共に考えていく。このときに大切なことは，機械的に質問するのではなく，「あなたのことをもっと理解したいと思っています。理解したうえで，何らかの力になりたいと思っています」という気持ちが相手に伝わるように会話を進めることであり，相手によっては，時間がかかることも，しばしば経験する。しかし，この時間を重ねた後に，「この人は私を理解しようとしてくれている。私に力を貸そうとしてくれている」と患者が実感したときに，信頼関係が構築される。こうしたプロセスを経て初めて，患者・家族の物語を援助していくことができると考える。

Ⅱ インフォームドコンセントから協働意思決定（SDM）へ，そしてナラティブアプローチへ

　古くから医療現場で行われてきたパターナリズム*からの脱却を目指し，患者の自己決定を促すインフォームドコンセントの概念がわが国に導入されて久しいが，近年では，「単に選択肢を羅列して，患者に無理に決めさせている」「十分な説明もなく，ただサインを要求している」というマイナスの側面も散見されるようになった。一方，患者側も，十分に理解することなく，流れに任せてサインしているだけなど，形骸化している状況が指摘されている。そのような背景のもと，協働意思決定（shared decision making：SDM）*のプロセスが推奨されてきている。

　図2-1に，筆者の考えるSDMのプロセスを示すが，ここにはナラティブアプローチが盛り込まれている。すなわち，患者と家族の物語を理解したうえで，医療・介護の多

---

*パターナリズム（paternalism）：強い立場にある者が，弱い立場にある者の利益のためとして，本人の意向にかかわりなく，生活や行動に干渉し制限を加えるべきであるとする考え方。親と子，上司と部下，医者と患者との関係などにみられる。家族主義，温情主義，父権主義ともいわれる。

*協働意思決定（SDM）：患者と医師（医療の専門家）が治療ゴールや治療の好み，責任を話し合って，両者で適切な治療を見つけ出すこと。最近では，さらに一歩進んだcollaborative decision makingという考え方も提唱されているが，本項ではSDMに統一する。

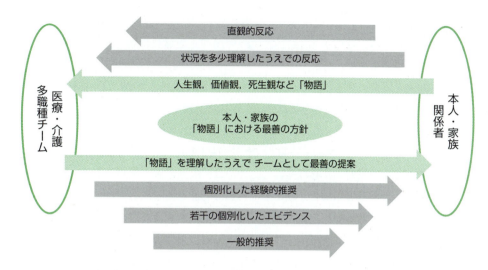

図2-1 ナラティブアプローチを取り入れた協働意思決定（SDM）
医療者側は単独ではなく，医療・ケアチームという多職種チームとしてかかわり，患者側も本人だけでなく，家族を含めたチームとなる。医療・介護チームは，本人・家族の人生観や死生観など，「命の物語」に耳を傾け，それらを理解したうえで，本人・家族にとっての最善と思われる提案を行い，合意に至ろうとする，数回にわたるやりとりを推奨する。救命救急の現場などでは，SDMモデルを実践する時間的余裕のない場合もあるが，この精神を常に心に刻んでおいてほしい。

職種チームがプロフェッショナルとして最善の提案をするプロセスと考える。

　政治学・経済学・法学研究の世界では，サンスティーン（Sunstein, CR）とセイラー（Thaler, RH）によるリバタリアンパターナリズム*という考え方が注目されている。リバタリアンパターナリズムでは，行為者を良い方向へと非強制的に誘導する行為をナッジ*とよんでいる[10]。たとえば，「レストランでワインを選ぶ際に，その日のメニュー，ワインの好み，予算などを総合して，お薦めのワインを選んでくれるソムリエによるアドバイスのような行為」と説明したほうが理解しやすいかもしれない。SDMのプロセスのなかで，「ナッジ」が発揮されることが望ましいといえる。

　図2-1のような議論が尽くされていれば，家族は「これだけ患者の希望を考慮しながら，医療者，介護者と協働して，良いチームワークでがんばってきたのだから」という，ある種の満足感が得られる。たとえ望まない結果に終わった場合でも，トラブルに発展することは少なく，医療安全の面でも有用といえる。

III　ナラティブアプローチを用いた医療・ケアの展開

　患者・家族の物語を，短期間の付き合いのうちに理解することは容易ではない。特に，救急医療の現場や初診の際などでは，ナラティブアプローチを用いることは難しい。また，慢性疾患や高齢者医療の現場においても，医療者が，患者・家族の物語を誤って理解した場合には，そこから先に提供される医療やケアは，患者・家族の望まない

---

*リバタリアンパターナリズム（libertarian paternalism）：行為者の選択の自由を狭めることなく，一定の有益な行動を促し，あるいは有害な行動を控えさせることで行為選択者当人の状況を改善させるべく働きかける手法[8], [9]。

*ナッジ（nudge）：そっと肘で突く，それとなく促すこと。

第Ⅰ章　アドバンス・ケア・プランニング（ACP）の理解

方向へと進んでいくことになる。医療者は，ナラティブアプローチを心がけながら，「自分に思い込みがないか？　独善ではないのか？」と常に自問自答して，患者・家族と共に歩を進める必要がある。

患者と家族の物語に対する感性（アンテナ）を高めるためには，症例をたくさん経験し，そのなかでノウハウを学んでいく以外に道はないと思われる。しかし，ただ漫然と症例を経験しても何も得られない。大切なことは，常に関係者と議論しながら，患者と家族の背後に流れる物語を意識し，絶えず修正し続ける努力を惜しまないことに尽きる。

また，物語に対する感性を高めるために，絵画鑑賞や映画・ドラマ鑑賞も良い方法である。絵画鑑賞の場合，絵に込められた物語を類推するだけでなく，構図や背景描写などから作者の意図を読み取り，また美術の解説書を読んだり，友人と意見を交わすなどして，「物語の確認作業をすること」が，物語を受け取る能力を高め，独善的な解釈に陥らないための修練につながる。

Ⅳ 地域包括ケアのかかわりのなかでACPのバトンを受け渡す

前述したように，ACPは患者が元気なうちから，自分の人生観や死生観を織り込んだものとして，概要だけでも作成することが望ましいが，元気なときは病院にかかることが少ないため，基本骨格となるACPの作成は本人・家族や地域が主体となる。この部分は，先般ACPの愛称として制定された「人生会議」*という言葉が最もふさわしい部分ではないかと思われる。

そして，患者が何らかの疾患に罹患した後は，**図2-2**に示すように，かかりつけ医などの助言を得ながら，ACPは書き換えられ，地域の医療・介護資源へと受け継がれていくことが望ましい。また，疾患の悪化や新たな疾患の発症により入院治療を行った際などには，病院の医療チームが，患者の退院後の生活に合わせたACPへの書き換えを助言し，地域のスタッフへ引き継いでいく。その後，人生の最終段階にさしかかってからは，その担当者（医療・介護チーム）間で共有していく。このようなバトンの受け渡しが円滑に行われて初めて，患者と家族の物語が，住み慣れた地域のなかで完結するのではないだろうか。

Ⅴ ナラティブアプローチが患者の満足につながった事例

筆者が，都内の一般病院に勤務していた際の事例を紹介する（患者・家族の承諾をもとに紹介）。

＊人生会議：厚生労働省は，ACPの考え方を国民一人ひとりの生活に浸透させることを目的にACPの愛称を公募し，2018年11月30日に「人生会議」に決めたと発表した。また11月30日を「いいみとり・みとられ」の語呂合わせでACPについて考える日とすることも発表した。

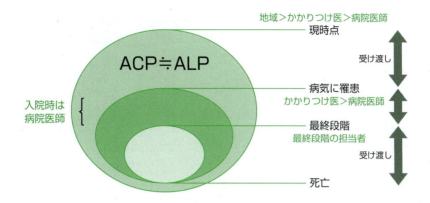

図2-2 アドバンス・ケア・プランニング（ACP）はどのように受け継がれていくべきか
ACPは一般には「今後の治療や療養について患者・家族と医療者があらかじめ話し合うこと」であるが，死後のことについてプランされていることもあるため，死亡より先まで図を広げている．ACPには患者の人生観や死生観が色濃く反映されるため，病気に罹患する前から，自分の生き方として考え始めることが望ましい．そういった意味では，advance life planning（ALP）ともいえる．疾患の罹患後は，担当医（かかりつけ医を代表とした地域の医療チーム）と共に，病気の進行程度に合わせてACPを再構築していく．経過中に新たな疾患の発症や持病の悪化などで入院治療を行う際には，病院医師や病院の医療チームへの書き換え作業が必要となる．そして，人生の最終段階に入った際には，その担当者（病院の医療チーム，訪問医療チームなど）と，本人・家族が共有する．

　Aさんは80歳代の男性で，数年前に多系統萎縮症と診断された．徐々に嚥下機能が廃絶し，誤嚥性肺炎を繰り返すようになった．Aさんは誤嚥性肺炎でB病院に入院した際に，今後の再発防止を目的に胃瘻が造設された．しかし，翌年，胃瘻造設後2回目，合計6回目の誤嚥性肺炎を起こしC病院に入院した．C病院では，胃瘻であっても誤嚥性肺炎を起こすので，胃瘻の使用中止が提案された．その際，中心静脈栄養の提案はなされず，末梢点滴となり，余命は3か月程度と宣告された．また，入院期間の制約があるため，転院を考えてほしいと言われた．医療ソーシャルワーカーなどを通じた紹介はなかった．

　Aさんの娘婿は高血圧と高尿酸血症で，筆者の勤めるD病院外来に通院しており，Aさんの状況についての相談があった．筆者は「病状の再評価」を目的に，D病院の一般病棟への転院を勧めた．そして，「転院時に少し時間をいただけますか？ 患者さんとご家族の物語をお聞きしたいので」と伝えた．この相談の翌日に転院となったが，広告代理店勤務であった娘婿は，前日の説明でこちらの意図を理解し，「父の人生の物語」と題した60枚からなる，きれいな写真を背景にしたスライドを作成してきた．

　娘婿はそのスライドで，Aさんの出生から妻との出会い，仕事のこと，退職後の生活，多系統萎縮症の診断，誤嚥性肺炎に悩まされたこと，残りの時間でやっておきたいこと，ささやかな希望などをプレゼンテーションしてくれた．最後のスライドは「父に，大好物であった銀座のあんパンを一口でもよいから食べさせてあげたい」で締めくくられていた（図2-3）．

　すぐに病棟カンファレンスを開き，摂食・嚥下専門看護師と言語聴覚士が嚥下機能の再評価および訓練を実施したが，嚥下機能は著しく低下していることが判明した．しかし，家族は，「誤嚥性肺炎の危険性は理解しているが，少しだけでも口の中に入れてあげてほしい」と希望した．そこで，入院1週間後に，お楽しみとして，少量を口

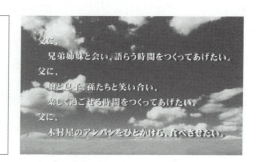

図2-3 家族が作成したAさんの「物語」のスライド

に含ませることを決定した．すると，娘婿は朝一番で銀座まであんパンを買いに行き（銀座本店のあんパンでなくてはだめだという患者と娘婿の強い希望があった），それを少量ガーゼにくるんで口の中に入れ，楽しんでもらった．かたわらには吸引セットと蘇生セットも準備したなかで実施された．このときの患者と家族の笑顔を，筆者は終生忘れないであろう．

その後は，看護師および言語聴覚士が吸引操作ができるときに限定して，持ち込みの食品を少量口の中で味わうことを許可した．栄養補給については，家族との話し合いの結果，中心静脈栄養や末梢点滴は基本的に行わず，胃瘻からの栄養補給を継続するが，1日あたり900kcal，半固形の栄養剤を補給することとした．

Aさんは経過中，2度の誤嚥性肺炎を起こしたが，約1週間の抗菌薬の末梢点滴で軽快した．最終的に転院3か月後に他界した．

経過中，医療者側が「死生観」という言葉を用いたことはなかったが，娘婿および娘から「死生観を共有できる主治医に巡り会えたことは，患者と家族にとって，何よりの幸せでした」との言葉をいただいた．

> 文 献

1) Sehgal AR, Weisheit C, Miura Y, et al (1996). Advance directives and withdrawal of dialysis in the United States, Germany, and Japan. JAMA, 276 (20)：1652-1656.
2) Miura Y, Asai A, Nagata S, et al (2001). Dialysis patients' preferences regarding cardiopulmonary resuscitation and withdrawal of dialysis in Japan. American Journal of Kidney Disease, 37(6)：1216-1222.
3) Miura Y, Asai A, Matsushima M, et al (2006). Families' and physicians' predictions of dialysis patients' preferences regarding life-sustaining treatments in Japan. American Journal of Kidney Disease, 47 (1)：122-130.
4) 日本臨床倫理学会．日本版POLST (DNAR指示を含む) 作成指針．
   〈http://square.umin.ac.jp/j-ethics/pdf/POLST指針.pdf〉[2018. December 12]
5) 厚生労働省 (2018)．人生の最終段階における医療・ケアの決定プロセスに関するガイドライン．
   〈https://www.mhlw.go.jp/file/04-Houdouhappyou-10802000-Iseikyoku-Shidouka/0000197701.pdf〉
   [2018. December 12]
6) 日本医師会 (2018)．終末期医療 アドバンス・ケア・プランニング (ACP) から考える．
   〈https://www.med.or.jp/doctor/rinri/i_rinri/006612.html〉[2018. December 12]
7) 金城隆展 (2018)．倫理カンファの実践とナラティヴエシックス．Modern Physician, 38 (1)：79-84.
8) Sunstein CR, Thaler RH (2003). Libertarian Paternalism Is Not an Oxymoron. University of Chicago Law School, 70 (4)：1159-1202.
9) 那須耕介 (2016)．リバタリアン・パターナリズムとその10年．社会システム研究，19：1-35.
10) Thaler RH, Sunstein CR (2009). Nudge：Improving Decisions About Health, Wealth, and Happiness. Revised and Expanded Edition. Penguin Books.

3 アドバンス・ケア・プランニング（ACP）を行うための考え方や必要なスキル，具体的な進め方

I ACPにおいて重要な役割を果たす「価値観」

1. 選択肢の提示だけでなく本人の「価値観」に着目する

　まず基本に立ち返り，ACPを行う際に最も重要な個人の「価値観」「希望」について
おさえておきたい。厚生労働省による「人生の最終段階における医療の普及・啓発の
在り方に関する検討会」の参考資料では，ACPを「万が一のときに備えて，あなたの
大切にしていることや望み，どのような医療やケアを望んでいるかについて，自分自
身で考えたり，あなたの信頼する人たちと話し合ったりすること」[1]と定義している。
この意思決定に最も欠かせないものが，本人の「大切にしていることや望み」，つまり
個人の「価値観」や「希望」である。

　今まで医療における意思決定は，医療者が医学的最善に基づいて提示した選択肢の
なかから患者*が選ぶという形で行われており，患者の意向はその選択肢に合わせざる
を得ないというのが現状であった。つまり，医学的最善によって決められた選択肢が
本人の価値観の先にあって，それに合わせて患者の意向が決められていくのである。
また，患者が表明した「意思」は必ずしも本人が望んでいる「希望」とイコールでは
ない。限られた選択肢から選ばざるを得なかっただけで，本当にそれを望んでいると
は限らない場合も多く，本人の希望や価値観と合っていない可能性すらある。この形
だけで意思決定支援を進めると，本人や家族，意思決定支援者自身も「これで本当に
良かったのか」と悩むことになる。

　ACPにおける意思決定は，何かを「決定する」ことだけでなく，意思を意味づけて
いる本人の「価値観」を知ること，それを意思決定支援者と共有することから始まる。
「価値観」は，本人の望む「希望」の基盤である。この共有作業が，後に「万が一のと
き」の意思決定支援において重要な手がかりとなり，代理意思決定者や意思決定支援

＊ACPの対象となる人々は，医療であれば「患者」であるが，介護では「利用者」となるなど，様々に表現される。本項
では，「対象者」を中心に，文脈に応じて「患者」「利用者」「本人」も交えて使用している。

者にとっての支えになる。

2. 「価値観」を大切にすることでACPを希望的作業にする

ACPは病状の悪化や状況の変化，最悪の事態に備えるという傾向をもっているため，ACPを考えることは，対象者にとって病状の悪化を意味し，つらい作業になりかねない。患者にとってACPが少しでも希望的作業となるために，「価値観」は重要な役割を果たす。価値観を考えることは，本人の思いや大事にしていること，これまでの生き方を振り返る機会となる。その価値観を共有し大切にすることは，本人のこれまでの生き方や考えに承認を与える行為にもなり，エンパワメントの側面ももつ。つまり，ACPはやり方次第では最悪の事態に備える「準備」だけでなく，自分はどのようなことを望み，大切にしたいのか，どのような人であるのかを「知る」，それを家族や大切な人に「伝える」機会にもなる。

阿部[2]は，医療者がACPを行うことについて，「『準備』をして困らないようにしたいだけではなく，むしろ患者や家族の行く道に『希望』を見出したいから話し合うのである」と述べているが，ACPを行うことは，最悪の事態に備えて，自ら将来を「選び取る」行為でもある。医学的最善という限られた選択肢のなかで自分の価値観に照らし合わせて考え，希望を伝え，選択することは，希望的作業になり得る。急変時で，本人の価値観を確かめている時間的余裕がない場合でも，家族に選択肢を提示するだけでなく，できる限り本人の希望に添いたいことを伝え，ほんのわずかでも時間をさいて「もし本人に判断能力があったら何を望むか，今までどのような希望をもっていたか」を問うことは可能であり，その問いかけが代理意思決定という重責を担う人へのフォローにもなる。価値観は，ACPをエンパワメントとして生かすために重要な切り札なのである。

Ⅱ ACP実践に必要なスキル

ACP実践に必要なスキルとして，意思決定支援スキル，コミュニケーションスキル，シームレスな連携を図るスキル，倫理的問題に対応するスキルの4つがあげられる。

1. 意思決定支援スキル

ACPのプロセスでは，まず，①対象者が自分の価値観を振り返り，それに基づいて意思を形成できるように援助し（意思形成支援スキル），続いて②その意思を周囲に表明できる場や関係性をつくり（意思表明支援スキル），③表明された意思を計画に落とし込み実現できるようにフォローする（意思実現支援スキル）という流れがあり，その段階に応じた意思決定支援スキルが必要になる。

1）意思形成支援スキル

意思形成支援スキルは，対象者が自分の意思を明確にしていく作業を支援するスキルである。この援助が意思決定支援の根幹となるので，できれば時間をかけて行う。

具体的な支援内容として，対象者の感情や思いの共有，ACPを阻害する要因への対応，真のニーズの気づきを促す，などがあげられる。まず，現状に対する対象者の感情や思いを聴き，共有する。大切なのは，「良い/悪い」「合理的/非合理的」といった判断ではなく，対象者が感じている感情をそのまま受け止め，なぜそう感じるのかという感情の理由を探索する。そこに対象者の真のニーズが隠れている可能性がある。

続いて，ACPに関する意思決定で何が懸念事項になっているのか（たとえば，将来について具体的にイメージできない，不安や心配で決断できない，提示された選択肢が自分にとってどれもマイナスで選べない，自分の意向と周囲の意向が合わない，家族に無理を言えないなど），ACPの阻害要因を探り，対応を検討する。それらを踏まえて，対象者が望んでいることを明確にしていけるように援助する。たとえ医学的最善による選択肢が真のニーズにこたえられない（たとえば，本人は抗がん剤による積極的治療を望んでいるが，医学的には無益である場合など）としても，自分の望みがどこにあるのかに気づくことは，今後の方針を考えるのに役立つ。

2）意思表明支援スキル

意思表明支援スキルは，対象者の意思表明を促すことを支援するスキルである。具体的には，意思を表明しやすくするための人的・物的環境の整備を行う。たとえば，意思表明がしやすい時間や空間の設定，意思表明を促す意思決定支援者の態度やコミュニケーション，家族との関係調整，意思表明を妨げる要因の特定と除去である。

3）意思実現支援スキル

意思実現支援スキルは，表明された意思を計画に落とし込み実行できるように支援するスキルである。具体的には，意思形成支援スキル，意思表明支援スキルを踏まえて，本人のニーズと現状の選択肢をすり合わせ，できる限り本人の意思，つまり望む治療や療養生活が実現できるように調整していく。その際，限界ではなく可能性に目を向けて方策を探っていくことが重要となる。

2. コミュニケーションスキル

意思決定支援スキルの基盤でもあり，ACPに最も必要とされるスキルが，コミュニケーションスキルである。ポイントは，①最善を期待し最悪に備えるコミュニケーション，②対象者の心理的負担を減らすコミュニケーション，③対象者を支援したいという気持ちの表明である。

1）最善を期待し最悪に備えるコミュニケーション

ACPにおけるコミュニケーションのポイントは "Hope for the best, and prepare for the worst"[3] であり，木澤はこれを「病気の早期から一貫して，患者の最善を期待し，患者が現在大切にしていることや，希望が最大限達成できるような支援やコミュニケーションを行う一方で，（あってほしくはないけれど）最悪の事態を想定し，『もしものときにどうするか』について，患者の考えや価値観，具体的な選択肢を話し合うことが重要」[4] と述べている。「今後もし病状が悪化したらどうするか」だけに焦点を当ててしまうと，対象者は希望を感じられず，ACPに取り組む意欲を失いかねない。

最悪の事態に備えつつ，そのなかで自分の価値観を大切にし選択することが希望的作業につながるようなコミュニケーションを心がける。

2）対象者の心理的負担を減らすコミュニケーション

今後の病状悪化の可能性を知ることは，対象者にとって心理的負担が非常に重い。ACPでは，その負担を軽減するためのコミュニケーションが重要になる。

具体的には，話を切り出すときに，一般化した形（たとえば，「念のため，みなさんに聞いているのですが」「一般的なことをお聞きしたいのですが」など）で話を始める，今までの経験を聞く形（たとえば，「もし病状が進行したらどうしようと考えたことはありますか」「ほかの人で同じような出来事がありましたか」「よかったら，そのときどんなことを考えたか教えていただけますか」など，考えた経験をもとにして聞く）にするなど工夫する。経験を聞くことは，状況を一般化し，衝撃を和らげる効果がある。また，話しているときにつらそうな表情や態度がみられたら無理に話を進めず中止し，時間をおくなどの配慮も必要である。状況に応じたコミュニケーションのポイントを表3-1にあげておく。

3）対象者を支援したいという気持ちの表明

対象者が自分の価値観やつらい現実に揺れる感情を正直に表現するには，意思決定

表3-1 ACPを行うときの具体的なコミュニケーションポイント

状況	ポイント
ACPを切り出すとき	「一般的なことでおうかがいしたいのですが」「どの方にもお聞きしていることなのですが」と前置きし，不安をあおらないよう注意して話を切り出す 単に治療上の選択を考えるのではなく，対象者の価値観を大事にし，なるべく意向に沿うような医療・ケアを実現したいことを伝える ACPは最悪の結果に備えるだけでなく，自分の人生を考えて自分の望みをできるだけ反映させる療養生活にする作業であることを伝える
代理意思決定者を選ぶとき	「あなたのことをよく知っていて，あなたの考えを大切にしてくれる人」「あなたの価値観を知っていて，それに基づいて考えて選択してくれる人」がだれかを尋ねる 単に家族や身内とするのではなく，自分のことをよくわかってくれて価値観や選好を大事にし，それに基づいて判断してくれる人を考えてもらう
病状の悪化に伴い具体的なことについて切り出すとき	「呼吸や心臓が止まったときのことについて考えたことがありますか」「判断能力がなくなったとき，身体が動かなくなったとき，どのような状態で過ごすのがいいと考えますか」など，ふだんの考えを聞く または「ご家族や身内で同じようなことを体験したことがありますか。そのときはどうされましたか」などの経験を聞きながら（経験の場合，客観視が可能になり，自分だけではないという気持ちや不安が多少和らぐ），本人ならどうしたいのかを探るようにコミュニケーションをとる
予後不良とわかったとき	この場合は，メンタル面に配慮しながらシビアな状況をはっきり伝えなければならない場面となる 「ずっとがんばっていらした姿を見ているので心苦しいのですが，残念ながら今の状況では，○○を行っても回復は難しいと思います」「おそらく回復が難しいと思われます。ここからは苦痛を緩和することを治療のゴールにして，少しでもご本人が安楽な状態にしたいというのもよいと思いますが，いかがでしょうか」のように，対象者と家族の努力をねぎらいながら，現状を伝え，その反応を確認する もし反応が拒否的であればその理由を確認し，拒否の先にある本人の望む，あるいは望まない状態を明確にし，ゴールの再設定を考える 実現不可能となったゴールについては必ず代替案を提示し，最期まで本人の最善に寄り添うことを伝える

支援者の態度が決め手となる。話してもよい，迷ったり悩んだりしている自分を見せてもよいと感じてもらうためには，意思決定が必要だから話し合うというスタンスではなく，こちらが対象者を理解して，できる限り支援したいという気持ちを伝えることが大切である。特に医療者の前では，ほとんどの人が本音を抑えて「良い患者」の役割を演じようとする。そうなると，本人の真のニーズが見えないまま，提示した選択肢を選んでもらうだけになりかねない。本人の意思形成や意思表明を実現するためにも，意思決定支援者側の「対象者を理解し支援したい」という気持ちの表明が必要となる。

3. シームレスな連携を図るスキル

意思決定支援を進めていくために，多職種の連携は欠かせない。また，支援過程では，職種や対象者との関係性に応じて，様々な役割が必要になる。たとえば，ACPのイニシアチブをとる人やファシリテートをする人，各職種や関係者をつないで調整する人などである。シームレスな連携を実現するためには，こうした役割を踏まえつつ，「対象者−家族」「対象者・家族−医療者・ケア提供者」「医療者・ケア提供者同士」をつないでいくスキル，連携を強化できる環境，連携を容易にするシステムの構築が必要となる。

役割については，「Ⅲ ACPの具体的な進め方：ACPの5W1H」で後述する。

4. 倫理的問題に対応するスキル

本人と家族の意向が異なる，本人の意向がわからず代理意思決定者が判断に迷う，本人の意向と医学的最善が合わないなど，意思決定には様々な倫理的問題が生じやすい。そこに法的懸念がかかわるケースもある。

こうした倫理的問題に対応するためには，まず倫理的問題を分析・特定できるスキル，法的懸念を払拭するためのスキル（法的懸念に対する知識をもち，倫理委員会や適切な専門家へのコンサルテーションができるなど），合意形成を支援するスキルなどが必要となる。病棟などの単位で個々に対応するのは負担が重いので，必要に応じて組織内の倫理委員会や医療安全委員会などと連携して，問題解決を図っていく。できれば組織内に問題解決を支援する部署もしくは倫理問題支援チームを設置し，支援体制をとっていくことが望ましい。しかし，現状ではまだそこまで組織されていないことが多く，今後ACPを進めていくうえでの課題の一つでもある。

Ⅲ ACPの具体的な進め方：ACPの5W1H

ACPが話し合いの「プロセス」であるならば，そこには常に時期やタイミング，だれがだれに対して，どのように行うのか，どのような内容を話すべきなのか，どの場所なのかが重要になってくる。つまり，ACPの5W1Hである。このうち，Why（なぜ話し合うのか）については，本書全体で示しているため，本項では，When（いつ行うのか），Who（だれがだれに行うのか），How（どのように行うのか），What（何をどのように

第Ⅰ章　アドバンス・ケア・プランニング（ACP）の理解

考えるべきか），Where（どこで行うのか）という視点でACPの進め方を考えてみたい。

1. When：いつ行うのか

　ここでは，ACPを行うのに適切な時期やタイミングについて考察する。

　ACPを導入する時期，すなわち人生のどのような時期や状況がACPを必要とするのかについて，「人生の最終段階における医療・ケアの決定プロセスに関するガイドライン」[5]では，ACPを「人生の最終段階」や「本人が疾病やけが，もしくは加齢に伴う機能低下による意思能力の低下が将来見込まれる時期」に，あらかじめ備えるものとしている。この時期がいつ来るかは，個人の状況によって千差万別であるが，人生や生活行為にかかわる重大事項であるため，適切なタイミングを逃すと取り返しのつかないことになる。そこで，ACPの導入時期を考えるうえでのポイントを考えていきたい。

　また，ACPを行うタイミングには，ターニングポイント，導入すべきタイミング，導入にふさわしくないタイミング，準備が整わないタイミングで意思決定しなければならない場合，アップデート（変更と更新）など，いくつかポイントがある。

1）ターニングポイント（表3-2）

　ACPの導入や更新が必要となるタイミングに先んじて，何らかのターニングポイントがやってくることが多い。医療者やケア提供者にとってのターニングポイントは，医学的視点から将来の対象者の機能低下や病状悪化が予想されるときであり，対象者や家族にとっては，自分自身の体調の変化，病状の悪化，それに伴う心境の変化，あるいは医療者から今後の話をされたときなどである。特に病状や状態の悪化は，対象者と家族にとって将来起こり得る状況が現実味を帯びるので，ACP導入のチャンスになる。しかし，このタイミングは，対象者と家族にとって予後不良や死の自覚をもたらすことになり，喜ばしいものではない。対象者にとって「悪い知らせ」になることを意識し，コミュニケーションに配慮する必要がある。

2）導入すべきタイミング

①対象者の状態から考えるタイミング

　対象者の状態によるタイミングは，主に対象者の状態が良くないとき，心身の状況に大きな変化があったとき，治療の選択肢がなくなり予後不良であることが判明したときなどがあげられる。たとえば，がん治療では，がん再発時，抗がん剤治療のオプションがなくなったときなどがそれに該当する。また，積極的にACPを行っていくべ

表3-2 ターニングポイント

対象者，家族	・自覚症状が出て病気を意識する
	・治療や入院などにより病気についてイメージできるようになる
	・介護などの導入により機能低下や老いを実感する
	・体調の悪化により死を意識する
	・新たな医療者の介入や治療内容の変化などにより予後を意識する　など
医療者，ケア提供者	・医学的視点から将来の機能低下や病状悪化が予測される
	・予後不良もしくはどれくらいの期間があるのかが予測される
	・家族など周囲の関係者の状況が変化して介入の必要性が生じる　など

き時期やタイミングとして，吉野ら[6]は，50歳以上で定期的に受診する必要のある人，心不全，慢性閉塞性肺疾患，認知症などの慢性進行性疾患の診断時，虚弱性が強くなり介護依存度が増加したときなどをあげている。

②療養過程から考えるタイミング

療養過程の視点で考えると，終末期には意思決定能力が低下する患者が多いので，少なくとも意思決定能力が低下する前の導入が望ましいとされている[7]。特に将来，判断能力の低下が予想される認知症の場合は，本人が自ら意思決定できる早期（軽度の認知症）の段階で，先を見通した意思決定支援が繰り返し行われることが重要である[8]。

また，過程のどの時期にいるのかによって，話し合いの内容は異なってくる。成人期にある健康な人では，ACPにおける意向は曖昧であり，変わりやすく，ずっと先の将来の仮の選択になるため現実味がない[7]。対象者が元気で，病状や心身の状況が安定している時期に話す内容としては，医療代理人＊の選定やしてほしいこととしてほしくないこと，命が短いことを自覚したときに大事にしてほしいことなど「価値観」について話し合うことが望ましい[4]。これらは内容が変化しづらく，また対象者にとって心理的負担が軽いものであるため，人生の最終段階が現実味を帯びていない段階に考えてもらう内容としてよい。

③時間で考えるタイミング

時間という視点では，認知症の対象者や高齢者などは，適切な時間帯を選ぶこと（集中できる時間帯を選ぶ，夕方や検査の後など疲れているときを避けるなど）が望ましい。また，本人・家族の意向，本人を取り巻く人的・物的環境は，時間が経過するにつれて変わる可能性がある。この時間差を心得て，繰り返し振り返る時間をもつこと，最初に表明した意向にこだわらず，いつでも変更可能なことを伝えるなどの配慮も必要である。

④対象者の準備状況から予測するタイミング

対象者がどれくらいACPについて話し合う準備が整っているのかを知るヒントとして，対象者の準備状況を確かめる作業が有効である。

準備状況を確認する会話とは，
- どこまで知りたいか
- 状況の理解はどの程度か
- 心配事は何か
- もしものときについて考えたことがあるか
- 対象者の大事にしていること，してほしいこと，望まないこと　など

それぞれの程度から，対象者がどれくらいACPについて考える準備ができているのかを検討する。それぞれの会話の例とポイントを**表3-3**にあげる。

準備状況について確認するときは，まず前置きとして「だれにも必ずお尋ねする一

＊医療代理人：患者本人の意思決定能力が低下した場合などに備えて，本人以外で医療に関する意思決定ができる人。厚生労働省のガイドラインでは「本人の意思の確認ができない場合」として「本人に代わる者」をあらかじめ決めておくことを推奨している。

第Ⅰ章　アドバンス・ケア・プランニング（ACP）の理解

表3-3 準備状況を確認する会話の例

どこまで知りたいか	対象者が自分の病気や予後についてどの程度まで知りたいと思っているかを把握する 「がんなどの病気が見つかったときに真実を知りたいですか（病名の告知を望みますか）」「病気についてどんなことが起こり得るか，認知機能の低下や予後不良の可能性があるかなどについて，どこまであらかじめ知りたいですか」 ＊対象者が知りたいと思っている程度に応じて，病状をどこまで伝えるか，ACPについてどこまで考えておくかなどが変わってくる
状況の理解はどの程度か	対象者が現状をどこまで理解しているか，どう考えているかを確認する 「今の病状についてはどのように考えていますか？」「病気をとおして経験したことについてどう感じていますか」 ＊対象者が現状をどう考えているのかを把握し，手始めに何から話していけばよいのかの手がかりを得る
心配事は何か	現状や今後の治療，自分自身の生活や家族との関係などで心配していることは何かについて尋ねる 「今後の生活を考えて，何か心配なことはありますか」「今後の治療や介護で心配なことはありますか」「ご自身やご家族のことで気になっていることはありますか」 ＊ポイントは時間軸で，「現状＝今」と「今後＝将来」についての心配事を尋ね，対象者が気にしていることや，現在から将来にわたって経時的に話し合っておいたほうがよいこと，ACPの阻害要因となるものを把握する
もしものときについて考えたことがあるか	対象者が万が一のときについてどう考えているのかを把握する 「もしものときについて，これまで何か考えたことがありますか」「もし自分で判断ができなくなった場合，治療やケアについてどうしてほしいですか」「もし判断能力が低下した場合，ほかに判断を助けてくれる人，あるいはあなたに代わって代理判断をしてくれるような信頼のできる人はだれですか」 ＊タイミングをはかるための質問なので，対象者の反応によっては，無理をせず，準備段階の把握にとどめる程度でもよい ＊もしものときについてこれまで考えた経験があるか，今まで家族や身近な人でこのような経験があるかを問う形の質問にしてきっかけをつくり，対象者の態度や反応を確認し，もし対象者がつらそうな様子をみせたら，無理はせず話を切り替えるなど配慮する ＊必要に応じてプラスのフィードバック（「すでにもしものときについて考えているのはすごいですね」「もうご経験されているのですね。大変だったでしょう」など）を伝えるのもよい
対象者の大事にしていること，してほしいこと，望まないこと	対象者が望んでいることを把握する 「ふだんの生活で大事にしていることは何ですか」「どういう療養生活を送りたいですか」「何かを決めるときは，いつもどうしてきましたか」「何かを決めるときは，ご自身で決めたいですか」「今後をどういう状態で過ごしたいですか」「こうなったら嫌だなという状態はありますか」「治療やケアを受けていくときに，これだけはしてほしくないことはありますか」 ＊これらは今後の治療・ケアの選択のヒントになるだけでなく，その基盤となる対象者の人となりや価値観を知る手がかりになる

般的な質問なのですが」「みなさんにお聞きしている一般的なことなのですが」「万が一のことを考えてみなさんにお聞きしていることなのですが」「今はまだ問題がないと思うのですが，一応聞いておくことなので」などの抵抗感を和らげる言葉を最初に伝えるとよい。また，基本的につらい現実についての話が出てくるので，「○○さんのことを心配している」「できる限り○○さんの力になりたい」などの，対象者のことを心配していて支援したいという気持ちをきちんと言葉にして直接伝え[9]，ACPが治療の手続きの一環ではなく，対象者の意向を生かすために行われていることを理解してもらう。

　これらの会話は，対象者の価値観に焦点を当てたものなので，対象者にとって心理的負担が少ない。対象者自身がふだんからこうしたことについて考えているとは限らないため，すぐには答えられないこともあるが，得られた反応から会話を広げて次の話し合いにつなぐこともできる。さらに「もしよろしければ，また考えをお聞かせくだ

さい」「今後のことに生かしていきたいので，また思いついたら話してください」など
と継続的な問いかけを行うと，対象者の印象に残り，別の機会に考えてきてくれるこ
ともあり，これが話し合いのきっかけづくりになる。

　以上の内容を，話し合いのなかにはもちろんのこと，診察やケアの最中にも織り交
ぜていき，そのときの対象者の言動や，どのような反応を見せたかなどもサインとし
てとらえ，準備状況をはかっていく。

3）導入にふさわしくないタイミング

　ACP導入にふさわしくないタイミングもある。たとえば，がんや難病の診断時（告
知直後），抗がん剤など副作用がある治療の最中[2,10]，術前術後などは，対象者にとっ
て心身ともに余裕がない時期であり，ACP導入がストレスになる可能性もある。また，
医療者との信頼関係がまだ構築されていない場合も，対象者の困惑を招く可能性があ
る。信頼関係がまだ構築されていないタイミングとして，担当医の変更，転院や療養
先の変更などがあげられるが，逆に，新たな医療者やケア提供者との出会いはACP導
入の絶好のチャンス[6]にもなるため，対象者の状況に応じて導入のきっかけとするこ
ともできる。

4）準備が整わないタイミングで意思決定しなければならない場合

　医療現場では，急変時など準備が整わないタイミングで意思決定を迫られる場合も
ある。その場合，どのような援助が必要なのだろうか。

①いかなる場合でも擁護・支援されているという感覚をもってもらう

　救急外来でのケースや急変した場合，手術中の術式変更などの緊急事態では，一刻
を争うため，どうしても決断を急がせざるを得ない。自分の家族が何らかの危機的状
態に陥っていることだけでも非常に強いストレスとなるが，そこに心理的圧迫が加わ
ると納得のいく意思決定ができず，後々心に深い傷を負うことになる。医療者は，状
況に対する焦りから患者に心理的圧迫を与えがちであることを意識し，決断を迫られ
ている患者や代理意思決定者の心情に共感する声かけを行うとともに，かかわる医療
者全員がサポーティブな態度に徹すること，またほかに決断を支えてくれる家族や関
係者がいるかを確認し，可能であれば電話などで話ができるように配慮する。救急外
来や手術室などであれば，病棟の看護師などと連携して，その後のアフターケアが提
供されるように働きかけていく。このタイミングで重要なことは，患者や代理意思決
定者が，支援されている，擁護されているという感覚を保ちながら意思決定できるよ
うにかかわることである。

②ケアのゴールを設定して共有する

　急変などの緊急事態では救命が優先されるため，結果として本来本人が望んでいた
状態と合わない可能性がある。また，状態の変化によって，当初の治療目標が達成で
きなくなる場合もある（救命のための積極的治療が効を奏さず，予後不良となるケー
スなど）。こうした場合，対症的に治療を続けることは，本人の望まない延命治療につ
ながりかねない。吉野ら[6]は，心肺蘇生に加えて処置の差し控えを検討する際には，
薬剤や処置を一つひとつ個別に確認するのではなく，まずケアのゴールの確認と再設

定（goal oriented）を行うことが重要であり，それに見合う処置であるかという目線で処置の必要性を検討し，予後が不確実で予測がつかないときには，医学的妥当性について本人・家族に説明し，同意が得られれば期間限定での治療（time-limited treatment）を検討すると述べている。

本人のQOLに基づいたケアのゴールを設定し，状態の変化に応じてゴールを確認し，必要に応じて再設定し，できる限り本人の望む状態に沿えるように努力する必要がある。当初のゴールが達成困難になった場合は，ゴールの代替案を必ず提示し（たとえば，積極的治療から症状緩和など），患者の状態に応じて家族と相談しながらゴールを切り替えていくことが望ましい。

5) アップデート（変更と更新）

時間の経過とともに，人の気持ちや考えは変わるものである。特に，加齢や病状の進行による心身の変化や，家族や友人の死などによって個人の価値観は少しずつ変化する。腎不全患者の透析導入や要介護高齢者の施設入所など，元気なうちはその治療やケアが受け入れがたくても，いざ現実となると許容できることはよくある。また，対象者を取り巻く人間関係や環境も変化する。介護者が病気になる，あるいは亡くなるなど，介護力として頼れなくなる可能性もある。そのため，ACPの内容は「いったん決めたらそれでおしまい」ではなく，適宜変更・更新する必要がある。主に，病状が変化したとき，虚弱性が強まり日常生活動作（ADL）が低下したとき，認知機能低下の進行がみられたとき，療養先や介護者などの人的・物的状況が変わったとき，対象者の考えや意向に変化があったとき，などである。これらの変化は，意思決定を促すタイミングにもなる。

重要な意思決定の際には，時間をおいて再び意思を確認することが望ましいが，心身や環境に特に変化がないときでも，時々ACPの内容を振り返り，話し合っていくことも大切である。それにより，対象者自身が自分の気持ちを振り返り整理する機会になる。タイミングとしては，季節の変わり目（身体的な変化を感じやすいため），誕生日，要介護認定の更新時期，年始など，心理的にも区切りとなるタイミングを選ぶとよい。

タイミングの決定には複雑なファクターが絡み合っており，それらを合わせて個別的に判断しており，医療者，特に医師の直感が影響するとされている[2]。早すぎると患者の実感や現実味が伴わず，有益な話し合いにならず，遅すぎると話し合いの機会を失わせることになる。個別的な要素がかかわることなので，医療者がACPに関心を寄せ，常に対象者の人生観や価値観に寄り添いながら，実践を繰り返して対象者に応じた適切なタイミングを見出していく必要がある。

2. Who：だれがだれに行うのか

意思決定者が本人であることは言うまでもないが，本人の判断能力が低下した場合は家族や近しい人が代理意思決定者になる。一方で，本人や家族は医療やケアの専門家ではないため，将来にわたって身体的・精神的変化を具体的かつ詳細に予測するのは難しい。そこで，本人に価値観を問いかけ，希望を語ってもらうことで本人の自発

性を担保しつつ，適切なタイミングで重要な情報を提供し，本人の価値観に寄り添いながら話し合いを進め，意思決定支援を行っていく意思決定支援者が必要となる。医師や看護師などの医療職，介護士，ケアマネジャー，ソーシャルワーカーなどの介護や福祉職など，多様な人材が意思決定支援者となり得る。

　ここでは，ACPを「だれが」「だれに」行うのかについて，意思決定者，代理意思決定者，家族，意思決定支援者とその役割（イニシアチブ役割，調整役割，ファシリテーション役割など）という点から考えてみたい。

1）意思決定者

　基本的に意思決定者は対象者本人である。意思決定では，以下のような過程が必要となる。

①自分のことを振り返り，自分の価値観や意向は何かを考える。

②自分の意思を表明できる。

③自分の意思が実現するように周囲に働きかける。

④意思決定能力が低下したときに備えて，代理意思決定者を選んでおく。

⑤自分の意思や価値観を，代理意思決定者や関係者と共有する。

⑥意思決定を実行する。

⑦必要に応じて振り返り，修正・追加する。

　また，意思決定には意思力が必要とされるが，意思力は有限であり，意思決定事項が多ければ多いほど，決定事項の影響が大きいものであればあるほど消耗する。医療や介護において意思決定が必要となるとき，病気療養中であったり，ADLの低下により日常生活が行えない状態にあったりと，対象者にとって心身に余裕がないことが多い。また，決断しなければならない内容は本人にとって重大事項が多く，かなりの意思力を必要とする。それゆえ，意思決定支援では，意思決定者の意思力を消耗させないことが重要となる。

　対象者の理解力に応じた説明や選択肢の提示，様々な意思決定事例の紹介，日中の疲れが出る夕方や夜，食事前後，検査などの負担の大きいイベントの前後は意思決定を避けるなど，ささいな配慮の積み重ねによって意思力の消耗を防ぐ。時間的余裕がない状態，状況を本人がイメージできていない状態，選択肢の提示のみで感情の共有がない状態での意思決定は，意思力を消耗させる。繰り返しになるが，急変や術中など，時間的制約があり，短時間で意思決定しなければならない場合では，対象者と家族がただ急かされているのではなく，医療者から擁護されているという感覚をもつことが重要である。

　また，意思決定力が低下している人（認知症など）の場合，①意思決定に必要な情報を対象者の認知能力に応じて理解できるように説明すること，②認知機能にかかわらず，本人には意思があり意思決定能力を有することを前提にして意思決定を支援すること，③対象者の身振り手振りや表情の変化も意思表示として読み取る努力を最大限行うこと，④本人の意思決定能力を固定的に考えず，本人の保たれている認知能力などを向上させる働きかけを行うことなどが望ましい[8]。認知症だから意思力がないと

第Ⅰ章　アドバンス・ケア・プランニング（ACP）の理解

考えず，本人が意思を表明しやすいように援助することは非常に重要である。

2）代理意思決定者

　本人に意思決定能力がなくなったときに，本人に代わって意思決定するのが代理意思決定者である。代理意思決定者の選出は，以下の2通りがある。

①本人に意思決定能力がある場合，本人が代理意思決定者をあらかじめ選出する。

②本人の意思決定能力がなくなり，家族など本人以外の人が代理意思決定者を決める。

　いずれにしても，本人のことをよく知っていて，本人の希望や価値観に寄り添い，本人の意思を推定できる人が代理意思決定者としてふさわしい。つまり「本人なら何を希望するだろうか」を考え，その価値観に沿って意思決定できる人である。

　臨床現場では，その役割を家族が担うことがほとんどであるが，必ずしも家族に限定されない。また，一人だけでなく複数人いてもよい[11]。代理意思決定の重責を1人で担わなくても済むため，心理的負担が軽減される。

　選定にあたって，①の場合は「あなたのことを一番よく知っていて，あなたの価値観を大事にし，あなたならどういう選択をするのかを考えてくれる人はだれか」，②の場合は「○○さんの価値観や人生観をよく知っていて，その価値観を大事にして，○○さんならどうするだろうということを考えられる人はだれか」という問いかけが必要になってくる。できれば，本人に意思決定能力があるうちに，あらかじめ決めておくことが望ましい。本人がACPについて考える準備ができたら，代理意思決定者を選んでもらうところからスタートしてもよいだろう。代理意思決定者の選出は時間的経過による変更が少なく，心理的負担が軽い。また代理意思決定者に早い段階から治療・ケアに参加してもらうことで，本人の状況や価値観を共有し，代理意思決定に備えて準備することが可能となる。

　木澤[4]は，代理意思決定者に可能ならば外来に一緒に通院してもらい，もしものときに患者の推定意思を代弁してもらうように依頼することで，患者の価値観の共有と代理意思決定者としての役割の自覚を促し，日常生活の場でインフォーマルなACPが継続的に行われるようになるとしている。早期からの代理意思決定者の参加は価値観の共有と役割の自覚に役立つ。

3）家族

　ここでは代理意思決定者としての役割だけでなく，重要他者としての家族について考察する。家族は，本人を最もよく知る立場にあり，本人の意思決定を支援するうえで欠かせない存在である[8]。しかし，家族であっても必ずしも本人の価値観や意向を理解しているとは限らず[12]，本人の意向がわからなくて悩む場合や，本人と家族の意思が対立する場合もある。

　西川[13]によると，家族には，①患者を「心配」している家族，②患者の意思の「代弁者」としての家族がある。そこに③それぞれの「価値観」に無意識に影響されている家族を加えて考えてみたい。

　①患者を「心配」している家族とは，心配に伴うつらさや悩みに寄り添う，ケアの対象となる家族であり，②患者の意思の「代弁者」としての家族とは，本人に代わっ

て生死の重要判断の重責を担う家族である。③それぞれの「価値観」に無意識に影響されている家族とは，それぞれの価値観や関係性，立場に影響され，家族の意向が本人の意向や最善と合わず，本人の意向を妨げてしまう家族である。

　家族は，最も良い意思決定支援者にもなるし，本人の意思決定を覆す存在にもなる。現場では，本人が胃瘻を含む延命治療を拒否する旨を事前に表明していたにもかかわらず，本人の判断能力が低下したときに，「生きていてくれるだけでいい」「延命しなかったら（家族が）後悔するから」「世間体が悪い」などの理由で本人の意思決定を覆す事例がたびたびみられる。家族の意向が本人の意向と異なる場合，理屈では「本人の意思が最優先」であるが，長い年月を共に過ごしてきた家族の心情，すなわち「情」の部分を無視することはできない。家族にとって代理判断は簡単なことではなく，悩んだ末のものでもある。医療者やケア提供者などの意思決定支援者は，そこをよく理解し，家族としての悩みや対立の理由，原因を確認したうえで，提供可能な治療やケア，社会資源などを検討し，家族には本人の（推定）意思に立ち返る働きかけを行いながら，決定が家族にとって納得できるように支援していく必要がある。

4）意思決定支援者

　意思決定支援は，特定の職種や場面に限定されるものではなく，意思決定にかかわる人すべてが担うべき役割であり，だれでも良き意思決定支援者になることができる。

　ここでは，ACPにおいて意思決定支援者が果たすべき役割について考えてみたい。

①イニシアチブ役割，調整役割

　ACPを開始するには，本人による自発的な取り組みが理想的だが，現実的には難しい。そうなると，医療者やケア提供者などの意思決定支援者によるイニシアチブや調整が必要となる。

　イニシアチブの主な役割は，

- ACP開始のきっかけをつくる
- ターニングポイントを把握しACPのアップデートを行う
- 意思決定支援者の取りまとめを行う　など

が考えられる。このイニシアチブ役割は，だれが担うのがよいのだろうか。

　ACP導入のきっかけは，本人の虚弱度や医療依存度が増したときになるため，医師がイニシアチブをとることが多い。海外の研究では，患者側が医師にイニシアチブをとってほしいと思っている傾向にある[14)-16)]。一方で，患者が事前指示書を作成し医師に伝えていたとしても，医師がそれを重要視していなければ医療に反映されないという研究結果[17)]もある。医療行為のほとんどが医師に委ねられているという現状，治療の最終決定を下す役割や病状について切り出す役割を医師が担っている点を考えると，医師はイニシアチブをとりやすい立場にあり，医師が他のメディカルスタッフのサポートを得ながら，ACPのイニシアチブをとっていくのが望ましい[2)]という考え方もある。

　しかし，いくつかの研究では，看護師はACPを行う際に，だれか1人の先導（特に医師）によることを嫌う傾向にあり，幅広い職種を含んで行われるべきであるという論調が目立つこと，医師自身も医師によるイニシアチブが慣例となることに拒否的であり，

できれば患者や家族から開始する手がかりを与えてほしいと考えている[2]という結果が出ている。また，すべてのイニシアチブを医師に担わせた場合，多忙な診療業務を抱える医師の負担は非常に重く，この役割を医師に限定してしまうと，その医師がACPについてどのような考えをもっているのかに左右されかねない。たとえば，医師がACPに関心がなく患者の意向が治療に反映されない，転院や施設入所などの主治医変更によりACPが継続されない可能性がある。また，職種間の関係性（たとえば，医師－看護師，看護師－介護士，同じ職種同士など）が影響する可能性もある。ACPについて切り出す役割，ターニングポイントとなる重要な医療情報を説明する役割，転機を判断しACPのアップデートについて切り出す役割などは，必ずしもイニシアチブ役割をとる者が行う必要はなく，後述するACPファシリテーターがイニシアチブ役割をとりながら，各役割（ACPについて切り出す，医療情報を説明するなど）を医師などと分担して行うことも可能である。限られた職種に負担や権限が偏ることのないように配慮する必要がある。

ACPを円滑に進めるためには，対象者と医療者，介護・福祉職など，様々な人，ケア，サービス，時間，プロセスをつなぎ調整する役割も必要となる。看護師や介護職は，ケアをとおして対象者の療養生活に密着することで，対象者の変化を敏感に察知でき，家族との接触機会も他職種より多いことなどから，対象者の個別性や生活に応じたACPを推進していける立場にある。病院を例にとってみても，病棟であればナースステーションは病室のそばに設置され，すぐに患者のところへ行くことができる。また，24時間という時間軸でケアを提供するため，患者や家族の様々な状況を把握しやすい。病名告知後に患者が部屋で泣いているときにも，忙しい家族が見舞いに来たわずかな時間にも，立ち会うことが可能である。看護師は時間的なかかわりだけでなく，最も良いタイミングでかかわることも可能であり，患者にとって「時間的・タイミング的な存在」[18]といえる。それゆえに，患者の価値観や意思を日常ケアのなかから見つけ出して，ACPに生かすことが可能である。また，看護師は医学的知識を有しており，ケアチームのなかで調整を図る役割を担うことも多いため，状況が整えば，イニシアチブ役割も調整役割も果たすことが可能であり，こうした特性を生かすことはACPにとって有益であろう。

さらに，認定看護師や専門看護師などは，意思決定支援に関する研修を受けているケースが多く，意思決定支援スキルをもっている。看護師だけでなく，医療ソーシャルワーカー（MSW）や退院支援チーム，在宅医療チーム，緩和ケアチームのメンバーは，地域の社会資源を熟知していることが多いので，療養場所やサービスの選択肢の幅を広げてくれる。介護現場における福祉職やケアマネジャーも対象者の生活に密着するため，本人の価値観や意思を把握し，ACPに生かすことができる。いずれにしても，意思決定支援チームとして機能するために，各職場の状況や関係性に応じて，それぞれの職種の役割や特徴を生かした役割を模索しながら，シームレスな連携を心がけていくことが重要になってくる。

②ファシリテーション役割

シームレスな連携という視点で考えると，職種にこだわらず，ACPのファシリテー

ション役割を担える人材が重要となってくる。職種や立場に関係なく，ACPについての知識や経験があり，イニシアチブと調整役割を兼ね備えた存在として中心的役割を担うACPファシリテーターがいると，意思決定支援が機能しやすくなる。

〔ACPをファシリテートしていくのに必要な知識および能力〕として，

- ACPについての基礎知識
- 基礎的な医学およびケアの知識
- 倫理や意思決定にかかわる法律
- コミュニケーション能力・対話力
- 対象者の意向を医療や介護に反映させていく実行力
- 本人や家族，意思決定支援者をまとめる調整力
- ACPのアップデートを見極める状況把握力
- 長期的な視点で経時的変化に対応していく継続力など

があげられる。

また，〔ファシリテーターの役割〕として，

- 対象者のスクリーニング
- ACP導入にあたって主治医や病棟などとの調整
- 対象者・家族との関係づくり
- 対象者・家族との話し合い
- 対象者の価値観や意向の明確化
- ACP支援内容の検討
- 意思決定支援者との調整
- 意思決定支援者間での方向性の統一
- 対象者と家族の調整
- 意思決定後のフォローアップ
- 対象者の変化に応じたACPアップデートの提案
- ACPの評価と修正
- 家族のフォローアップ
- 意思決定支援者のフォローアップ　など

が考えられる。

こうしてみると，ACPファシリテーターは，イニシアチブ役割や調整役割だけでなく，ACP実践のペースメーカー役割を兼ね備えた存在となることが期待される。

すでに海外では，ACPにおけるファシリテーターの重要性が指摘され，ACPファシリテーターによりACPが進められている[19), 20)]。日本でもACPファシリテーター養成教育プログラム（Education For Implementing End-of-Life Discussion：E-FIELD）[21)] が作成されている。このプログラムは，ACPに関する知識を学ぶe-ラーニングとACPに必要なコミュニケーションを体験するワークショップから構成され，これにより倫理的判断，法的懸念の払拭，合意形成，ACP導入方法，患者の意思決定支援方法を学ぶことができる[22)]。

また，西川ら[23]は，ACPファシリテーター養成と病棟内での仕組みづくりの重要性を指摘し，まずACPファシリテーターを教育し，次いでACPファシリテーターと病棟チームとの連携を構築する必要があると述べており，さらに病棟チームの役割として，ACPを必要とする患者のスクリーニング，ACP実施についての主治医の了承，ACPファシリテーター参与についての患者家族への説明，実際のACP導入をあげている。また，その支援過程では倫理的判断支援が求められることがあるため，難しい意思決定支援に長けた倫理判断支援チームを置くことが望ましいとしている。

これらのことから，ACPファシリテーター養成はもちろんのこと，組織的なACP支援システムの構築が重要である。

3. How：どのように行うのか

ACPの5W1HのHowでは，実際にACPをどのような手順で行うのか，ACPの具体的な段階（ステップ）とそのポイントは何かについて，先行研究[4), 6), 7), 19), 24)]であげられているものをもとに検討する。各段階（ステップ）のポイントを**表3-4**に示す。

1）Basis：ACP導入に向けた関係構築と環境の準備

ここはACP導入をスムーズにするための準備段階で，内容としてはACPを対象者の自発的な取り組みにしていくための関係構築と環境の準備である。まず，具体的なACP導入が必要となる前から，ACPについて知ってもらい，対象者に考えたり，話すことのできる機会を提供する。具体的には，ACPの周知・啓発，対象者が自身の価値観や希望，今後の生活などについて考える，あるいは語る機会の提供，安心して価値観や人生観を語ることができる関係性の構築である。

ACPにおける意思決定には，価値観や死生観が大きくかかわってくるため，対象者に個人的な深い部分の話をしてもよいという安心感をもってもらう必要がある。そのための関係づくりと環境を整える。また，ACPは将来，判断能力や身体機能の低下に備えて準備するだけでなく，今後の人生を主体的にどう計画するかという希望的作業の側面ももっているので，このことを伝えて前向きにACPに取り組んでもらえるように働きかけ，できるだけACP導入がスムーズになるように日頃から準備する。もちろん，すでにACPを必要とする対象者がいる場合はStep 1から始めてもかまわない。

2）Step 1：対象者の選定

ACP開始の最初のステップは，ACPを必要とする対象者の選定である。それに伴う関係部署（病棟など）との情報共有，対象者のACP導入について主治医から了承を得ることが必要となる。

ACPを必要とする対象者の基準は，前述の「1．When：いつ行うのか」「2．Who：だれがだれに行うのか」に譲るが，基本的に疾患の程度や進行によって心身機能の低下や予後不良となっていく可能性がある人はすべて対象者として検討する必要がある。たとえば，病状が変化して今後の悪化が予想される人，治療の選択肢がなくなり予後不良が予測される人，中年後期以降で何らかの疾患を抱えて定期受診している人，COPDや認知症など確実に進行していく疾患の患者，介護依存度が高くなって

3　アドバンス・ケア・プランニング（ACP）を行うための考え方や必要なスキル，具体的な進め方

表3-4　How：どのように行うのか

手順	内容	ポイント
Basis ACP導入に向けた関係構築と環境の準備	対象者がACPについて知る機会，自分の価値観や希望，今後の生活などについて考える・語る機会の提供	●必要になる前からACPについての話を伝え，対象者が価値観や希望を話すことができる環境を準備する ①対象者が自身の価値観や希望について考えるきっかけをつくる ②ACPは将来，判断能力や身体機能の低下に備えて準備するだけでなく，今後の人生を主体的にどう計画するかという希望的作業であることを伝えて，前向きにACPに取り組んでもらえる状況をつくる ③すでに対象者がACPについて知っている，もしくは話し合う環境や関係ができている場合は，次へ進む ④主治医や療養場所の変更，在宅移行時などは導入のきっかけになるため，価値観や希望，具体的な意向について話してもいいことを伝える ●組織内にACP支援システムを構築し，シームレスな連携を図る ●ACPについての情報提供やセミナーなどの開催により，ACPの周知・啓発に努める
Step 1 対象者の選定	ACPを必要とする対象者を選定する ①ACPを必要とする対象者のスクーリングと情報収集 ②関係部署（病棟など）との情報共有と連携 ③主治医の了承	●関係機関と連携して，対象者のスクーリニングを行い，ACP導入にあたって主治医の了承を得る ①ACPを必要とする対象者は，中年後期以降で定期的に受診している人，慢性進行性疾患（心不全，COPD，認知症，腎不全など）と診断されている人，認知症と診断されているがまだ認知機能の著しい低下がみられない人，病状が変化して今後の悪化が予想される人，治療の選択肢がなくなり予後不良状態にある人，がん再発時や抗がん剤治療などのオプションがなくなった人，介護依存度が高くなっている人など（「1．When」「2．Who」参照） ②定期的なカンファレンスなどで関係部署と情報を共有し，対象者を抽出する ③主治医はACPを進めていくうえで重要な役割を果たすので，主治医の了承と協力を必ず得る ④別部署や別組織のACPファシリテーターが参加する場合，関係機関との連携構築を図る
Step 2 対象者の準備状況の確認	実際の導入に向けて，話を始める気持ちの準備ができているか ①対象者の了承 ②対象者の好みや話し合う内容と程度の確認 ③対象者の状況理解の確認 ④情報提供と状況についての理解の促進 ⑤対象者が拒否している場合の対応	●ACPを進める前に必ず対象者の心の準備ができているか確認する ①対象者の了承を得る：「みなさんにお聞きしていることなのですが」「一般的にお聞きしていることなのですが」などの前置きで心理的負担の軽減を図り，対象者の反応を確認する ②深刻な病気や心身機能の低下がわかったときにすべてを告げてほしいか，その後について自分で決めたいか，家族に任せたいか，状況をだれ（家族など）と共有したいか，今後の治療や生活についてどのような希望があるかなど，対象者の好みや程度を確認する ③医学的知識と病状の理解，現状と今後について，可能な選択肢などをどれくらい理解・把握しているかなどの状況理解を確認する ④必要に応じて，情報提供と状況理解を促す働きかけを行う。場合によっては告知となる可能性があるため，①や②で得た情報をもとに慎重に進める ⑤対象者が不快感や拒否などを示した場合は，無理に進めずに中止し，話したいと思ったときにはいつでも応じることを伝える
Step 3 ACPの阻害要因の検討	ACPを進めるにあたっての阻害要因は何か ①対象者側の要因 ・対象者の背景 ・不安や否認 ・対象者の体調 ・家族の感情 ②医学的状況や医療者側の要因 ・予後予測の困難さ ・医療者やケア提供者のコミュニケーションスキルの問題 ・医療・介護システムの問題	●対象者がACPを含めた心身の状態や今後について話すことに抵抗や拒否がある場合は，その要因を検討する ①要因が対象者側にある場合 　・対象者のヘルスリテラシー不足，死について考える習慣や経験がない，今を生きるだけで精いっぱいで将来について考える余裕がない，家族に悪いニュースを聞かせたくない，医療者が（治療や意思決定を）何とかしてくれるだろうという期待など 　・病気や現状に対する不安，ショック，否認，混乱などの段階にある，現実に向き合うだけの気力がない 　・急性期や抗がん剤治療中，身体機能が著しく消耗しているなど 　・対象者と家族の意見の相違，家族間の意見の相違，家族が対象者の意思を尊重しない，家族が病状や予後を受け入れられない，家族が積極的治療に過度の期待を抱いているなど ②要因が医学的状況や医療者側にある場合 　・認知症，心不全や慢性呼吸器疾患など予後予測が難しい疾患 　・予後や終末期の深刻な話題や，対象者の価値観や感情を表出してもらうだけのコミュニケーションスキル不足や経験のなさとそれによる不安，ACPに対する関心の低さや知識不足，ACP実践の経験不足など 　・ACP実践システムの未構築，病院・施設などの組織的問題，関係職種の連携不足，ACPファシリテーターなどの人材不足 ＊対象者がためらいを見せたときは必ず理由を尋ねておく ＊特に不安や否認が強い段階，告知直後などで感情が不安定な時期では，感情的に反応する場合もあるため，ACP開始に適さないとされている。急性期や身体機能が著しく消耗しているときなども対象者に余裕がないため，注意を要する。拒否やためらいの感情に配慮しないと，対象者がACPに対して不安や苦痛を感じる可能性があり，必要なときにACPを進めることができなくなる。タイミングをはかりながら，対象者の身体機能がある程度回復したり，状況を受容できる段階まで待ってからACPを再開する ＊ACPを死についての会話と考え忌避している場合は，生き方の検討であることを伝えるなど工夫する

45

第Ⅰ章　アドバンス・ケア・プランニング（ACP）の理解

表3-4 How：どのように行うのか（つづき）

手順	内容	ポイント
Step 4 代理意思決定者の選定	代理意思決定者の検討と選定 ①対象者に意思決定能力があり，あらかじめ代理意思決定者を選定しておく場合 ②対象者に意思決定能力がなく，本人以外の人が代理意思決定者を選定する場合	●対象者が元気である，もしくは病状が安定していて，意思決定能力がある時期に選定する。対象者の意思決定能力や状態に応じて検討してもらう ●代理意思決定者の選定は，具体的な治療や療養生活の意思決定よりも心理的負担が少ないので，具体的な治療や療養生活が予想できない，もしくは本人がイメージできない段階でも考えることが可能である 　①対象者に意思決定能力があり，代理意思決定者をあらかじめ選定する場合 　　・「あなたのことを一番よく知っていて，あなたの価値観を大事にし，あなたならどういう選択をするのかを考えてくれる人はだれか」 　②対象者の意思決定能力がなくなり，家族など本人以外の人が代理意思決定者を選定する場合 　　・「○○さんの価値観や人生観をよく知っていて，その価値観を大事にして，○○さんならどうするだろうということを考えられる人はだれか」 ＊代理意思決定者は必ずしも家族が適切とは限らない。また，1人ではなく複数人いても構わない ＊決まったら，できる限り治療やケアの説明に同席してもらい，対象者の価値観や意向を共有してもらい，代理意思決定者としての役割や自覚を理解してもらう
Step 5 対象者の価値観や意向の確認と意思形成・意思表明支援	対象者の価値観や意向の確認 対象者の意思形成，意思表明への支援 対象者の価値観，意向の記載と共有	●対象者の価値観や意向を確認しながら，意思形成，意思表明ができるように支援していく 　①対象者の好み，希望とその背景にある価値観 　　・好き/嫌いなこと，居心地のいい/悪いこと，苦手なこと，大事にしていること，してほしい/してほしくないこと，やりたい/やりたくないこと 　　・望む日常生活や人間関係，どこで暮らしたいか，どんな人と一緒にいたいか，どんな人からケアを受けたいか，どのような状態で過ごしたいか，どのような状態は嫌か 　　・自分が望む療養生活，終末期や臨終場面のイメージ 　　・人生観，死生観など 　②具体的な治療やケアの希望 　　・痛みや苦痛への対応 　　・最期を迎えたい場所と看取ってほしい人 　　・延命にかかわる治療内容の選択 　　・心肺蘇生，人工呼吸器の装着，栄養補給（胃瘻，経鼻チューブなど） 　　・点滴による水分補給，抗菌薬の強力な使用 　　・その他，積極的な治療の有無など ＊具体的な意向や選択の背景にある価値観を明確にし，共有する ＊価値観や意向の確認では，最善を期待し最悪に備える発想とコミュニケーションを基本とする ＊必ずしも意思が明確になっているとは限らないため，対象者の「意思形成」と「意思表明」を促す働きかけが必要である ●対象者の価値観や意向がある程度明確になってきたら書式などに記載しておく。事前指示書やエンディングノートなどを活用して，目に見える形にする 　①対象者の生活における好みや価値観はどのようなものか：どこで，だれと，どんなふうに生活したいか，療養したいかなど 　②大事にしていることは何か 　③具体的な医療行為やケアについての意向 ＊定期的もしくは対象者の変化に応じて振り返る ＊一度決めたことや書いたことが終わりではなく，定期的に振り返って，必要に応じて変更してもよいことを対象者と家族に伝えておく
Step 6 合意形成とゴール設定	ACPの合意形成とケアのゴール設定	●上記のStepからACPの方向性についての合意形成とケアのゴール設定を行う 　①意思決定と合意形成に際して問題があるとき 　　・意思決定に関して倫理的問題があればその特定と対応 　　・法的懸念があれば，倫理委員会や専門家のコンサルテーション 　　・必要に応じて，倫理判断支援チームの結成と参与 　②ゴール設定 　　・対象者の状態や価値観，意向によって様々なゴールがあり，治療の程度や療養生活の内容に個別性がある 　　・治療や療養のゴール以外にも，重要な意味をもつパーソナルゴールがある（子どもや孫の成人や結婚式，ある仕事の達成，趣味の完成など） 　　・ゴール達成が困難となった場合は，ゴールの再設定だけでなく，メンタル面へのフォローアップが重要である 　　・療養が長期にわたる場合は，数年後にどのような状態でいたいのか（長期的ゴール），数年後の希望実現に向けて段階ごとに対象者がどうなっていたいか（短期的ゴール，病期の段階に応じて細分化）を対象者と共に話し合う
Step 7 医療・ケア計画の立案，実施	対象者の意向を反映させた医療・ケア計画の立案，実施	●上記の手順を踏まえ，対象者の意向を現実の治療やケアに応用させた計画を立案し，実施する 　①ゴール設定と同様，必要に応じて具体的な治療やケアの意向だけでなく，パーソナルゴール実現のための対応を計画に盛り込む 　②対象者の意向が日常生活や社会生活のなかで生かされるように多職種で協働し，利用可能な社会資源などを活用する

3　アドバンス・ケア・プランニング（ACP）を行うための考え方や必要なスキル，具体的な進め方

表3-4 How：どのように行うのか（つづき）

手順	内容	ポイント
Step 8 ACPの評価と アップデート （変更，更新）	病状や状況の変化に応じたACPの評価とアップデート 定期的なACPの評価とアップデート	●病状や心身機能の変化，家族などの関係者や環境などの変化に応じてACPの評価とアップデートを行う ①対象者の病状や心身機能の変化：病状の進行や心身機能低下に伴う医療・介護依存度が増加したとき ②対象者の心境の変化：様々な状況に伴って心境や意向が変化してきたとき（病状の進行に伴い，今まで受け入れられなかった治療を受け入れられるようになるなど） ③治療方針や内容の変更：病状の進行に伴い，治療方針や内容が変更になったとき（抗がん剤治療などの積極的治療の選択肢がなくなったとき，透析など新たな治療の導入など） ④家族の心境や介護状況の変化：家族の考えの変化，様々な事情による介護力の低下，キーパーソンの変更，新たなキーパーソンの参与など ⑤在宅移行や施設入所などによる人的・物的な療養環境の変化：療養場所の変更に伴う医療者やケア提供者の変更や主治医の交代，療養環境の変更，連携 ＊ライフイベントやステージに応じて経時的に変化するため，一度で終わらず，繰り返し話していく。また，いつでも変更可能なことを対象者と家族に伝える ●対象者の状態が安定している場合でも，定期的に評価して見直す ①現在の対象者の状況に合っているか ②変更や新たに検討・追加するとより良くなる部分はないか ③変化がない場合でも定期的に評価し，進捗具合を確認し，共有し，記録を残す ＊ACP開始時に対象者に応じた定期的な評価時期を決めておく（ACPが軌道に乗った時点，もしくは予後予測がある程度つく時点など）
Step 9 ACP終了に伴う 家族へのケア	家族へのフォローアップ	●対象者の死亡などによりACPが終了となった後の家族へのフォローも必要である ①ACPが様々な事情でうまくいかなかった場合，対象者の意向に沿えないまま終了した場合や，対象者の意向がわからないまま家族が代理意思決定者となった場合などは，「これで本当に良かったのだろうか」などの後悔や不安，悲しみの感情を抱く可能性が高い。また，代理意思決定者は生死にかかわる重要な判断の重責を担うため，様々な心の負担や疲労を抱えるので，終了後も必要に応じてフォローアップしていく ②対象者と家族のACPへの取り組みをねぎらう，後悔や悲しみの思いを傾聴する，プロセスのなかでのプラスの部分に目を向けるなどのケアを行う ③グリーフケアと併せて行うとよい
Step 10 最終的なACPの 評価	最終的なACPの評価と振り返り，課題抽出，対応策の検討	●最終的なACPの評価と振り返りを行い，必要に応じて課題抽出，対応策の検討を行い，ACP実践の積み上げる ●医療者やケア提供者自身がケアを必要としている場合もあるので，互いにフォローし合う機会や場をつくる ①具体的な評価内容 ・対象者に合うACPの内容であったか ・対象者の意向を実現できたか ・ACPが効果的に機能したか ・達成できなかったことや問題点とその原因 ・対象者と家族の反応 ・意思決定支援者の対応と連携はどうだったか ②評価後の対応 ・今後の課題抽出と対応策の検討 ・共有による経験や知識の蓄積 ・医療者，ケア提供者などの意思決定支援者同士のケア（プラスのフィードバックや気持ちを吐き出せる場づくり，カウンセリングなどのフォローアップ）

注）先行研究4），6），7），19），24）をもとに作成

いる人などである。また，スクリーニングの際に参考になるツールに，緩和ケア領域のスクリーニングツールであるSPICT™（Supportive and Palliative Care Indicator Tool）やSurprise Questionなどがある。ACPの対象者は緩和ケアを必要とする場合も多いため，こうしたツールを準用することができる[4]。

　選定にあたっては，カンファレンスなどで病棟などの関係部署と定期的に情報を共有し，対象者を抽出する。組織内にACPファシリテーターがいる場合，ファシリテーター自身が対象者の選定を行うパターンと，病棟などの部署があらかじめ対象者を選定して依頼してくるパターンが考えられるが，ファシリテーターを中心に各段階を進めていくと，一貫性のある意思決定支援となるため，可能であれば，ファシリテーターを中心としたACPのシステムが構築されることが望ましい。

また，対象者の選定とACPの開始にあたっては，必ず主治医の了承を得ておく。「2. Who：だれがだれに行うのか」で前述したように，主治医はイニシアチブをとりやすく，ACPを進めるうえで重要な役割を果たすため，理解と協力を得ておく必要がある。

3）Step 2：対象者の準備状況の確認

Step 2では，対象者がACPについて話し合う準備があるかについて把握する。内容としては，①ACPについて話し合うことについて対象者の了承，②対象者の好みや話し合う内容と程度の確認，③対象者の状況理解の確認，④（必要に応じて）情報提供と状況理解の促進，⑤対象者が拒否している場合の対応である。

①ACPについて話し合うことについて対象者の了承

最初の切り出しになるので，心理的負担に配慮して「皆さんにお聞きしていることなのですが」などの前置きで対象者の反応を確認する。

②対象者の好みや話し合う内容と程度の確認

対象者の好み，現時点でどの程度まで話ができるかの目安を把握する。

③対象者の状況理解の確認

④（必要に応じて）情報提供と状況理解の促進

対象者が自身の医学的状況や今後の療養生活についてどれくらい理解しているのか，医療者やケア提供者の認識とのズレはないかを把握し，必要に応じて情報を提供し，現状についての理解を促す。

⑤対象者が拒否している場合の対応

対象者が抵抗や拒否などを示した場合は，どうしてそう感じたのかの理由を尋ね，無理に話を進めず中止し，時期が来るまで待つ。また，話したいと思ったときにはいつでも応じることを対象者に伝える。この場合，話を中止するだけでなく，理由を確認し共感することで対象者の感情に配慮する。不快感や拒否などの感情への対処を怠ると，ACPに対して不安や苦痛を感じるようになる可能性があり[6]，かえってACPが進まなくなるおそれがあるため，この対応は重要である。また，理由を尋ねておくと，対象者が自分の気持ちを振り返る機会にもなり，次のStep 3につながっていく。

4）Step 3：ACPの阻害要因の検討

Step 3では，対象者がACPを含めた心身の状態や今後について話すことに抵抗や拒否を示す場合に，その要因を検討する。これらの要因は様々であり，それに応じて対応を検討する。大別して，要因が対象者側にある場合と，医学的状況や医療者側にある場合がある。

①対象者側の要因

ヘルスリテラシーの不足が原因であれば，情報提供によって不足を補い，対処方法を知ってもらう必要がある。家族との意見の相違，家族が現状を受け入れられないなどの場合は，家族へのケアが必要になる。急性期や抗がん剤治療中，身体機能が著しく消耗しているときなどでは，対象者に余裕がないため，体力がある程度回復するのを待たなければならない。また，病気や現状に対するショックや否認などの段階，特に深刻な病気の告知直後などで感情が不安定な時期は感情的に反応してしまうことも

あるため，ACP開始に適さない。気持ちが落ち着いてくる時期や受け入れる準備ができる時期まで待って，ACPを再開する。繰り返しになるが，拒否やためらいの感情には理由があり，これに配慮しないと，対象者がACPに対して不安や苦痛を感じる可能性がある。阻害要因を抽出し，タイミングをはかることが重要である。

②医学的状況や医療者側の要因

　医学的状況で最も難しいのが，認知症や心不全など予後予測しづらい疾患のケースである。疾患の医学的状況と対象者の状況に応じて，今後の機能低下の段階をある程度見定め，その段階が来たら何を考え行うべきかをあらかじめ検討しておくことが必要になる。医療者やケア提供者側の知識やスキル不足については各自が研鑽するしかないが，ACPがうまく機能するためには，個々の医療者やケア提供者の努力や良心に頼るだけでは不十分で，ACPに対する組織的かつ自動的な仕組みづくりが重要である。

5）Step 4：代理意思決定者の選定

　Step 4の代理意思決定者の選定は，将来の具体的な治療や療養生活の意思決定よりも心理的負担が少ない[4]ので，早期から着手することができる。また，できる限りACPの初期に選定できることが望ましい。

　「2．Who：だれがだれに行うのか」でも述べたが，初期から話し合いの場に参加してもらうことで，対象者の価値観を共有し，プロセスのなかで代理意思決定者としての役割を自覚していくことができる。

　代理意思決定者は対象者の家族から選出されることが多いが，必ずしも家族が適切とは限らない。選定の際には，対象者の価値観をよく知り，対象者の意向に寄り添う気持ちのある人であることが重要である。また，一人ではなく，複数人いてもよい。一人に責任が集中せず，相談しながら決められるという利点がある。その反面，意見がまとまらない可能性もあるので，とりまとめ役を決めておいてもらい，意思疎通がスムーズになるように調整しておく。

6）Step 5：対象者の価値観や意向の確認と意思形成・意思表明支援

　Step 5では，対象者の価値観や意向を確認する。内容として，①対象者の好みや希望とその背景にある価値観について，②具体的な治療やケアの希望，などがあげられる。①は対象者の大事にしていること，どのような日常生活や人間関係をもちたいか，望む療養生活のイメージはどのようなものか，②は苦痛や延命にかかわる治療内容，最期を迎えたい場所や看取ってほしい人などである。

　対象者のほとんどは，意向について考えたことがない，あるいは考えていても曖昧であることが多いため，意思形成および意思表明に対する支援が必要である。意思形成・意思表明支援[8]として，個人の理解に応じた情報提供方法の選択と情報提供，対象者と医療者の医学的状況認識のずれの確認と修正，選択肢の提示と選択肢のポイントのわかりやすい説明，自発的な意思形成・表明の阻害要因の特定と除去があげられる。もちろん，意思決定支援者の態度や人的・物的環境の整備はいうまでもない。また，意思は時間的経過に伴って変化するため，繰り返しの意思確認が必要である。さらに，周囲との関係性から，対象者の表明している意思内容が本人の本音と異なる場合もあ

第Ⅰ章　アドバンス・ケア・プランニング（ACP）の理解

るので，その整合性を確認しておく必要がある。

　対象者の価値観や意向がある程度明確になってきたら，記録しておく。これは，確認や振り返りのためだけでなく，情報共有という意味でも重要である。医療機関であればカルテや医療情報提供書などに，介護施設であればケアプランや利用者情報のなかにACPに関する項目を加えておくとよい。さらに，対象者や家族も思いついたら確認や修正ができるように，事前指示書やエンディングノートなどを活用することが望ましい。ACP開始に伴い，事前指示書やエンディングノートを持っているか確認しておくことも大切である。きちんとした事前指示書を用意している人はまだ少ないが，エンディングノートであれば市販されているものもあるし，医療機関や施設などで配布されている事前指示書やエンディングノートを持っている人も増えてきている。対象者が上記のノートや書式を持っていれば，代理意思決定者と共有しておくようにアドバイスする。自宅で保管する場合は，いざというときにどこにあるかわからないということがないように，保管場所も代理意思決定者と共有しておく。

7）Step 6：合意形成とゴール設定

　今までのステップを踏まえて，ACPについての合意形成とケアのゴール設定を行う。合意形成に際して，倫理的問題がある場合は，問題を特定し対応策を立てる。法的懸念がある場合は，倫理委員会や専門家にコンサルテーションし，懸念を払拭しておく。本人が望んでいることが倫理的に問題となる場合や，家族関係の不和などから本人の意向が優先されない場合，婚姻や戸籍の関係で代理意思決定者を決められない場合（たとえば，内縁関係にある人を代理意思決定者にしたいが，ほかの家族が認めない場合など）など，現場では代理意思決定をめぐる問題（特に法的な問題）が起こり得る。現実には難しいかもしれないが，必要なときに相談できるような人材やシステムを組織内に準備しておくことが望ましい。前述した倫理判断支援チームなどもその一つである。

　ゴールを設定する際は，対象者によって様々なゴールがあり，治療や療養のゴール以外にも，重要な意味をもつパーソナルゴール（子どもや孫の成人や結婚式，ある仕事の達成，趣味の完成など）があることに留意する。治療の選択肢がなくなったとき，対象者を支えるのはこうしたパーソナルゴールであることが多い。また，ゴール設定では，個々の処置について「やるか/やらないか」を決める以前に，本人の価値観に基づいて「どのような状態を望むか/望まないか」という点からゴールを考えることが重要である。個々の処置（薬剤の使用や検査など）はゴール設定に必要であるが，ここから考えて処置を積み重ねていくと，最終的に対象者の望まない延命治療になる可能性がある。

　ACPのゴール設定は，基本的にケア視点でのゴールが重要である。ケアは治療手段がなくなった後でも，対象者の望む状態を維持するために継続していくからである。CMO（comfort measures only）*を希望する対象者の場合，同じ処置でも考え方が異なってくる。たとえば，苦痛となる処置は行わないとしても，胸水などで呼吸困難が

―――――――――――

＊CMO（comfort measures only）：終末期に苦痛となる処置は希望していないが，苦痛緩和のための処置は希望している場合に行う。

ある場合は苦痛が強いので胸水ドレナージなどの苦痛緩和が必要な場合もある。その
ため，処置に先立って，「どのような状態を望むのか」を考えてゴールを設定し，それ
に基づいて処置などを選択していくことが必要になってくる。

当初のゴールが達成困難となった場合は，実現可能なゴールを再設定すると同時に，
メンタル面へのフォローアップが大切になる。希望していたことがかなわないという
現実は，本人と家族に深い落胆をもたらすので，フォローアップを必ず行う。また，
長期間にわたる療養が予測される場合は，数年後にどのような状態でいたいのかとい
う希望（長期的ゴール），数年後の希望実現に向けて段階ごとに対象者がどうなってい
たいか（短期的ゴール，病期の段階に応じて細分化）を対象者と共に話し合う（後述
の「5．Where：どこで行うのか」を参照）。

8）Step 7：医療・ケア計画の立案，実施

Step 6を受けて，対象者の意向を具体的な治療やケア，介護サービスに反映させた
計画を立案し，実施する。特に，治療よりもケアの幅が大きくなる高齢者や終末期患
者の場合，毎日の日常生活における安楽や満足が重要となる。できる限り本人が望む
生活が実現できるように，対象者の意向を中心に計画を立てる。もし対象者にとって
重要な意味をもつパーソナルゴールがある場合は，実現できるように計画する。その
ために，多職種で協力し合い，利用可能な社会資源を活用することが必要となる。

9）Step 8：ACPの評価とアップデート（変更，更新）

ACP実施後にやるべきことは，評価とアップデート（変更，更新）である。タイミ
ングとしては，対象者の心身や周囲の状況に変化があったときと，定期的な評価時期
の2つである。

対象者の心身や周囲の状況に変化があったときとしては，
①対象者の病状の進行や機能低下に伴い医療・介護依存度が増加したとき
②時間の経過に伴い対象者の気持ちや意向が変化してきたとき
③治療の選択肢がなくなったときや透析導入など新たな治療が始まったときなど，治
　療方針や内容が変更になったとき
④家族の心境や意向の変化，介護力の低下やキーパーソンの変更など，家族の心境や
　介護状況が変わったとき
⑤転院や主治医変更など人的・物的な療養環境が変わったとき
がタイミングとなる。対象者の意向や取り巻く状況はライフイベントや心身の状況に
よって変化するため，タイミングに合わせて話し合い，見直すことが大切である。

また，変化のあったときだけでなく，対象者の状態や状況が安定しているときでも，
定期的にACPを評価し，見直すことが望ましい。見直すことでACPが現時点での対象
者に応じたものであるか確認することができるし，ささいな不具合の修正や追加が必
要な部分なども見出せる。定期的にACPがうまく機能していることが確認できると，
対象者本人や家族だけでなく，意思決定支援者にとってもプラスのフィードバックに
なる。対象者の状況に応じて，一定の評価時期を決めておくとよい。

評価を行う際には進捗具合を確認して共有し，必ず記録を残しておく。

10) Step 9：ACP終了に伴う家族へのケア

対象者が亡くなるなどでACPが終了となった場合，その後の家族へのケアも忘れてはならない。対象者の意向に沿った看取りができたケースはよいが，そうでないケースもある。人的・物的事情によってACPがうまくいかなかった場合や対象者の意向に沿えないまま終了した場合，あるいは対象者の意向がわからないまま家族が代理意思決定者となった場合などでは，本当にこれで良かったのかという後悔や悲しみが残る。代理意思決定者は対象者の生死にかかわる重要な判断の重責を担うので，その心理的負担も重く，ACP終了後の後悔も大きい。まずは対象者と家族のACPへの取り組みをねぎらう，傾聴に努め，後悔や悲しみを忌憚なく吐露してもらう，プロセスのなかでのプラスの部分に目を向ける，などのケアが必要になる。グリーフケアと併せて行っていくことが望ましい。

11) Step 10：最終的なACPの評価

最後に，最終的なACPの評価と振り返り，課題抽出，対応策の検討を行い，次のACP支援に生かせるように評価する。

具体的な評価内容としては，対象者に合うACP内容であったか，対象者の意向を実現できたか，ACPが効果的に機能したか，達成できなかったことや問題点とその原因，対象者と家族の反応，意思決定支援者の対応と連携はどうだったかなどがあげられる。

評価後の対応としては，今後の課題抽出と対応策の検討，共有による経験や知識の蓄積，意思決定支援者同士のケア（プラスのフィードバックや気持ちを吐き出せる場づくり，カウンセリングなどのフォローアップ）などである。医療者やケア提供者などの意思決定支援者も，ACP終了に伴い様々な心理的葛藤を抱え，ケアを必要とする場合がある。互いにフォローし合う機会や場づくりを心がける。また，意思決定支援者の評価においても，かかわりのなかのプラス部分も評価し，次につなげていくことが重要である。

4. What：何を考えるべきか

ここでは，ACPで「何を」考えるべきかについて触れたい。現在，多くの事前指示書やエンディングノートが出されており，内容も財産管理や葬儀，墓などから医療的処置まで様々である。どこまでをACPの範囲にするべきなのかは非常に難しいところで，特に医療的処置は個人の状況に応じて異なるため，細かく決めておいても実際にそのとおりにできないことも多い。また，疾患によって経過が異なり，それぞれの意思決定場面がいつなのか，何を決めるべきなのかも千差万別である。各疾患や状態によって考えるべき具体的項目については第Ⅱ章，第Ⅲ章に譲るとして，ここでは基盤となる対象者の価値観を探索し，今後の生活に望むこと，終末期医療に望むことの2点に焦点を当てる。

まず，対象者が「今後の生活において何を望むのか」を考えることが大切である。そこをベースラインとして，対象者の心身の状態と生活環境を加味し，今後予測されるおおよその病状変化を目安にして，その「経過地点ごとに」どのような状態でいた

いのかを話し合っていく。療養が長期間にわたる場合，この経過地点が予測困難なことも多く，そこにたどり着いてみないと対象者の状況がどうなっているかわからないので，最初は大まかなものから始めて，状況の変化に応じて内容を考えていく。対象者の意思をある程度明確にしたら，必ず事前指示書などを利用して記録として残す。

1）価値観の探索：今後の生活に望むこと，望む状態

「あなたの価値観は何ですか？」と聞かれても，大半の人は即答することができないだろう。価値観を問う質問は，曖昧で抽象的になりやすい。それよりも，その人の「好きなこと（居心地のいいこと）」「嫌いなこと（居心地が悪いこと）」「大切にしたいこと」などに着目し，好みや大事にしていることを振り返る作業をとおして，その人の望んでいることを明確にしていくとよい。以下，探索するツールとして①私が大事にしたいこと，②私の人生航海図，③私の「理想的」な臨終場面，④私の（　）年後，⑤私の生活計画を紹介する。

①私が大事にしたいこと（表3-5）[25]

本人がふだん大事にしていることや好き嫌い，人とのかかわり，望む状態を振り返ってもらうことで，どんなことを好む人なのかを探索する。これらの項目について記入することは，すべてささいなことでかまわない。本人の好みや満足は，本人の心のなかにヒントがある。好きなことや嫌いなことを意識するだけでも意味がある。特に嫌いなことは，だれでも考えれば浮かんでくるものなので，好きなことが思いつかない場合は嫌いなことから考えてもらってもよいだろう。

②私の人生航海図（図3-1）

私の人生航海図は，いわゆる自分年表である。対象者に自分の歩んできた人生を振り返ってもらうことで，今までがんばって生きてきたことを確認し，これからどんな状態で最後まで進んでいくかをイメージしてもらう。

どんな人にも長さの違いはあれ人生があり，その過程は決してたやすいことばかりではなかったはずである。歩んできた人生を振り返りながら，これまでの努力をねぎらい，今後に向けてどんな生き方をしたいのかを考えて，人生を予想してもらう。未来の部分は，現実よりも本人の希望を重視する。「こうなったらいいな」という考えで未来を想像して書いてみることで，計画の土台がイメージ化される。

③私の「理想的」な臨終場面（表3-6）

これは自分自身の臨終場面をイメージするものであるが，ポイントは「理想的な」臨終場面を考えるということである。通常，死を想像することは楽しいことではないが，現実よりも「理想的な状態」を描くことで，どのような状態で最期を過ごしたいのかをイメージしてもらう。

④私の（　）年後（表3-7）

今後予測されるおおよその病状の変化を目安にした「経過地点ごとに」，自分がどのような状態でいたいのかをイメージしていく。（　）内には5年後，10年後などの数字を入れる。

表3-5 私が大事にしたいこと

私が大事にしていること	大事な思い出	
	大切な人たち	
	大切なもの	
	大切な習慣	
	人生で大切だと思うこと	
私が好きなこと/嫌いなこと	好きなこと	
	嫌いなこと	
	好きな場所，行きたい場所	
	好きな食べ物や飲み物	
	好きな歌や音楽	
	好きな言葉	
私の楽しみ	やっていると楽しいこと	
	楽しくないのでやりたくないこと	
	これからやってみたいこと	
	これからやめたいこと	
人とのかかわり	人にしてもらうと嬉しいこと	
	人にされると嫌なこと	
	心配・不安なこと	
	家族にしてほしいこと，してほしくないこと	
	周囲の人にしてほしいこと，してほしくないこと	
私が望む状態	どんな状態でいたいか	
	どんな状態だけは嫌か	

日本認知症本人ワーキンググループ（2018）．本人にとってのよりよい暮らしガイド――歩先に認知症になった私たちからあなたへ．東京都健康長寿医療センター．より作成

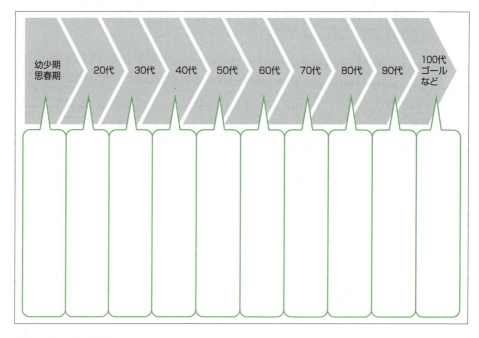

図3-1 私の人生航海図

3 アドバンス・ケア・プランニング（ACP）を行うための考え方や必要なスキル，具体的な進め方

表3-6 私の「理想的」な臨終場面

どこで逝きたいですか？ （例：自宅，施設，病院など）	
どんな状態で逝きたいですか？ （例：点滴や医療機器がついていない状態がいい， ピンピンコロリがいい，眠っている間に静かに 死にたい，仕事や趣味を行っている最中に死に たいなど）	
前日は何をしていましたか？ （例：最後までやりたいこと，前日の理想的な過 ごし方など）	
最後に食べたものは何ですか？ （例：最後に食べたいものなど）	
最期のときにそばにいる人はだれがいいですか？ （例：看取ってほしい人など）	
残された人々にあなたは「どんな人だった」と言 われたいですか？ （例：明るくて会うと元気になれる人だった， 誠実で信用できる人だった，いつも笑顔を絶や さない人だった，最後まで自分の仕事をやりぬ いた，自分の信念を大事にしたなど）	

表3-7 私の（　　　）年後

どこまで歩いていますか？ （例：自力で歩いている，杖歩行，車椅子，寝た きりなど）	
トイレはどこまでできますか？ （例：1人でできる，だれかに介助してもらって いる，紙おむつやパッドを使用しているなど）	
食事はどうしていますか？ （例：自分で食べている，介助されている，口か ら食べていないなど）	
意識と記憶はしっかりしていますか？ （例：しっかりしている，年相応の物忘れがある， 認知症　など）	
どこで暮らしていますか？ （例：自宅，施設，病院など）	
そばにいるのはだれですか？ （例：妻/夫，子ども，友人，介護職員，看護職 員など）	
こんなふうにはなりたくないという状態は？ （例：寝たきり，意識がない，医療機器につなが れているなど）	

⑤私の生活計画（表3-8）

　上記①〜④のツールを踏まえ，自分の暮らし方の希望と，そのために準備しておい
たほうがよいことを考える。

　時間があるなら，第Ⅳ章で紹介した「価値観ワーク」と併せて考えてもらうとよい
だろう。自分の歩いてきた人生を振り返り肯定することにもなり，今後の人生を自分

55

表3-8 私の生活計画

私の暮らし方の希望 （例：どんな生活を送りたいか，そのためにどんな状態でいたいかなど）	
今後の生活で困ると思われること （例：望む生活を妨げること，もの，状態など）	
今後の生活のためにやるとよいこと （例：今からコントロールできるとよい具体的なこと，体調管理や受診行動など）	
今後の生活のために準備しておくこと （例：万が一のためのかかりつけ医や受診病院，入院準備，身の回りの物の整理，財産管理，墓や葬儀の手配，様々な手続き，臓器移植カード，遺言，家族や友人へ伝えたいことなど）	

で考えて計画していく希望的作業にもなる。また，意思決定支援者にとって対象者の理解につながり，本人の意思決定能力が低下したとき，本人が望んでいることの手がかりにもなる。

2）終末期に望む状態と医療：私の望む終末期医療（表3-9）[26] [27]

　前述のように，具体的な医療的処置は対象者や疾患によってかなり異なり，意思決定が必要な時点も異なってくるため，それぞれの疾患や状態に特化した具体的な内容の明確化は，今後の重要な課題である。ここでは，すべてに共通する基本的な項目のみを取り上げる。まず，自分が望む療養生活についてイメージした後，具体的な医療的処置について考えてみる。これだけでも，本人が望む状態や受けたい医療的処置がある程度浮かび上がる。これらをもとに，実際に病状が変化したとき，それぞれの状況に応じて具体的な項目を加えて話し合っていく。

　以上，紹介したツールの内容をすべて行う必要はなく，対象者に応じて使いやすいもの，必要になるもの，本人がやってみたいと思うものを選ぶのでかまわない。これらには類似した質問がいくつかあるので，それらを繰り返し考えることで，自分の希望が見えてくる可能性がある。いずれにしても，今までの人生に肯定的な意味を見出し，希望的な視点をもって自分の気持ちを素直に表出できることと，考える時間を楽しめるような場づくりが大切である。

　最後に，心にとめておいてほしいことは，ACPを単なるチェックリストを埋めるような行為にしてはならないということである。事前指示書における具体的な医療的処置については，「してほしい/してほしくない」などにチェックを入れることも必要になるが，ACPは単に医療者が提示する選択肢を選ぶことではなく，その人らしさが生かされるかどうかが重要である。対象者の大事にしているものに目を向け形にしていく作業を共有し，具体的な事前指示内容につなげて落とし込むことが，意思決定支援者の役割である。

3　アドバンス・ケア・プランニング（ACP）を行うための考え方や必要なスキル，具体的な進め方

表3-9　私の望む終末期医療

私が望む療養生活	望む療養のイメージ	
	どんな状態でいたいか	
	どんな場所で過ごしたいか	
	どんな人からケアを受けたいか	
	だれにそばにいてほしいか	
	これだけは嫌だと思うこと	
	大切にしたいこと	
私が望む終末期医療 ＊終末期とは，基本的に回復不可能で，生命維持処置を行わなければ，比較的短時間で死に至る可能性がある状態のこと	私が判断能力を失ったときに代理意思決定者になってほしい人	
	最期を迎えたい場所 （例：病院，自宅，施設，その他具体的に）	
	痛みはどこまでとってほしいか （例：できるだけ抑えてほしい，必要なら鎮痛薬を使用してほしい，薬は使わずできる限り自然なままでいたいなど）	
	苦痛があるとき，どこまでの医療を受けたいか（熱が出たときに解熱薬を使用する，腹水がたまって苦しいときに腹水穿刺をするなど） （例：苦痛をとるための処置をしてほしい，処置自体が苦しいのでやめてほしい，延命につながるのでできる限りしないでほしい，状況に応じて決めたいなど）	
	心臓マッサージなどの心肺蘇生 （例：してほしい，してほしくない）	
	延命のための人工呼吸器 （例：してほしい，してほしくない）	
	胃瘻による栄養補給 （例：してほしい，してほしくない）	
	鼻チューブによる栄養補給 （例：してほしい，してほしくない）	
	点滴による水分補給 （例：してほしい，してほしくない）	
	抗菌薬の強力な使用 （例：してほしい，してほしくない）	
	その他の希望（個々の状態に合わせて自由に記載）	

国立長寿医療研究センター在宅医療・地域医療連携部「私の医療に対する希望（終末期になったとき）」，自分らしい「生き」「死に」を考える会．私の生き方連絡ノート．より作成

5. Where：どこで行うのか

　ここでは，ACPを行う場所（医療機関，特別養護老人ホームやグループホームなどの介護系施設，在宅医療）から，ACPの特徴について考えていく（**表3-10**）。

1）医療機関（病棟，外来など）

　医療機関におけるACPの特徴は，対象者の病状が急性期か慢性期かによって大きく異なる。

57

第Ⅰ章　アドバンス・ケア・プランニング（ACP）の理解

表3-10 Where：どこで行うのか

場所			特徴	ポイント
医療機関	急性期疾患	急変時や救急などで予断を許さない場合	・治療内容を「具体的」に「短時間」で決断しなければならない（数時間あるいは数分） ・対象者自身に意思決定能力がないことが多い ・意思決定内容が「生死」にかかわる ・病状の変化が激しいため「ゴール設定」が変化しやすい ・ゴール設定が救命などの医学的最善に偏らざるを得ない ・代理意思決定者や医療者にとって心理的負担が大きい	・事前指示があるか確認する ・家族に対象者の希望について確認する ・医学的最善とともに「もし本人だったら何を望むか」について考えてもらい，「ケアのゴール設定」を家族と共有する ・代理意思決定者の重責を理解してメンタル面のフォローを行う
		急変リスクが高いが，まだ病状に余裕がある場合	・対象者にとって病状悪化や死が現実味を帯びて，ACPがつらい現実とセットになる ・治療の選択を短期間で具体的に決断しなければならない（数日あるいは数時間） ・ほとんどの人は医師の提示した医学的最善に従う選択肢をとらざるを得ない	・病状の悪化に備えて治療程度の希望を確認する ・個々の処置内容を確認する前に必ずゴール設定を共有する
	慢性期疾患		・闘病が長期間にわたるため，将来への影響が大きい。しかしゴールが見えづらい ・悪化の可能性に不安を抱えて生活しなければならない ・日常生活に制限があり，ストレスを抱えやすい ・現実味が乏しく医学的最善に取り組めず，後々の選択肢を狭めてしまう ・病状進行に伴い，本人の意向に経時的変化がみられる ・重要な意思決定をしなければならない場面が多い ・本人の意向と医学的最善が食い違う	・「将来どのような状態でいたいか」という時間割引率をもとに，ゴール設定を考える ・医学的状況に基づいて今後の病状変化（進行段階）を説明し，それに応じて，各段階ではどういう状態を保ちたいのか，そのために対象者ができることは何かを一緒に考える ・数年後にどのような状態でいたいのかという希望（長期的ゴール），数年後の希望実現に向けて段階ごとに対象者がどうなっていたいか（短期的ゴール，病期の段階に応じて細分化）を対象者と共に話し合う ・短期的ゴールでは病状や生活を維持できていることを評価し，プラスのフィードバックを行っていくことが重要 ・慢性期疾患は長期にわたるため，がんばりすぎると，燃え尽き症候群に陥りやすいので，医療的に妥協できる点と本人に努力してもらう点を考えて達成難易度のハードルを下げる ・最も大切にしたいことは「対象者の望む状態の実現」であることを対象者に伝え，共有する
介護施設			・施設での看取り介護が増加し，ますますACPが重要になっている ・認知症者の意思決定支援がほとんどを占め，大半は代理意思決定者の決断が必要となる ・医療的対応に限界があり，集団生活でのケアであるため対象者の意向に沿いきれない ・医師や看護師が常在していない時間帯があり，介護職が医学的判断に迷い，意図せず対象者の意向に沿えない結果となることがある	・認知症者の意思決定支援として，対象者に応じたコミュニケーション方法の工夫や意思表明しやすい人的・物的環境の準備，時間的要因への配慮，家族からの情報収集，日々の援助から対象者の希望や意向を把握する努力などを地道に行っていく ・代理意思決定者とともに，対象者が本来望むことについて振り返り，考える ・代理意思決定者のフォローアップ ・日常生活援助は対象者の望むACP実現のための具体的行動であるため，日々の援助内容にACPを反映させる ・情報収集やケアプラン立案の役割があるケアマネジャーや，各フロアの責任者がACPをファシリテートしていく ・多職種協働により，多面的に対象者の希望や意向を検討し，援助内容に生かしていく
在宅，地域			・療養を含めた日常生活が中心となるため，経済状況や生活事情なども加味してACPを考えていかなければならない ・医療者などが常にそばにいるわけではないので，病状進行に伴うACPのタイミングをつかまえるのが難しい ・病状進行に伴う療養先（在宅，病院，施設）の選択や，どこまで治療するかなどの決断が必要になる ・介護している家族の身体的・心理的負担が大きい ・独居高齢者の場合，意思決定能力の問題や代理意思決定者をどうするか，日常生活上の手続きや手配をどうするかなどの問題がある	・日常生活をサポートできる職種すべてが連携して支援する ・家族と多職種が連携して，ACP内容の変更のタイミングを逃さない ・在宅ケアと医療機関におけるケアのメリットとデメリットを明確にし，対象者と家族の望む状態に近いものを選択できるように支援する ・社会資源を活用し，家族の介護負担の軽減に努める ・家族の思いを傾聴する時間をつくり，努力に対するねぎらいやプラスのフィードバックを返していく ・独居高齢者については，行政を含めた多職種で連携し，後見人などを導入して連絡・相談先を明確にしておく ・それぞれの役割や立場を生かし，地域全体で意思決定支援を行っていく

①急性期疾患（急変時や救急などで予断を許さない場合）のACPの特徴

　急性期におけるACPでは，「どの治療・処置を希望する/希望しない」ということを「具体的に」かつ「短時間」で決断してもらわなければならないという特徴がある。また，対象者自身が「意思決定能力がない，もしくはあっても病状の変化によって余裕がない状態」であることも多い。

　最もシビアなタイミングは，危篤な状態で救急外来に搬送されたときや急変時である。この場合，生死を左右する状態で，かつ本人に意思決定能力がないことが多いので，代理意思決定者が生死にかかわる意思決定を担わなければならない。病状が予断を許さないため，医学的最善を優先したゴール設定にならざるを得ない。さらに，病状の変化が激しく，それに応じてゴール設定を変えなければならず，結果としてゴール達成が難しい場合（治療の甲斐がなく死亡もしくは回復不能となるなど）も多い。これは家族や医療者にとって非常に心理的負担が大きい。

　救急時や急変時では，治療と同時並行で，まず家族に事前指示があるかどうかを確認し，ある場合はそれに基づいて，ない場合は医学的最善と合わせて「もし本人に意識があれば何を望むか」という視点で考え，ゴールを設定する。

　最初に設定したゴールが達成困難となったときは，「3．How：どのように行うのか」で述べたように，ケアの視点でのゴールを再設定する。予後不良で治療の選択肢がなくなっても，最期まで本人の望む状態，安楽な状態を実現するというケアの視点でのゴールは継続されなければならない。

　また，この時期の意思決定は，数時間，場合によっては数分で行わなければならないため，代理意思決定者にとって熟慮する時間がほとんどないのが現実である。そのため，対象者が回復不可能となった場合，家族は後悔にさいなまれることも多い。代理意思決定者の重責を理解し，焦りから意思決定を迫るような態度は控えることと，メンタル面のフォローアップが非常に重要となる。

②急性期疾患（急変リスクが高いが，まだ病状に余裕がある場合）のACPの特徴

　この場合は，対象者にとって漠然としていた病状の悪化や死が現実味を帯びてくるので，具体的なことを話し合うチャンスにもなる。しかし，対象者にとって病状の悪化や予後に対する不安が強い時期なので，心理的負担が大きい。また，緊急時ほどではないが，治療を数時間や数日という短期間で具体的に選択しなければならない。また医療者も，病状の悪化に備えてどこまで治療するのかといった「具体的な」処置について対象者と話し合い，ゴール設定を考えていく必要がある。

　このゴール設定は，個々の処置を決めていく前に，まず医学的最善と合わせて対象者の望む状態からゴールを設定し，対象者や代理意思決定者と共有する。なお，すぐに死亡することが予想されない患者で，DNAR*を希望する場合，医学的妥当性を十分に理解していない場合がある。そのような場合は，なぜそう希望するに至ったかの理由，本人の医学的状況の理解，価値観を把握し[6]，それが本人の本当の希望かどうかを，

＊DNAR（do not attempt resuscitation）：患者本人または患者の利益にかかわる代理者の意思決定を受けて心肺蘇生法を行わないこと。

医学的妥当性や他の選択肢の説明とともに確認する必要がある。

③慢性期疾患のACPの特徴

慢性期疾患は，今すぐに生命の危機があるわけではないが，徐々に進行し予後に影響するもの，たとえば慢性進行性疾患である心不全，腎不全，COPD，あるいはコントロールできなければ将来に重篤な合併症をもたらす糖尿病などがある。糖尿病はそれ自体が死に直結するものではないが，放置すれば将来にわたって様々な悪影響を及ぼし，本来望んでいた生活や安楽な状態を脅かす可能性があるため，ACPの視点から長期的な療養生活を考える必要がある。

慢性期疾患は，闘病が長期間にわたるためゴールが見えにくく，悪化の不安を抱えながら生活しなければならないことや，日常生活に制限がありストレスを抱えやすいなどの特徴がある。こうした疾患の場合，将来の状態に備えて計画し行動していかなければならないが（適切な受診行動や服薬，悪化したときのことを考えて準備しておくなど），長期間にわたるがゆえに，なかなか難しい。そのため，現実味がなくて医学的最善に取り組めず後々の選択肢を狭めてしまう（必要な食事制限や受診行動をとれず悪化を招くなど），病状の進行に伴い本人の意向に経時的変化が起こる（当初は希望しなかった治療を病状の悪化とともに受け入れる，当初熱心に取り組んでいた治療に対する意欲が低下するなど），重要な意思決定をしなければならない場面を繰り返す（病状の進行のたびに積極的治療の程度や今後の生活について決断しなければならないなど），本人の意向と医学的最善が食い違う（本人の望む生活と医学的最善が異なり，治療を受け入れられないなど）という特徴がある。

④慢性期疾患のゴール設定

慢性期疾患でもやはりゴール設定が鍵になる。ゴール設定で参考になる考え方として，「時間割引率」*がある。時間割引率とは，将来得られる利益よりも現在得られる利得をより好み，将来得られる利益をどれくらい割り引くかを示すものである[28]。将来に自分の望む良い状態を実現するには時間割引率を低くして，将来に向けて今できることをやる必要がある。しかし，慢性期は長期間にわたる疾患が多いため，継続的な制限や調整はストレスとなり，どうしても目先の利益に気持ちが向きがちになる。そのため，目先の選択肢におけるメリットやデメリットではなく，長期的なゴールを設定し，短期的な選択の意味を考えて意思決定していくことが重要である[29]。

それと同時に，対象者が達成可能な短期的なゴールも設定する。まず，医学的状況に基づいて今後の病状変化（病気の進行段階）を説明し，数年後にどのような状態で

---

*時間割引率（時間選好率）[28]：将来得られる利益よりも現在得られる利益をより好み，将来得られる利益をどれくらい割り引くかを示すものである。たとえば，肥満で時間割引率が高い人は，将来の生活習慣病予防やスリムな体型よりも，現在の高カロリーな食事による満足を選びがちで，結果として将来BMI（body mass index）や肥満度が高くなる。時間割引率は，将来を見据えて，将来の自分にとってマイナスになることとプラスになることをどう選択していくのかによって変わってくる。将来の自分にとってマイナスになるにもかかわらず，現在の楽しみや快楽を優先する考え方は時間割引率が高いということになる。将来のリスクを割引で考えてしまい，現時点での楽しみや楽なことを優先するためである。時間割引率が高いということは，短期的には快楽が得られているが，中長期的には様々な悪影響が起きやすい。逆に，時間割引率が低い人は，将来のリスクに備えて目先の快楽を控えることができる人を指す。将来に比べて現在のことをどの程度重視しているかという「せっかちさ」を示すパラメータとなる。

いたいのかという希望（長期的ゴール）を考えてもらい，次に数年後の希望実現に向けて段階ごとに対象者がどうなっていたいか（短期的ゴール，これは病期の段階に応じて細分化してもよい）を対象者と共に話し合う。病期進行に応じて，各段階ではどういう状態を保ちたいのか，そのために対象者ができることは何かを一緒に考える。つまり，長期的ゴール，短期的ゴールで考えた望む状態から今後の計画を考えていく。短期的ゴールでは，病状や生活を維持できていることを評価し，プラスのフィードバックを行っていくことが重要である。

繰り返しになるが慢性期疾患は長期にわたるため，がんばりすぎると燃え尽き症候群に陥りやすい。対象者の望む状態を実現するために，対象者に努力してもらう部分と医療者側が妥協できる部分を探りながら，達成難易度のハードルを下げて，取り組んでいくことが望ましい。

2）介護施設（介護老人福祉施設，介護老人保健施設，グループホームなど）

介護施設の特徴として，看取り介護が増えており，ACPが非常に重要になってきていること，認知症の対象者の意思決定支援がほとんどを占め，最終的には代理意思決定者の決断が必要になること，医療的対応に限界があること，また集団生活でのケアであるため，対象者の意向に沿いきれないことなどがあげられる。

①認知症におけるACPの特徴

2006年の介護報酬改定の際に，看取り介護加算が加えられて以来，加算算定できる介護老人福祉施設（特別養護老人ホーム：以下，特養）やグループホームなどで看取りのケアが増えている。看取りにACPが重要なことは言うまでもないが，看取りの対象となる高齢者のほとんどが認知症を抱えており，意思決定支援が難しいという問題がある。

認知症の対象者の具体的な意思決定支援については第Ⅱ章5（p.101参照）に譲るが，本人の意思をくみ取っていくためには，

- 日々の生活援助のなかから言動や行動，その奥にある本音をていねいにすくい取る
- 個々の対象者に応じたコミュニケーション方法の工夫：相手が理解できる説明方法やツールを使用する
- 意思を表明しやすい人的・物的環境の準備：入所者同士の人間関係に配慮する，対象者が心を許しているスタッフに話を聞いてもらう，騒々しい，慌ただしい環境は避け，落ち着いた環境で話をする
- 時間的要因への配慮：疲れが出やすい時間帯は避ける，意思表明を焦らせない，意向の時間的変化に留意し，定期的に意思を確認する
- 家族から情報を収集し，対象者の理解に努める

などが必要となる。

また，最終的な意思決定は代理意思決定者が行うことになるが，それぞれの家庭事情から代理意思決定者の価値観や意向が優先されてしまう場合も多い。これは仕方がないところもあるが，常に，本人の価値観や意向を振り返る働きかけを行い，対象者が安楽となるゴール設定を目指す必要がある。同時に，代理意思決定者をはじめとす

る家族の負担に配慮し，苦労をねぎらう，思いを傾聴する，選択肢となる社会資源の情報提供などのフォローが大切である。

②介護施設の抱える課題

　本人が介護施設で過ごすことを希望しても，経口摂取が困難な人（経鼻・経管栄養を使用），在宅酸素療法が必要な人，人工透析患者，インスリン注射の必要な糖尿病患者，尿道カテーテルなどの管理が必要な人，常時吸引を必要とする人，感染症がある人などは，医療的処置に対応できないため受け入れ困難となることが多く，入所を断られるケースや退所となるケースもある。

　さらに，集団生活でのケアであるため，大勢の高齢者の日常生活援助を行わなければならず，個々の意向に応じることが困難である。入所者の大半はADLや認知機能の低下を抱えており，ADLに介助を要するため，ケアに時間とマンパワーが必要であるが，時間もマンパワーもないというのが現状である。

　看取りには医学的判断や医療的ケアが必要となるが，特養の場合，医師のほとんどが非常勤雇用のため，限られた診療時間で対象者の価値観や意向を把握することが難しい。また，夜間に看護師が常在しているとは限らないので，介護スタッフが夜間の急変時の対応（医療機関へ搬送するか，家族をどのタイミングで呼ぶかなど）に苦慮し，結果として本人の意向に沿えないこともある。

　このような状況下で，どうやってACPを生かしていくか，だれがACPのイニシアチブをとって進めていくのかというのが介護現場の課題である。しかし，最もその人らしさが現れるのが日常生活であり，介護職は，日常生活援助をとおして対象者を最も理解できる立場にいる。日常生活援助は，対象者の望むACPを実行するための「具体的行動」につながる。その利点を生かして，日々の援助計画にACPを取り入れていくことでケアに対象者の個別性を反映させていくことも可能である。また，ケアプランを立てるケアマネジャーや施設内のフロア責任者になっている介護職は，ACPを進めていく中心的存在になり得る。日常生活援助の利点を生かすことが，介護施設でのACPを成功させる鍵となる。

3）在宅（訪問診療，訪問看護，訪問介護），地域（地域包括支援センターなど）

　在宅や地域では，療養を含めた日常生活が中心となるため，経済事情や生活事情なども加味してACPを考えていかなければならない。

①在宅療養におけるACPの特徴

　自宅では常に医療者がそばにいるわけではないので，病状の進行に伴う意向確認やACP変更のタイミングをとらえるのが難しい。このタイミングを的確にとらえ逃さないようにするために，家族とケアに携わる多職種が密に連絡をとりタイミングをはかっていく必要がある。さらに，病状の進行に伴ってどこまで在宅でみるのか，どの時点で病院や施設に入るのか，どこまで治療をするのかなどの決断が必要になってくるため，本人や家族と今後の経過を共有し，それに応じたゴール設定を長期的ゴールと短期的ゴールに分けて考えていかなければならない。

　また，家族が介護している場合，介護負担が大きいので家族のフォローアップが重

要となる。社会資源を活用し，できる限り介護負担を軽減していくとともに，家族の悩みや思いを傾聴する時間をつくり，努力に対するねぎらいやプラスのフィードバックを返して介護へのモチベーションを維持できるように働きかけていく。

在宅ケアで最も悩むのが，独居高齢者の意思決定支援である。意思決定能力の低下に伴う代理意思決定者をどうするか，日常生活上の手続きや手配をどうするか，限られたリソースのなかでできる限り本人の望む生活を実現するために考えなければならないことが多い。独居高齢者の場合，行政を含めた幅広い多職種と地域の連携が重要となる。将来の意思決定能力低下に備えて，代理意思決定者の選定や後見人の導入，権利擁護センターの利用などにより，財産管理や契約，様々な社会資源の管理などの相談先をつくっておく。

②地域で支えるACPの特徴

地域という視点で考えると，日常生活では，医療や介護以外にも細かな日常生活上の意思決定が多く存在し，そこには様々な人間がかかわっている。たとえば，様々な契約の相手，買い物をするときの店員，金融機関や役所などの窓口対応者，消費者コールセンターの対応者などである。これらの人々の態度や対応が，多少なりとも意思決定に影響を与える。基本的に意思決定場面では互いが意思決定支援者になるべきであるが，意思決定の相手が必ずしも意思決定支援者であるとはかぎらない。しかし，今後の高齢社会を考えると，地域社会全体が意思決定支援者となって機能していく必要があることは言うまでもない。そして，だれもがなろうと思えば，自分の立場を生かした意思決定支援者になれる。直接，意思決定支援チームに携わっていない人でもそれは可能である。

たとえば，調剤薬局の薬剤師であれば，お薬手帳に患者の意向欄を設け，対面で得られた情報を記載しておくこともできる。診療所の受付対応者は，初診時の問診票に患者の悩み事や意向についての情報を記載し，定期的に確認して更新することができるし，診療情報提供書や看護情報提供書に患者の意向を記載する欄を設ければ，転院や在宅移行時の情報伝達になる。

ケアマネジャーであれば，利用者や家族と定期的に意向や将来に対する気持ちなど語る機会をケアプランに加えることもできる。地域包括支援センターであれば，利用者や地域住民向けのACPセミナーを定期的に開催し，今までの人生について振り返り，自分の価値観を表明するような機会や，家族で話す機会を用意することもできる。

また，医療や介護以外の日常生活にかかわる様々な意思決定をサポートする人材として，成年後見人や専門職後見人，市民後見人なども重要な意思決定支援者であり，専門的知識を必要とする法的側面の部分で意思決定支援チームを支えてくれるだろう。在宅，地域におけるACPはこうした多種多様な人々がつながって意思決定支援チームをつくり，うまく機能させていくことが成功の鍵となる。

文　献

1）厚生労働省（2017）．第3回人生の最終段階における医療の普及・啓発の在り方に関する検討会．参考資料3‐2.
〈https://www.mhlw.go.jp/file/05-Shingikai-10801000-Iseikyoku-Soumuka/0000189055.pdf〉[2018.
December 5]

2）阿部泰之（2016）．アドバンス・ケア・プランニング―いつ行うか，誰がイニシアチブをとるか，どう切り出すか．
Modern Physician, 36（8）：839-843.

3）Back AL, Arnold RM, Quill TE（2003）．Hope for the best, and prepare for the worst. Annals of
Internal Medicine, 138（5）：439-443.

4）木澤義之（2018）．患者・家族の意向を尊重した意思決定支援，特にアドバンス・ケア・プランニング（ACP）につ
いて．看護，70（7）：73.

5）厚生労働省（2018）．人生の最終段階における医療・ケアの決定プロセスに関するガイドライン．
〈https://www.mhlw.go.jp/file/04-Houdouhappyou-10802000-Iseikyoku-Shidouka/0000197701.pdf〉
[2018. December 5]

6）吉野かえで，平岡栄治（2017）．アドバンス・ケア・プランニング（ACP）―急性期病院の医師だからこそ，ACP力
が必要！．Hospitalist, 5（4）：645-661.

7）Sudore RL, Lum HD, You JJ, et al（2017）．Defining advance care planning for adults：a consensus
definition from a multidisciplinary Delphi panel. Journal of Pain and Symptom Management, 53（5）：
821-832.

8）厚生労働省（2018）．認知症の人の日常生活・社会生活における意思決定支援ガイドライン．
〈https://www.mhlw.go.jp/file/06-Seisakujouhou-12300000-Roukenkyoku/0000212396.pdf〉[2018.
December 5]

9）木澤義之，長岡広香（2017）．早期緩和ケア介入の意義とアドバンス・ケア・プランニングの実践ポイント．薬局，
68（8）：2786-2791.

10）Fried TR, O'Leary JR（2008）．Using the experiences of bereaved caregivers to inform patient-and
caregiver-centered advance care planning. Journal of General Internal Medicine, 23（10）：1602-1607.

11）木澤義之（編）（2018）．これからの治療・ケアに関する話し合い―アドバンス・ケア・プランニング．平成29年度
厚生労働省委託事業 人生の最終段階における医療体制整備事業，第3回人生の最終段階における医療の普及・啓発
の在り方に関する検討会，資料3.
〈https://www.mhlw.go.jp/file/05-Shingikai-10801000-Iseikyoku-Soumuka/0000189051.pdf〉[2018.
December 5]

12）Bryant J, Skolarus LE, Smith B, et al（2013）．The accuracy of surrogate decision makers：informed
consent in hypothetical acute stroke scenarios. BMC Emergency Medicine, 13：18.

13）西川満則（2017）．地域におけるアドバンス・ケア・プランニングとエンド・オブ・ライフケア―患者・家族のメ
ンタル支援．The Japanese Journal of Rehabilitation Medicine, 54（6）：425-428.

14）Barnes KA, Barlow CA, Harrington J, et al（2011）．Advance care planning discussions in advanced
cancer：analysis of dialogues between patients and care planning mediators. Palliative & Supportive
Care, 9（1）：73-79.

15）Barnes K, Jones L, Tookman A, et al（2007）．Acceptability of an advance care planning interview
schedule：a focus group study. Palliative & Supportive Care, 21（1）：23-28.

16）Houben CHM, Spruit MA, Groenen MTJ, et al（2014）．Efficacy of advance care planning: a
systematic review and meta-analysis. Journal of the American Medical Directors Association, 15（7）：
477-489.

17）The SUPPORT Principal Investigators（1995）．A controlled trial to improve care for seriously ill
hospitalized patients. The study to understand prognoses and preferences for outcomes and risks of
treatments（SUPPORT）．JAMA, 274（20）：1591-1598.

18）角田ますみ（2018）．認知症ケアにおける看護倫理．看護技術，64（6）：550-559.

19）Detering KM, Hancock AD, Reade MC, et al（2010）．The impact of advance care planning on end of
life care in elderly patients：randomised controlled trial. BMJ, 340：c1345.

20）Butler M, Ratner E, McCreedy E, et al（2014）．Decision aids for advance care planning：an overview
of the state of the science. Annals of Internal Medicine, 161（6）：408-418.

21）鳥羽研二（研究代表者）（2014）．厚生労働科学特別研究事業報告書「人生の最終段階における医療にかかる相談員の
研修プログラム案を作成する研究（H25-特別-指定-036）」平成25年度総括・分担研究報告書．

22）Miura H, Kizawa Y, Bito S, et al（2017）．Benefits of the Japanese version of the advance care
planning facilitators education program. Geriatrics & Gerontology International, 17（2）：350-352.

23）西川満則，三浦久幸（2017）．地域におけるアドバンス・ケア・プランニングの進め方．病院，76（8）：604-
608.

24）Lum HD, Sudore RL, Bekelman DB（2015）．Advance care planning in the elderly. Medical Clinics of

North America, 99 (2)：391-403.

25) 日本認知症本人ワーキンググループ（2018）．本人にとってのよりよい暮らしガイド―一歩先に認知症になった私たちからあなたへ．東京都健康長寿医療センター．

26) 国立長寿医療研究センター在宅医療・地域医療連携部「私の医療に対する希望（終末期になったとき）」．
〈http://www.ncgg.go.jp/hospital/news/documents/hospiceinvestigation.pdf〉[2019．February 1]

27) 自分らしい「生き」「死に」を考える会．私の生き方連絡ノート．
〈http://www.ikisini.com/note.html〉[2018．December 5]

28) 池田新介（2012）．自滅する選択―先延ばしで後悔しないための新しい経済．東洋経済新報社．

29) 大竹文雄，平井啓（編）(2018)．医療現場の行動経済学―すれ違う医者と患者．東洋経済新報社．

30) 西川満則，長江弘子，横江由理子（編）(2016)．本人の意思を尊重する意思決定支援―事例で学ぶアドバンス・ケア・プランニング．南山堂．

31) 川崎優子（2017）．看護者が行う意思決定支援の技法30―患者の真のニーズ・価値観を引き出すかかわり．医学書院．

32) 福井小紀子（編）(2018)．病院からはじまる在宅看取りケア―地域包括ケアシステムのなかで病院・在宅・施設をつなぐ．メヂカルフレンド社．

33) Thomas K, Lobo B (eds) (2011)．Advance Care Planning in End of Life Care．Oxford University Press.

34) 角田ますみ（2016）．シラバスからみる大学における介護福祉士養成課程の倫理教育．生命倫理，26 (1)：35-45.

35) 鶴若麻理，大桃美穂，角田ますみ（2016）．アドバンス・ケア・プランニングのプロセスと具体的支援―訪問看護師が療養者へ意向確認するタイミングの分析を通して．生命倫理，26 (1)：90-99.

36) 大桃美穂，鶴若麻理（2018）．アドバンス・ケア・プランニングの促進要因と障壁―独居高齢者－訪問看護師間のケアプロセスと具体的支援の分析を通して．生命倫理，28 (1)：11-21.

第 II 章

医療・看護・介護の場における
アドバンス・ケア・プランニング
（ACP）

第Ⅱ章　医療・看護・介護の場におけるアドバンス・ケア・プランニング（ACP）

1 緩和ケア領域におけるアドバンス・ケア・プランニング（ACP）

　1980年代，元気で長生きして寝たきりになることなく最期はコロリと死ぬことを指す「ピンピンコロリ」という標語が，多くの人の賛同を得た。一方で，近年は，がんのように，死を意識して残りの時間を過ごし最期を迎えられる疾患のほうがいいと考える人も増えてきている。しかし，そう考えていても，実際にがんに罹患すれば気持ちの変化が生じる。家族や職場などの人間関係，がんによる心身の症状，治療法や補完代替医療の情報，著名人によるがんの公表や死亡のニュース，書籍やブログの闘病記など，様々な要素によって患者の気持ちは揺れ動くのである。

　本項では，緩和ケア医の視点から，がん治療の流れのなかで形成されていくACPが，どのように緩和ケアに結びついているかを述べる。

Ⅰ 緩和ケア領域におけるACPの特徴と課題

1. がんの特徴：最も"死"を意識する疾患

　日本におけるがん患者への病名告知は1990年代以降大きく前進し，近年では告知率は80％以上といわれている。がんという病名は人に死を連想させるため，告知を受けた患者の多くは"死"の恐怖を感じながら治療に向き合わなければならない。病名の告知以降も，再発の告知，根治不能の告知，余命の告知と，段階を追って深刻な告知が待っている。病状を受け止め，家族と率直に死について語り合い，家族内で自発的にACPのプロセスが進んでいる患者も増えてきているが，「死にたくない」「がんを治したい」という必死の思いから，治療以外の話にはまったく耳を貸さない，あるいは家族内で死についての話が禁句となっている患者に出会うこともある。いずれにしても"死"を強く意識したなかで生き方や死に方を考えていくというのが，がん患者のACPの特徴である。

　患者が意思決定していくうえで医療者からの情報提供は必要不可欠であるが，その内容や伝え方，タイミングなどに問題があると，患者のACPが医療者の考える方向からはずれてしまうことがある。

緩和ケアの面談の場において，患者や家族が「（がん治療医に）初めて会った日にいきなり余命を告げられた」や，「突然，あとは緩和ケアですと言われた」など，告知に対する不満を漏らすことは多い。がん治療医が患者のためを思って「正確な告知」をしていても，患者にとって「適切な告知」でない場合も多々見受けられる。患者は告知を受ければ，差し迫った“死”の恐怖を感じる。そうした患者の気持ちに寄り添い，適切なタイミングで告知し患者の意向を反映したケアを行うことは，患者がACPを組み立てていくうえでの重要な要素であり，医療者側には改善すべき点が多い問題である。

2. 治療の時期による考え方の変化

1）診断〜治療初期

2012年に発表されたがん対策推進基本計画（第2期）において，「がんと診断された時からの緩和ケアの推進」がうたわれた。しかし，患者はそれ以前の段階，すなわち症状の自覚や健診での異常の指摘から受診に至る期間，また検査結果を待つ期間にも，「がんかもしれない」「死ぬかもしれない」という不安を感じ，気持ちや考えが大きく揺れ動いている。患者はこのような状況で，告知や治療計画の説明を受ける。こうした告知や説明は，その後の患者の治療や生き方に大きく影響を及ぼすため，病状がまだ初期の段階であったとしても，患者の気持ちや意向に配慮した対応が必要である。

このように，ACPは診断前からスタートしていることを医療者は知っておかなければならない。

2）病状が進むにつれて起きる変化

病状の進行とともに，患者の心のなかで死がより現実的なものとなってくる。近年では再発，根治不能，余命など，従来は難しいとされた告知もかなり一般的に行われるようになってきた。病状が変化するたびに告知を受け，患者の心のなかでは生き方や死に方を考えるプロセスが繰り返されることになる。

診断から治療の初期においては，ほとんどの患者が比較的同じ思い，すなわち死を感じながらも治るという希望をもって治療に向き合う。しかし，病状の進行につれて人それぞれ人生で培ってきた価値観により，治療への向き合い方が違ってくる。医療者は患者個々の異なる気持ちに対し，よりていねいに配慮しながら治療計画を相談していかなければならない。

がんの経過において，医療者と患者・家族が具体的なACPの話を始める契機となるはずのこの治療の中盤期が，次々と繰り出される治療レジメン＊に追われるように過ぎてしまっているケースを多くみかける。以下，その構造を述べる。

＊レジメン（regimen）：がん化学療法において，薬剤の組み合わせ，投与日程，副作用対策など全体を網羅する治療計画書。ガイドラインでは，それぞれのレジメンについて選択基準，奏効率などのエビデンス（科学的根拠）が示されており，医師はそれに従って治療計画を立てる。

3. がん治療のなかでのACPの難しさ

　がん化学療法やサポーティブケア*の進歩により，年余にわたり化学療法を継続する患者が増えてきた。その結果，患者が「この薬が効かなくなれば次の薬（治療）」というように，治療継続が当然という意識をもつこと，あるいは病勢の進行とともに化学療法への過剰な期待を抱くこと[1]は，ACPの機会を後回しにしてしまうことの1つの要因になっている。

1）がん治療医の課題

　患者の生存率が伸びているということは，様々な化学療法を受ける患者が増え，がん治療医が多忙をきわめるということである。医師側の視点でみると，多くの治療法においてエビデンスが確立され，ガイドラインに従い治療レジメンを決めていく作業は得意分野であるが，患者一人ひとりの意向を聞きながら，生き方も含めた治療方針を計画する，また治療終了の告知をすることは，時間の制約というだけでなく心理的にも大きな負担[2]となる。ある腫瘍内科医が「治療終了の話をするとき，背筋が凍るような思いがする」と吐露していた。日頃から患者を第一に考え，治療に熱心に取り組んでいる医師の言葉である。

　このように，患者だけでなく，医療者の側も，悪い話を想定せざるを得ないACPから自然と逃げ腰になっているケースが多い。

2）がん医療体制の課題

　近年のがん医療の特徴として，高度に専門化した縦割りの体制があげられる。診断，手術，化学療法，放射線療法，その他の治療，緩和医療と，病状に応じて担当医師が変わっていく。また，治療成績の向上で長期生存患者は増えたが，大学病院など多くのがん治療病院では，主治医の異動が年単位で行われるため，同じ診療科にかかっていても治療の途中で担当医師の交代がある。患者が自分の人生について相談したくてもだれに相談したらよいのかわからない，あるいは相談しても医師から「それは自分の担当ではない」と言われてしまったりする。

　そこで重要なのが多職種によるチーム医療であるが，残念ながら治療期におけるACPへのかかわりとしてチーム医療が有効に機能している例は多くない。緩和ケアチームの活動が期待されるが，主科の治療医を飛び越えて患者のACPにかかわることのハードルは高い。治療期におけるACPの重要性が周知されることが期待される。

3）がんのillness trajectoryからみたACP

　近年，がん治療による延命が月単位を超える成績を残すようになった。しかし，がん患者のillness trajectory（病気の軌道，死に至る軌跡）*として，死亡の1か月前程度

---

*サポーティブケア（supportive care）：手術，化学療法，放射線治療など様々な治療により生じる身体的・精神的な苦痛や副作用に対して行われるケア。多職種で取り組むことで治療の継続が可能となり，QOLが改善する。

*illness trajectory：Lynnらが提唱した疾患別の自然経過モデル。がん，呼吸器疾患や心疾患などの臓器不全（非がん疾患），認知症および老衰の3つに大別される。がんでは，最期の数週間で急速に機能が低下することが特徴である。臓器不全などの非がん疾患では，急性増悪と改善を繰り返しながら，徐々に悪化する軌道をたどり，最期のときは比較的突然に訪れる。認知症，老衰では緩やかにスロープを下るように機能が下降して死に至る（第Ⅱ章の図3-1，p.87参照）。

まではPS（performance status）＊1，2レベルを保ち，そこから急降下して死に至るというカーブは依然として存在する[3]。したがって，患者が希望すれば，あるいはがん治療医が治療可能と判断すれば，その頃まで化学療法が継続される場合が多い。この間，患者は治療の選択肢や身体症状への対応に目が向きがちであり，ACPは「まだ早い」と考えてしまうのはやむを得ないのだろう。その結果として，化学療法が終了した段階で，余命が1か月未満にまで差し迫り，身体機能が低下し意思決定もままならないなかで緩和ケア病棟や在宅医に駆け込みで紹介されるというケースを多々経験する。

終末期に化学療法を続けることは，患者のQOLや緩和ケア病棟に入るチャンスを低下させるとの報告もある[4]。治療医は，DNAR＊や緩和ケア病棟の説明をしておけば大丈夫と考えがちだが，それはACPではない。患者は，がんという疾患のもつ急な病状の降下という特徴を知らないのだから，そのことを知らせずに治療を継続することは医療者の罪であり，適切なACPの相談のうえで大きな課題となっている。

4）かたくなに治癒を目指す患者

がん診療に携わる医療者にとって最も対応の難しい患者として，かたくなに治癒を目指す人があげられる。標準治療としてこれ以上の選択肢はない，あるいは全身状態が悪くてこれ以上の治療継続は危険という病態においても，何とかして治療継続をと望む患者がいる。あるいは情報が氾濫する現代においては，わらにもすがる思いで補完代替医療＊を選択する患者もいる。決してこれらの選択が悪いわけではない。これが何としても治癒を目指したいという患者の意思決定なのである。

ここでの問題は2つある。まず患者を「がんは治せる」という誤った情報に基づく意思決定に進ませてしまった診断から治療期での医療者のかかわりがある。具体的には，診断時の不適切な告知，治療中の話し合いの欠如，「あとは緩和医療」と突然の治療終了など，事欠かない。

もう一つの問題として，かたくなに治癒を目指すことを選択した人に対する医療者側の反応がある。医療者は，患者・家族が穏やかで納得した死を迎えられることが最善と思い，それ以外を選択する患者に「受容できない人」などとレッテルを貼り，支援がおろそかになりがちである。「病気と闘いたければ思い切り闘いなさい。あとは私たちが引き受けます」と勇気をもって言える医療者がどのくらいいるだろうか。

＊PS（performance status）：アメリカの腫瘍学のグループ（Eastern Cooperative Oncology Group：ECOG）が定めた全身状態の指標であり，日本のがん治療においても一般的に使われている。
　PS 0：まったく問題なく活動できる。発症前と同じ日常生活が制限なく行える。
　PS 1：肉体的に激しい活動は制限されるが，歩行可能で，軽作業や座っての作業は行うことができる。
　PS 2：歩行可能で，自分の身の回りのことはすべて可能だが，作業はできない。日中の50％以上はベッド外で過ごす。
　PS 3：限られた自分の身の回りのことしかできない。日中の50％以上をベッドか椅子で過ごす。
　PS 4：まったく動けない。自分の身の回りのことはまったくできない。完全にベッドか椅子で過ごす。

＊DNAR（do not attempt resuscitation）：がん患者本人または患者の利益にかかわる代理者の意思決定を受けて心肺蘇生法を行わないこと。

＊補完代替医療（complementary and alternative medicine）：通常，がん治療で行われる医療（手術，薬物療法，放射線療法など）を補うためや，その代わりに行われる医療の総称。健康食品やサプリメント，アロマテラピー，鍼・灸・マッサージ，運動療法，リラクセーション，音楽療法などが含まれる。

第Ⅱ章　医療・看護・介護の場におけるアドバンス・ケア・プランニング（ACP）

Ⅱ 　意思決定支援の方法とポイント

1. 診断から治療初期の支援

1）患者・家族の思いに寄り添う支援

　がんの診断を受けた患者のもとには，家族，親類，知人からたくさんのアドバイスや支援が寄せられる。「そこの病院はダメ，この病院がいいらしい」「この先生が有名」といった病院の選択，「雑誌によく効くと書いてあった」「○○さんはこの薬でがんが治った」という食品や薬（主にサプリメントなど）の紹介，日常生活や食事に関する書籍やブログの案内など，内容は多岐にわたる。もちろん，患者自身が情報を収集し勉強する場合も多い。このような状況のなかで，患者と家族は治療方針をはじめとしたその後の様々な意思決定を進めていくことになる。

　医療者からみれば，前述のような患者の情報収集は意味のないことかもしれないが，患者やその周囲の人にとっては，がんを治したい一心からの行動である。がん告知という患者にとって人生を左右する大きな出来事に対し，医療者は患者の切迫感を理解した対応ができているだろうか。この時期の対応こそが今後の意思決定に大きくかかわっていくことになり，ACPのスタートでもある。

　インフォームドコンセントとして，病状と治療計画についてのていねいな説明は一般的となったが，そのなかで患者の意向や不安にどのように対応できているだろうか。ここでは死を意識した話をする必要はない。周囲から勧められた様々な治療を整理し，患者が何を大切にしているのか，家族，仕事，趣味などの話をしながら人生観や価値観を家族と一緒に考えることが医療者にできる最初のACPのかかわりである。

2）がん治療医をサポートするコミュニケーション

　「先生にいつ頃からゴルフをしていいか質問したら，今は治療についての質問がないかと聞いているのですと怒られた」「民間療法の質問をしたら，こちらでの治療は終了ですと言われた」など，よく聞く患者の言葉である。医師は決して意地悪な対応をしているわけではなく，エビデンスに基づき最も治療効果が得られる最善策を考えて答えているのである。ただし，多くの医師はエビデンスにしばられ過ぎて融通が利かないこと，コミュニケーションが上手ではないこと，そこに問題がある。そして，それを救えるのがチームスタッフである。「先生はあんなことを言っていますが，治療には責任をもってがんばってくださる方です。私たちも一緒に相談していきますから安心してください」。この一言でチーム力はアップする。

　患者がどのような思いで治療に向き合おうとしているのかを理解しなければ，患者は医療者から意思決定支援を受けようと思わなくなり，その後の治療だけでなく生き方そのもの，すなわちACPにも大きく影響する。診断や治療初期に患者とかかわる医療者の果たす役割は重要である。

2. 治療後半の支援

1）"がん難民"を生まないために

治療が長くなり病状の進行を感じる時期になると，患者は，悪いからこそがんばりたい人，化学療法の有害事象に悩み今後の治療を迷う人，家族との思いのすれ違いに苦しむ人，残された時間を有意義に過ごしたいと自ら治療終了を申し出る人，と様々である。そして，この時期の意思決定支援こそが，残された大切な時間の過ごし方を大きく左右することになる。

がん診療に携わる多くの医療者が共通して考えることは，エビデンスのある最善の治療を受け，適切な時期に化学療法を終了し，緩和ケアや在宅医療にバトンタッチして，患者の望みをかなえるような時間を過ごしてほしいということである。一方で，そのコースをはずれてしまった人に対して，冷ややかな目で見る，困った患者というレッテルを貼る，ということが少なからず起きている。その結果が，いわゆる"がん難民"である。がん難民は適切なACPの欠如から生まれた，すなわち医療側の責任である。たとえ望みのない治療でもそれにすがりたいという患者の意思を支援することも必要であるが，その前に，医療者が望ましいと思う選択肢があるならば，それを患者が安心して選べるよう意思決定を支えていかなければならない。そのためには，どのようにかかわり，支援していけばよいのだろうか。

2）医療チームの役割

化学療法における多職種チームの機能として，有害事象の予防やサポーティブケアがあげられる。すなわち，こうした医療チームはACPにもかかわりやすいと考えられる。看護師や薬剤師は，診察室で医師には直接言えなかった患者・家族の気持ちや悩みなどを聞く機会も多い。いかに患者・家族から思いを引き出すか，いかにそれを医師につなげACPを治療方針に反映させるかの両面で，役割は重要である。

治療医の告知が不十分なため，患者・家族と踏み込んだ話ができないと悩むチームスタッフもいる。しかし，告知されていないから患者の意向がわからない，というわけではない。医師の説明を十分に理解できていないまま，提示された治療の流れに乗っているだけの患者も多い。患者が何に悩んでいるか，どの情報が欠けているかを知ることも貴重な意思決定支援につながる。

さらに一歩進めば，患者・家族の大事にしていることを尊重しながら，医療者からみて適切な方向性に誘導することもACPにおいて必要なスキルである。たとえば，いずれやってくる治療終了や緩和ケアへの移行が，患者にとって不利益ではなく，望ましい選択肢でもあり得ること，以降の相談についても責任をもって受け止めることなどを説明したうえで，そこを意思決定支援の出発点とすることである。患者には，決してそれ以外の選択肢を奪うわけではなく，今ここで決めなければいけないわけではないことを伝える。

医療チームの全員が，ACPは意思決定の前段階における大事な支援であることを認識し，日頃のコミュニケーションで心がけるべきである。

3）医師への積極的なアプローチ

チームスタッフは，チームで集めたACPに関連する情報を医師と相談し，治療方針に反映させる機会をつくっていかなければならない。患者とはがん以外の話をしたことがないという医師も多いので，定期的なカンファレンスやレジメン変更の際などの機会に医師にアプローチしていく。

レジメンの変更は，病状の進行や有害事象の発生に際して行われるが，次の治療の選択肢として提示されるなかに，治療終了の選択肢が含まれていないことも多い。前述のとおり，医師はエビデンスに基づく治療の選択は得意だが，悪い知らせを伝えることに大きな負担を感じているため，後回しにしがちである[5]。その結果，ギリギリで始まる緩和ケア，ギリギリでの在宅医療への移行という事態が多発している。

チームスタッフが積極的に医師にアプローチすることは，医師のサポートにもつながる。筆者は重要な面談の前には，事前に看護師に内容を確認して意見をもらうようにしているが，もっと明確に伝えるべきと叱咤されることもある。面談に看護師が同席することで，悪い知らせを伝えなければいけない義務感（曖昧にすると後で怒られる）と同時に，看護師がサポートしてくれるという安心感が得られている。施設ごとの方針はあると思われるが，もっと医師を動かしてみたらどうだろうか。

3. 終末期の支援

緩和ケアを担当していると，「死ぬことは覚悟もできていて怖くない。でも死ぬまでがどうなるのか，それまでのことが怖い」という言葉をよく耳にする。そこに終末期におけるACPへのきっかけが隠されている。残された時間が3か月未満という終末期になっても，それからできる意思決定支援はたくさんある。死を受け入れることができた患者にとっても，あるいは死を受け入れてきたからこそ，最終段階を身体で感じるようになれば，それに応じた意思決定支援が必要になる。がんという病を得たことでしか見えない何かを，患者・家族と一緒に考えていかなければならない。

1）医療に関する意思決定支援

医療者にとってわかりやすい意思決定支援として，DNAR，輸液治療，療養場所の選択などがある。これまで，がん治療病院でどのような相談がなされていても，病状が変わればこれらの医療方針についての意思を再度確認するべきである。余命が差し迫る病状で栄養療法が無効と評価されても，最後まで高カロリー輸液を望む患者もいるし，医学的に在宅医療は困難との評価で緩和ケア病棟に転院しても，自宅への退院を望む患者もいる。医療者は「終末期には点滴をしないほうが苦しくない」「最期は家のほうが満足度が高い」などの一般論ではなく，患者個々の気持ちや意思に向き合った支援をしていく必要がある。

ACPは何かを決めることを目的としているのではなく，その話し合いのプロセスに焦点を当てた意思決定支援である。結論だけを早急に導こうとするかかわりは，医療者の自己満足でしかない。たとえば，患者が「家に帰りたい」と言ったとしても，「早速，退院支援に入りましょう」ではない。「家に帰りたいけれども家族に迷惑をかけたくな

い」という気持ちのほうが大きい患者もいる。結論をせかすのではなく，患者・家族の言葉を拾い集め，互いが率直に気持ちを話せる場を設定するという作業が必要となる。

2）ACPにつながる意思決定支援

　医療に関する意思決定以外にも，残された時間の過ごし方，死との向き合い方や生きざま，家族に残す言葉など，患者との会話のなかにはたくさんのACPに通じる言葉が散りばめられている。

　医療者が，このようなACPに通じる言葉を得る機会には，以下の3段階がある。

①日常の回診やケアのなかでの会話

②医療方針の面談の場における自然発生的な会話

③終末期について話をする前提での面談

　①，②の場面は，ハードルは低いが，医療者の側に患者の思いが込められた言葉を拾うスキルが必要である。その場ですぐ対応しなくても，後日「この前，こんな話をされていましたね」という入り方もある。さらにいえば，患者が亡くなってから患者との会話を遺族に伝えることで，そのときには見えなかった患者の気持ちを遺族が知る機会になることもある。

　③の場面はハードルが高いが，患者も家族も医療者も心の準備ができているので，深い話ができる。以下に症例をあげて説明する。

（1）日常の回診やケアのなかでの会話

　Aさん（70歳代，男性）は，肺がんの終末期で衰弱しており，身体的な苦痛は大きくないが経口摂取は数口にまで減っている。Aさん自身は輸液を希望せず，残された時間を自然な形で過ごしたいと話している。息子と娘は衰弱した父親を見て，何とか食事を摂って元気になってもらいたい，そうでなければ点滴を受けてもらいたいと繰り返し訴えていた。

　ある日の回診で，家族のことについての何気ない会話のなかで，Aさんが「先生，親っていうのは死ぬところを見せるまでが教育なんですよ。自分も親父の死にざまを見ていろいろ考えました」と話した。Aさんの許可を得て息子と娘にそのことを伝えた。親から子への温かい気持ちが伝わり，子どもたちは点滴をするかしないかが問題ではないことを納得し，Aさんは自分の意思で最期の迎え方を選択することができた。

（2）医療方針の面談の場における自然発生的な会話

　Bさん（60歳代，男性）は，膵臓がんの終末期で緩和ケア病棟に入院した。夫婦と娘の3人暮らしで，今回の入院は日常生活動作（ADL）が低下してトイレに行くにも介助が必要となったことによる。頑固一徹，仕事人間だったBさんは，入院後に自ら余命告知を希望し，家族と一緒に面談に臨んだ。

　面談で余命が3週間以内と予測されることを告げられ，Bさんは「自分は家族のことを顧みず仕事ばかりしてきたから，家族には迷惑をかけられないと思って入院した。でも，余命3週間と聞いて家に帰りたくなった。わがままな申し出であることは承知だが，家族の世話になって家で過ごしたい。お願いできないだろうか」と涙ながらに語っ

た。自宅で過ごしたいという意思決定だけでなく，本人がこれまで心にわだかまって
いた「仕事ばかりで家族を顧みなかったこと」について家族に気持ちを伝えられる機
会となった。残念ながら，数日後に急に病状が悪化して退院はかなわなかったが，そ
の話ができたこと自体がACPとなった。

(3) 終末期について話をする前提での面談

　Cさん（40歳代，女性）は，肺がんの末期で，呼吸困難のため持続モルヒネ皮下注射
を受け，症状コントロールは良好であり，経口摂取も可能である。夫，中学生と高校
生の娘と4人暮らしである。治療医からは余命1か月と告知を受け，家族内でもよく
話し合いをしたうえで，自宅ではなく緩和ケア病棟への転院を希望した。

　入院から1週間して，良好なコミュニケーションがとれるようになったところで，C
さん，夫，医療チームで残された時間の過ごし方などを話す機会をもった。Cさんは自
分の生き方を振り返り，夫，娘たちとも十分に話してきたから心配なことはないと穏
やかに話したあとで，まだ伝えていなかった気持ちとして「今，このしっかりした自
分をもった状態で最期を迎えたい。せん妄でわからなくなっている姿を娘に見せたく
ない。そういう状態になったら鎮静してもらいたいと思うので，それを許してほしい。
もし明日の朝，息をしていなくても，だれもそばにいなくてもお母さんは大丈夫だから
心配しないでと娘たちにも伝えてほしい」と夫に伝えた。Cさんのように，家族や医療
者と会話することが，自分の心のなかの言葉が整理されて表出される機会になること
もある。

　これらの症例は，それぞれが納得のいく結果が得られたという特別な症例である。
患者・家族だけでなく，医療者も日々葛藤の連続であり，何もかも思いどおりにいく
わけではない。大事なことは，患者・家族から逃げずに真摯に向き合うこと，一人で
抱え込まないこと，うまくいっていないと思っても継続していくことである。

　終末期のACPは，何らかの形になる前に未完成で終わる（患者が死亡する）ことも
しばしばであるが，医療者はそのことに無力感や不全感をもつ必要はない。なぜなら
ば，終末期においては，ACP自体が緩和ケアだからである。

文　献

1) 佐野広美 (2018). がん治療医から緩和ケア病棟へ―切れ目のない連携のために. 腫瘍内科, 21 (3) : 325-331.
2) Otani H, Morita T, Esaki T, et al (2011). Burden on oncologists when communicating the discontinuation of anticancer treatment. Japanese Journal of Clinical Oncology, 41 (8) : 999-1006.
3) Lynn J (2001). Perspectives on care at the close of life. Serving patients who may die soon and their families : the role of hospice and other services. JAMA (Journal of the American Medical Association), 285 (7) : 925-932.
4) Greer JA, Pirl WF, Jackson VA, et al (2012). Effect of early palliative care on chemotherapy use and end-of-life care in patients with metastatic non-small-cell lung cancer. Journal of Clinical Oncology, 30 (4) : 394-400.
5) 平井啓 (2018). 行動経済学×医療 第9回 時間割引―悪い知らせをつい先延ばしにしてしまう心理. 週刊医学界新聞, 第3270号.

2 高次脳機能障害領域における アドバンス・ケア・プランニング （ACP）

I 高次脳機能障害領域におけるACPの特徴と課題

　私たちは，ふだん意識していなくても，「自分がどういう人生を歩み，どのような最期を迎えたいか」についてのイメージをもって暮らしている。家族もそのイメージを暗黙のうちに了解して人生やライフスタイルを想定している。重篤な病気や大きな事故に遭うことを想像することなく，平均寿命になるまで，ふだんどおりに生活していると考えている人がほとんどではないだろうか。しかし，脳梗塞や脳出血，くも膜下出血などの脳血管疾患や頭部外傷などは，突然の発症あるいは受傷することが多々ある。「まさか自分が」「まさか私の家族が」は，この領域の臨床では日々耳にする言葉である。医療技術の進歩によって，脳血管疾患や頭部外傷が生じても救命は可能となったが，身体麻痺や失語症，高次脳機能障害などの後遺症が残存すれば，ライフスタイルや社会的役割が変化し，これまで描いていた人生設計は一瞬にして白紙となる。

　高次脳機能障害領域におけるACPを考えるにあたり，本項では，特に勤労世代である20 〜 50歳代の患者に焦点を当てて述べる。この世代の人は，ふだんは病気やけがを自分のこととして考えることなく，今日の続きで明日があると疑わず，仕事や学業，家事や育児など社会的役割を担っている。そのため，この世代の人のACPでは，これからをどう生きるかなどの人生設計や，社会人としての生き方，アイデンティティの確立といった課題を扱うことになる。ある日突然，人生設計を変更せざるを得なくなったとき，そして長年にわたる回復過程を経る高次脳機能障害をもったときに，医療者が本人の意思を尊重しつつも，家族や周囲の関係者とどのように話し合いを重ねていくのかについて考察する。

1. 高次脳機能障害とは

　高次脳機能障害とは，脳血管障害や頭部外傷，神経変性疾患，脳腫瘍など様々な原因で脳が損傷することによって起こる失行，失認，記憶障害，遂行機能障害など高次の知的な脳機能の障害をいう。損傷部位と症状がおよそ一致する失語，失行，失認，

半側空間無視，地誌的障害などと，損傷部位と症状が必ずしも一致しない注意障害，記憶障害，遂行機能障害，社会的行動障害などがある。高次脳機能障害は，それぞれの症状が様々な組み合わせで起こり，程度は軽度から重度までみられ，生活環境によって生じる問題が異なるなど，非常に個人差が大きい障害である。また，疲労や睡眠などの体調の変化によっても症状が変動し，個人内での差も大きい。

2. 高次脳機能障害の3つの特性とACPにおける課題

一方で，どの人にも共通する高次脳機能障害の特性として，①本人にも周囲の人にも理解されにくい「見えない障害」であること，②人生半ばに生じる「中途障害」であること，③長期にわたり回復が見込める障害であることがあげられる。この3つの特性から，ACPの意義と課題について考える。

1）本人にも周囲の人にも理解されにくい「見えない障害」

高次脳機能障害は，2006年にようやく診断基準が定められたものの，いまだに社会的認知度が低く，医療者でも理解が不十分である。高次脳機能障害は，身体に生じる麻痺などと違い，症状が外見からわからないだけでなく，本人も自分の障害について気がつきにくいという二重の「見えない障害」である。

高次脳機能障害者の数は全国で50万人とも80万人ともいわれているが，これはあくまでも推定人数にすぎない。多くの人は，病院内では身の回りのことが行えるし，簡単な会話はできるので，医師や看護師が障害に気がつきにくい。病院は，決まった時間に配膳され，入浴や就寝時間も定められた規則的な生活環境である。本人がリハビリテーションや薬，検査を忘れていても，医療者から声をかけてもらえるし，行動範囲や活動内容も制限されている受動的でシンプルな生活である。

しかし，退院後の生活では，自分で1日のスケジュールを組み，家事，育児，仕事など多くのことを同時に行い，かかわる人も多種多様となる。そのため，様々な問題が生じ，そのつど，自分で判断して問題を解決していかなければならない。たとえば，高次脳機能障害者は，優先順位がわからないため仕事の段どりがつけられない，情報処理能力が低下しているため状況を理解し，判断するまでに時間がかかる，同時に2つ以上のことができないため人の話を聞きながらメモがとれない，注意を切り替えられないため仕事中に話しかけられると混乱する，頭が疲れやすいため午後は効率が落ち眠くなる，自分が伝えたいことを要約して話すのが難しい，相手の意図をくみ取れないためはっきり言われないとわからないなど，様々な問題が生じる。こうした問題は，退院して初めてわかるため，病院に勤務する医療者はその困難さが理解できず，診断を受けていない人も少なくない。

また，もともと強みであった能力は残存していることがあり，場面によってはこれまでどおりに振る舞えるなど，できることとできないことが混在し，できないことが障害のせいなのか本人のやる気のせいなのかがわかりにくい。短気な人がさらに怒りっぽくせっかちになったなど，性格がより鋭敏に表出されることも多いため，それが障害のせいなのか性格なのかがわかりにくいともいえる。

もう一つの「見えにくさ」は，本人が自分の障害に気がつきにくく，病識が欠如していることによる。本人が医師や看護師に「病気をしてからの自分は以前の自分と違う」と訴えることはほとんどなく，医療者からこの障害について説明を受けても，納得しないどころか，怒り出す人も多い。たとえ「何かおかしいな」と感じていても，生活上の困難さと障害とを結びつけて考え，予測することが難しい。たとえば，足を骨折した患者であれば，松葉杖を使用しながらの通勤にはどのような問題があるのか，経験していなくても予測できるが，高次脳機能障害者は，目の前にないことや体験していないことについて，どのような問題が生じるのか予測することが難しい。体験したとしても，障害によるものではなく，他人や環境のせいととらえたりする。さらに，自分に問題があると感じても，冷静に多方面から判断し，適切な解決方法を考えることができない。このように，本人が今の症状を理解し，何が最善の利益であるか判断するには多くの課題がある。

　家族にとっても，この障害の「見えにくさ」は問題となる。入院中は一緒に過ごす時間も制限されており，何よりも一命をとりとめたと安堵しているため，医師から説明を受けたとしても，一見普通に会話している本人を前にして，何がどう問題なのかが具体的にわかりにくい。自宅に戻ってふだんの生活が始まると，予想もしなかった問題が生じ，家族は非常に困惑することになる。

　このように，本人，家族，医療者が共に，現在の病状も，日常生活に戻ってからの予測も難しいことが高次脳機能障害が「見えない障害」といわれる所以である。また，ACPの実践にあたっては，医療者からの十分な情報提供と説明がなされていない患者や家族が非常に多いという課題もある。

2）人生半ばに生じる「中途障害」

　高次脳機能障害の多くは，脳血管疾患や頭部外傷が原因であり，つまりこれまで健康に生活していた人が，その日を境に突然，障害者となる。それまでの生活環境や人生経験のなかで育まれたアイデンティティは崩壊し，描いていた人生設計は白紙となる。そうしたなかで，「どうしていけばよいのかわからない」と混乱し，「私は何も変わっていない」と否認し，「生きていても仕方がない」と落ち込む。また，「なぜ自分だけがこんな目に遭うのか納得できない」と怒りや恨みなどの感情が入り混じり，これからの人生に希望を見出せなくなる人も多い。家族も同様に，ある日を境に別人のようになった人を，夫，妻，子どもとして受け入れる大変さがある。また，障害者の家族となったことで，介護に時間を奪われ，友人との話題が変わり，これまでの付き合いが途絶えがちになるなど，家族の生活も変化せざるを得ない。

　本人も家族も，現在の病状を受容し，障害をもちながらもその人らしい人生の実現や生き方について考える余裕がない混乱の日々を送っている。同時に，再発や症状の増悪，今後の生活などへの不安も抱えている。

3）長期にわたり回復が見込める障害

　高次脳機能障害は，2次障害を引き起こさなければ「長期にわたって回復する」障害である。ACPは，人生の様々な局面で継続的に行うものであるが，高次脳機能障害は，

第Ⅱ章　医療・看護・介護の場におけるアドバンス・ケア・プランニング（ACP）

発症直後の急性期，脳機能が改善していく回復期，その後の維持期（生活期）においてさえ，症状は改善していく。その長期にわたる経過のなかで，子どもの成長や親の高齢化など家族関係，仕事の内容など職場環境，PTAや趣味などの社会活動など，周囲の状況は変化し，その時々で生じる課題や希望は変わっていく。高次脳機能障害による問題は，「個々の症状×環境要因」といわれており，この2点が長期にわたって変わっていく。人生の様々な局面で継続的に行うACPの意義は大きいといえる。

たとえば，一度は失われたと思った社会的役割を，形は変わったとしても再獲得できた場合，これからの人生をどう生き直すか考えるようになる。かつては「さっさと死んでしまいたい」と思いつめ，すべての治療を拒否していた人が，「今の職場で定年までがんばりたい」「孫が生まれるまで生きたい」「再発しないように気をつけたい」と希望が変化することも多々みられる。

Ⅱ　意思決定支援の方法とポイント

高次脳機能障害の急性期，回復期，維持期（生活期）におけるそれぞれの課題と支援のポイントを事例を用いて述べる。

1. 急性期の事例

1）事例の経緯

Aさん，40歳代，女性。母親と2人暮らし。高度な専門性を生かし，数社から仕事を請け負い，自宅で仕事をしていた。

Aさんはバイクで単独事故を起こした後，痙攣発作を繰り返し，名前が言えない，促しがないと動かないなど，事故の後遺症と思われる症状が現れるが，受診しなかった。数日後，てんかん発作で倒れ，病院に救急搬送された。麻痺はないが目的動作ができず，日常生活動作（ADL）は全介助であった。

ADLが自立した頃，Aさんと母親の強い希望で自宅に退院する。退院後は外来リハビリテーションを週1回継続し，自宅の様子をヒアリングし，繰り返し障害の説明やアドバイスをした。Aさんは，以前のように仕事ができないことに気がついていたものの，時間をかけてやればできる，やらなければとの思い込みが強かった。取引先に事故や高次脳機能障害について説明や交渉をすることなく，連日，数時間にわたり仕事を続け，遠方への出張にも行った。失敗体験が増えた頃，「私が私をわかっていないのに説明なんてできません。私の『取り扱い説明書』を作ってください」との訴えがあり，診断書を作成したが，取引先に提出しなかった。

その後，てんかんや転倒を繰り返し，呂律も回らない様子のAさんを見て，母親は病院で処方された薬の副作用と思い薬を隠し内服が中断され，てんかん発作で再入院となる。数日でADLは自立したが，これまでの経緯から，医師，看護師，リハビリテーションスタッフは，Aさんが高次脳機能障害のため，リハビリテーションの継続が望ましいと繰り返し説明した。

入院時，Aさんは「早く自宅に帰りたい」と訴えていたが，病状理解が進むにつれ，「病院に仕事を持ち込んでよければ，入院して仕事量や薬を調整していきたい」と発言が変わってきた。しかし，母親は一貫して早期退院を希望した。Aさんは「母親の意見を尊重したい」と話し，再び退院を希望した。服薬管理，状態確認のために，訪問看護ステーションに情報を提供し，自宅に退院した。半月後，Aさんと母親から「必要ない」と連絡が入り，訪問看護は終了となった。以後，生活状況の把握はできていない。

2）考察

本事例では，本人の自己決定能力が低く，代理意思決定者である母親の病状理解が乏しいにもかかわらず，「すぐに退院して自宅で生活したい」という希望から退院となった。患者にとっての最良の利益が実現できなかった事例である。

1回目の入院では，問題行動もなく，知的な会話も可能であったため，医療者が問題点を把握しきれなかった。再入院時には，医療者が数回にわたり説明したが，Aさん，母親共に病状を理解するまでに至らず，訪問看護ステーションも拒否した結果，継続的な支援が行き届かなかった。これらは「見えない障害」であるゆえの課題といえる。

2. 回復期の事例

1）事例の経緯

Bさん，40歳代，男性。妻，子ども2人との4人暮らし。大手スーパーの管理職として勤務。

Bさんは，仕事からの帰宅途中にくも膜下出血にて救急搬送される。身体麻痺はないが，重度の感覚性失語症と高次脳機能障害となった。急性期病院では暴れることが多く，十分なリハビリテーションが実施できなかった。Bさんへの説明がないままリハビリテーション病院に転院したが，理由が理解できず混乱が続き，離院の可能性が高いため，妻や母親が見守りに来ていた。病識が改善するにつれ，失語症の理解は進んだが，「言葉が不自由なだけで仕事はできる」と早期復職の希望を訴えた。

妻同席でカンファレンスを開催し，「休業期間の1年半を最大に利用し，退院後は外来で言語療法を継続する。職場には配置転換を提案する。復職後は障害者職業センター，障害者就業・生活支援センターと連携し，就労継続に向けて取り組む」を目標とした。妻が職場に連絡し，入院中に3回，Bさん，妻，職場の上司，リハビリテーション担当者が面談した。

発症1年4か月で，配置転換のうえ週3日勤務で復職した。職場には，病状の改善に長期を要することを説明し，理解を求めた。復職後も，言語療法を月2回継続した。3年経過する頃に，妻から「職場でうまくいっていないようだ。やめたいと言っている」と連絡が入った。人事担当者と上司が代わり，仕事内容が変更され，会議への出席などが多くなっていた。失語症はまだ残存しており，業務内容がBさんにとって高度であることを書面で説明した。1年後，再び上司が変更になったときも病状について説明した。

2）考察

　本事例は，入院から復職後の数年にわたり，Bさん，妻，職場の上司，リハビリテーション担当者が，何度も話し合いを重ねたことがポイントである。病状理解が乏しい本人，何をどのように配慮したらよいのかわからない職場の上司に対し，「何ができて何ができないか」「配慮してほしい点は何か」「回復に時間がかかるが，半年後，1年後にはこうなっている」という見込みを伝えた。

　また，妻がBさんに粘り強く寄り添い，失語症である本人の気持ちをくみ取ってリハビリテーション担当者に伝え，復職後は職場に定期的に連絡し，問題点の把握に努めていた。特に「仕事をやめたい」という言葉の裏にある「がんばってもうまくいかない。どうしたらよいのか」という夫の真の気持ちを代弁し，関係者に伝えるなど，代理人としての妻の役割が大きかったといえる。

　失語症者は，日常会話はできていても，複雑な内容を伝えることが難しいので，代理人となる家族と共に話し合いを重ねることは非常に重要である。

3. 維持期（生活期）の事例

1）事例の経緯

　Cさん，30歳代，女性。会社員の父親とパート勤務の母親と3人暮らし。

　Cさんは，小学校高学年のときに事故に遭い，高次脳機能障害との診断はなく退院となる。通学は可能であったが学業はふるわず，何かを選択するまでに時間がかかるため，その日のスケジュールや着る服などすべて母親が選ぶなど，母親の指示のもとで受動的な生活を送る。失語症はないが，自分の気持ちや意見を伝えるまでに時間がかかるため，意思を表出する機会を失ったまま20年近く経過した。

　Cさんは20歳代後半で高次脳機能障害と診断されたが，これまでの母親との関係を変えるのは難しく，「お母さんに聞かないとわからない」という消極的な様子が続いた。現在は，就労支援機関に通っている。通所し始めた頃は，Cさんが他人に話しかけることはなく，話しかけられても言葉につまり，時々，感情が抑えられず泣き出すことが多い状況であった。カウンセリングを続けるなかで，時間をかけて自分の気持ちや意見を述べる機会が増え，少しずつではあるが，特定の人と話をするようになった。

2）考察

　幼少期や学童期に高次脳機能障害となった場合，周囲の大人が代理で意思決定を行うことが多く，本人は自分の意思を表出する機会を奪われたまま成長してしまう。このような場合，自分の言葉で自分の思いを話してもよいと伝え，小さなことから自分で決める経験を積み重ねることから，意思決定支援を開始する。

　同時に，周囲の大人に，自己決定することの大切さを知ってもらい，かかわりを少しずつ変えていくよう支援する。本事例の場合，事故に遭ったのは見守っていなかった母親の過失であるという罪悪感と，娘の世話を一人で引き受けることが母親の役割であるという価値観が存在するため，時間を要すると思われる。

4. 維持期（生活期）の事例

1）事例の経緯

　Dさん，40歳代，男性。妻，子どもと3人暮らし。3代目の社長として家業を継いだ。

　Dさんは，事業拡大に奔走していた時期に脳出血で倒れ，緊急手術で一命をとりとめたが，左上下肢の麻痺，高次脳機能障害，てんかんが残る。1年にわたるリハビリテーション入院により杖歩行が可能となったが，家族との会話にもついていけない。「絶対に仕事に戻る」とリハビリテーションを継続し復職を目指すが，てんかん発作を繰り返し，発症3年で主治医が「仕事は諦めてほしい」と伝えた。この頃から「中途半端に生かされた。死んでいたらよかった」と家族に感情をぶつけるようになった。うつ病と診断され，精神科デイサービスに通うが，人間関係が築けず中断した。

　その後，Dさんは高次脳機能障害者対象の就労支援機関に通い始めた。「歩きたい」との思いが強く車椅子を拒否し，杖歩行で通っていたが，膝を痛めて中断した。「このまま生きていても仕方がない」という発言が増え，家族も「何を楽しみに生きているのか」と困惑する。妻への依存が増え，妻が外出すると暴言を吐く，執拗にメールを送るなどの行動が増える。

　発症7年目に，担当していた言語聴覚士が当事者ならではの気持ちを医療者向けに発表するよう勧め，社会参加を促した。Dさんは車椅子の練習を重ね，現在は「高次脳機能障害を広めたい」との思いで活動し，「障害は個性です」と発言している。

2）考察

　生涯現役で仕事をし，「ピンピンコロリ」で死ぬことを願う人は少なくない。しかし，高次脳機能障害の復職は3割程度，多くの人は仕事を断念せざるを得ない。「元の人生に戻りたい」「治りたい」だけが，本人や家族の希望である場合，今できないことやマイナス面ばかりに目が向き，今できることが見えなくなる。「リハビリ人生」といわれるリハビリテーションだけが目的の人生になるだけでなく，無理をして病状が悪化し，心の問題を引き起こす可能性もある。「できない」ことを伝えるのではなく，できることやプラスの面をみて，残存能力を引き出すのも医療者の大切な役割である。

　また，本人だけでなく家族が被る不利益についても考慮する。医療者は，障害者だけでなく，家族を含めて最善の利益について検討しなければいけない。

　生きる希望を失っている患者に対しては，リハビリテーションによる機能回復だけでは不十分で，形は変わったとしても再び社会に戻ることが，人生を前向きに考え直すきっかけになる。社会参加の重要性にも着目して支援していく。

　以上，高次脳機能障害者におけるACPについて，事例を交えて解説した。高次脳機能障害は「見えない障害」であるため，本人や家族の意向が最善な選択でない場合も多く，また支援する医療者が病状を理解できていないこともある。医療者は，今，現在の本人の意思決定能力を把握し，何が生活において問題となるのか，今後はどうなるのかという，障害について詳細に評価し，それを本人，家族，周囲の人が理解でき

るように伝えていく。

　また，「中途障害」による心の問題に配慮し，長期にわたり回復が見込める障害であると常に心し，粘り強く回復を支援することが，意思決定能力の改善につながる。本人だけでなく，家族を含めて最善の利益についての検討を重ねていきたい。

文　献

1) 西川満則，長江弘子，横江由理子(編) (2018)．本人の意思を尊重する意思決定支援―事例で学ぶアドバンス・ケア・プランニング．南山堂.
2) 上田敏 (2004)．リハビリテーションの思想―人間復権の医療を求めて．第2版増補版，医学書院.
3) 渡邉修 (2008)．高次脳機能障害と家族のケア―現代社会を蝕む難病のすべて．講談社.
4) 山口研一郎 (2017)．高次脳機能障害―医療現場から社会をみる．岩波書店.
5) 先崎章 (2009)．高次脳機能障害―精神医学・心理学対応ポケットマニュアル．医歯薬出版.
6) 関啓子 (2013)．話せないと言えるまで―言語聴覚士を襲った高次脳機能障害．医学書院.
7) 山田規畝子 (2013)．壊れかけた記憶，持続する自我―「やっかいな友人」としての高次脳機能障害．中央法規出版.

3 在宅ケア領域における アドバンス・ケア・プランニング （ACP）

I 在宅ケア領域におけるACPの特徴と課題

1. 在宅ケア領域の特徴

　在宅医療とは，入院あるいは通院が困難な患者に対して，医師や医療スタッフが定期的に患者の自宅を訪れて医療サービスを提供するものである。患者は，加齢による機能低下も含めて何らかの疾病に罹患していたり，障害をもっていたりする。患者・家族は，それまでの病気の経過のなかで，すでに様々な選択や決定を迫られた経験をもっていることが多い。

　江戸時代までの医学・医療のレベルでは，命にかかわるような重篤な病に対しては，祈ることくらいしかできなかった。死に直面した患者は，心を整えて真っ直ぐ向き合い，座して待つしかなかった。

　明治時代に入り，西洋医学がもたらされ，医制が発布されて以降は，人を死に至らしめる疾病は悪であり，排除すべきものとなった。その風潮のまま時代は流れ，医療の進歩とともに治療の選択肢も増え，人は簡単に死ななくなった。

　一方で，情報化時代の現代，氾濫する情報の海でおぼれ，なかなか意思決定できない患者が増えた。また，入院期間が短くなり，患者があふれかえる病院外来だけでは，患者が医療者とゆっくり話し合える時間はないに等しい。

　説明と同意（インフォームドコンセント）においては，医療的行為を説明するだけでなく，患者の生きる基軸に触れる必要がある。しかし，多忙をきわめる病院医療において，死にまつわるような哲学的な対話を要求するのは酷な話であり，その部分は在宅医ないしかかりつけ医に求められるようになってきた。それは，在宅ケアにかかわる者は，病気の経過以外に，患者・家族のもつ個々の人生経験や価値観を形作ってきた「物語」に近いところにいるからである。在宅医療を支える医療者は，患者が元気なうちから，もしものときに患者・家族が望む医療やケアについて対話を重ね，必要時，病院とも情報共有できることが大切である。

2. 在宅ケア領域の課題

1）心肺蘇生，延命治療

　一般の人に，「人生の最終段階をどのように迎えたいですか」と問うと，「自然な形がいい」と答える人が多い。大阪府医師会の「人生の最終段階における医療に関する調査報告」[1) によると，延命治療を希望しないと回答した府民は69.6%であり，年齢が高くなるにつれて希望しない人の割合が高くなる傾向が明らかであった。では，具体的な延命処置法についてどれくらいの認知度があるかというと，人工呼吸は78.8%，胃瘻は48.4%，気管切開は48.8%知られており，「いずれも知らない」は17.0%であった。言葉については比較的知られていると理解してよいと思われる。しかし，医療者は「患者がこれくらいは知っているだろう」という思い込みを，まずはずす必要がある。たとえば，心肺蘇生にかかわる心臓マッサージや気管挿管，人工呼吸器は，言葉は聞いたことがあっても見たことはないという人がほとんどである。

　筆者が経験した事例を紹介する。90歳代の女性患者は，心肺蘇生を希望していなかった。家族も同じ気持ちであった。患者が急変したとき，その場にいた嫁は筆者に連絡したが，そこに居合わせた訪問介護員（以下，ヘルパー）が救急車を要請した。筆者が到着したときには，救急車内で心臓マッサージとバッグバルブマスクを用いた人工換気が行われていた。救急車外で待っていた息子夫婦は，車内で行われている行為が「心肺蘇生」であることを知らなかった。

　独居，老老介護，認認介護の多い在宅医療の現場では，本人・家族だけがわかっているのでは不十分である。患者の生活を支えるためヘルパーが介入していたり，デイサービス（通所サービス）やショートステイを利用していることがある。これらの介護保険サービスの事業所ともしっかり話し合いをしておかないと，事業所の方針で救急搬送されることも少なくない。ケアマネジャーをとおして，あるいはサービス担当者会議内で，医師および看護師は，本人や家族の希望とともに，医療的処置のもつ意味を周知していかなくてはならない。

　心肺蘇生を希望する人には，異変を感じたらまず救急車を呼ぶよう説明する。逆に，これらの処置を希望していない場合，救急車を呼ばないよう説明している。救急車を要請することは，心肺蘇生を行うことを意味するからである。

2）胃瘻，経鼻胃管，中心静脈カテーテル

　胃瘻，経鼻胃管，中心静脈カテーテルについては，食べることや栄養に直結するため，患者・家族も意識しやすい。胃瘻や中心静脈ポートの造設は病院でなされるが，これらの処置を希望するかどうかは，在宅医療の現場でも話し合うことができる。

　一時期大いに行われた胃瘻は，現在はそれほど積極的に造設されることはなくなった。代わりに，病院で患者・家族の同意なく経鼻胃管，中心静脈カテーテルが留置されることは散見される。

　日本人の死生観は変化しており，欧米のように「終末期には口から食べられなくなる」ことを当たり前と受け止めている患者・家族がいる一方で，主治医が「患者を餓

死させるつもりですか」と迫ることがあることもよく耳にする。「口から食べる」ことの重要性を普及・啓発している施設や団体もあるが、まだまだ地域格差があり、どの患者でも平等に支援を受けられるとはいいがたい。

　胃瘻、経鼻胃管、中心静脈カテーテルは、治療上の目標を達成するために必要な場合もある。患者・家族が正しく病状を理解したうえで、どのような栄養サポートを受けるのか、あるいは受けないのかについて、十分に話し合う必要がある。

3. 疾患別にみる意思決定支援

　在宅医療での意思決定については、疾患の特徴や経過によって様々な状況が想定されるが、選択の構造は本質的に同じである。医療の選択肢として、心肺蘇生、気管挿管、人工呼吸器、胃瘻、経鼻胃管、中心静脈カテーテルなどがあり、人生の最終段階において、このような医療を希望するかどうかを選択することができる。また、自宅、高齢者施設、ホスピス、緩和ケア病棟など、最期のときを過ごす場所を選ぶことができる。在宅ケアにおいては、介護保険サービスを利用していることが多く、チームとしてかかわることができるので、一緒に話し合ったり情報を共有したりする。

　疾患によって、時間の経過の速さと過程が異なってくる。以下、Lynnらが提唱した終末期にたどる軌跡の3つのモデル[2]を参考に、疾患によって異なる時間の経過の速さと過程について述べる（図3-1）。

1）がんなど（身体機能が低下し始めてから死に至るまでの時間の流れが速い場合）

　がん患者が在宅ケアを受け始める時期は、がんの再発や進行を告げられたときや、治療の中止を宣告されたときであることが多い。それまで積極的に治療に邁進していた患者は、絶望や諦めを訴えることが多いが、なかには怒りを表す人もいる。まずは今までの経過や思いを傾聴し、患者の気持ちに寄り添い、患者自身が疾病をも含む自らの人生を総括するのを支援する。そのうえで人生の最終段階の過ごし方について話し合う。

　がん患者に特徴的なこととしては、がん全体の5年生存率が60％を超えた今でも、がんは容易に死を想起させる病名であり、不治の病のイメージが強い。したがって、患者は、今まで言葉にしていなくても、最終段階の過ごし方について、漠然とであっ

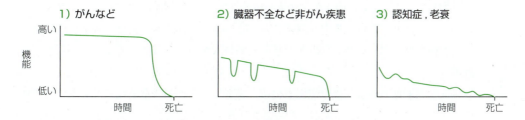

図3-1　致死的な慢性疾患が時間の経過とともにたどる機能の一般的な軌跡
Lynn J (2001). Serving patients who may die soon and their families : The role of hospice and other services. JAMA, 285 (7) : 930. より引用

ても一度は考えたことがあり，自分の考えをもっていることが多い。また，意思表示能力を有していることも多いので，それを慎重に聴き，確認していく。最終段階の話を口にすることを恐れる患者や家族も少なからずいるので，話し合いのきっかけづくりには十分配慮し，言葉づかいは慎重であるべきである。

がん患者の療養場所には，ホスピスや緩和ケア病棟という選択肢がある。ホスピスや緩和ケア病棟といえば，かつては死を迎える場所としての印象が強かったが，今は症状を緩和するところとしてとらえられるようになった。日常生活動作（ADL）が低下していても，病状が安定していて，痛みなどの症状コントロールができていれば，施設入所を含む在宅復帰を促されることがあるからである。

がん患者のたどる病の軌跡として，身体機能が低下し始めると，わずか2～3か月で死に至るので，何度でも繰り返し話し合える時間的余裕はあまりない。完全な意思決定を目指すことよりも，話し合いのプロセスのなかで患者の価値観が浮き彫りになり，それを皆で共有し，大切にしながら過ごすことが重要である。

2）臓器不全などの非がん疾患（時々重症化しながら徐々に死に至る場合）

患者は，長く疾病に罹患しており，急性増悪を繰り返し，場合によっては，何度か死に瀕した経験をもっている。在宅ケアを受け始める時期には，急性増悪で入院し病状は安定したが，ADLが低下し，生活力が脅かされていることが多い。患者は，今までできていたことができなくなった喪失感に苦悩する。特に排泄など身の回りのことができなくなってくると，患者自身のもつ価値観を知り，委ねることができる関係性の人がいるかどうかを確認する必要がある。

治療に関しては，たとえば慢性腎不全に対する血液透析療法や，慢性呼吸不全に対する在宅酸素療法，徐脈性不整脈に対する心臓ペースメーカーなど，医療機器を使用することによって，障害はあるけれども安定した生活を継続することが期待できる状況もある。病院主治医との病診連携が不可欠である。

3）認知症，老衰（長い期間にわたり徐々に機能低下し死に至る場合）

患者が在宅ケアを受け始める時期は，ADLが低下し，生活力が脅かされている時期であることが多い。疾病の始まりはわかりにくいことが多く，場合によっては本人や家族も病気と認識していないこともある。

物忘れが増えてくると認知症が疑われるようになってくるが，認知症では物事を判断する能力や，自分の意思を正しく伝える能力も低下する。これらの能力は時間をかけて少しずつ低下するため，かなり認知症が進行していても，うまくコミュニケーションがとれれば本人の意思を引き出すことができる。一方で，元気なうちから意思表示しておかなければ，言葉を忘れるなどのために，意思表示できなくなることも考えられる。

本人が判断能力や意思決定能力を失った場合，本人の判断を類推できる人が代理判断をすることになる。この場合，医療者は代理意思決定者の意思決定が，本人を慮ったものであるかどうかに慎重であらねばならない。倫理的ジレンマに気づくことを怖れてはならない。

Ⅱ　意思決定支援の方法とポイント

　在宅ケアの現場では，患者は病者である以前に生活者であり，日常生活のなかに意思決定の機会がある。身近な人の病気や死，誕生日や新年を迎えたとき，テレビなどのメディアで著名人が自らの病気を公表したとき，訃報が流れたときなどが，「もしもあなただったら」と切り出すチャンスになるのである。患者の意思に変化がないか，何度でも話題にし，繰り返し話し合うことが重要である。

　一方で，意思決定することに苦痛を感じる人や「決めてもらいたい」という人もいる。パターナリズムに陥らないためには，意思決定を委ねた人と一緒に話し合う，話し合った結果を本人にフィードバックするなど，本人が置き去りにならないよう，積極的なかかわり方の工夫が必要である。

　在宅ケア領域には様々な状況や場面が想定される。こうした様々な意思決定支援の方法とポイントを，事例をあげて紹介する。

1. 闘病を選択したがん患者

　患者は60歳代の男性，独居で，腎がん術後の骨転移で下半身麻痺であった。インターフェロン療法を終了し，もう治療の手段はなくなったとして，在宅緩和ケアに移行した。

　在宅ケアが始まって数年が経ったとき，分子標的治療薬が発売された。患者は再度病院を受診し，抗がん剤による治療が再開された。骨と眼窩に転移していたが，特に眼窩転移には劇的に効いた。

　やがて，がんの縮小効果よりも副作用の感染症のほうが目立ち始めたが，休薬すると眼窩転移が急速に増大し，容貌が変わり，見えにくさが悪化したため，患者は治療の継続を希望した。病院主治医は，治療するかどうかは患者の意思を尊重すると言った。筆者は患者から意見を求められたとき，副作用による死の危険を考慮し，休薬を提案した。患者は腫瘍増大に怯え，最期までがんと闘うことを選んだ。

　その後，訪問診療のたびに話し合いを重ねた。最期は呼吸器感染症の増悪による呼吸困難のため病院に救急搬送され亡くなった。

　筆者は，医師として意見を求められたとき，患者の意向と異なることはわかっていたが，素直に率直に自分の意見を述べた。医療職としての専門性はもちながら，人として対等に患者と向き合いたいという気持ちからである。

2. 家族に迷惑をかけたくないという思いから治療を選択した患者

　患者は50歳代後半の女性，進行肺がんと告知されたが治療を拒否し，在宅緩和ケアに移行した。無治療のまま，肺がんは画像診断上消失したが，がんという診断名のため，仕事に復帰することが許されないまま定年退職した。

　その後，若い頃に診断されていた慢性腎炎が進行した。患者は慢性腎炎の治療を希

望したが，がんと診断されたことを理由に積極的な治療は受けられず，血液透析療法が必要な慢性腎不全となった。仕事が好きだった患者は，血液透析をしても，もはや働くことができないなら意味はないと訴え，血液透析の導入を拒否した。

全身浮腫の増悪による著しい体重増加のためADLが低下し，トイレで便座から立ち上がることができなくなった。それまでは本人の意思決定を受け入れてきた家族は，全身浮腫で体重が増えすぎた患者の排泄ケアができないと介護困難を訴え，それを聞いた本人が血液透析導入を承諾した。

この患者には，がんのために死を意識した苦しみ，がんがなくなったにもかかわらず復職できなかった苦しみ，慢性腎炎の治療を受けられなかった苦しみと，次から次へと思いどおりにいかない事態が起こった。嫌がっていた血液透析療法を受ける決意をさせたものは，生への執着よりもむしろ，自分の介護のために家族に迷惑をかけられないという思いだった。筆者は患者と家族の関係性，互いを思いやる気持ちを尊重した。

3. 胃瘻造設を拒否した認知症患者

患者は80歳代の男性で，認知症のため自宅で療養していた。寝たきりで，主たる介護者は妻であった。

やがて嚥下障害が進行し，食事摂取が困難になったとき，妻と息子は胃瘻造設を希望した。患者は挨拶程度の簡単な会話や，イエス，ノー程度の意思表示しかできなかったが，胃瘻造設に関してはかたくなに拒否した。妻や息子は，何とか患者に承諾させようと努力したが，説得できないまま胃瘻造設のため病院を受診した。病院の担当医が尋ねてもやはり患者の胃瘻拒否の意思表示が強かったため，結局，胃瘻は造設されなかった。認知症であったが，患者の意思表示が明確であったため，それを尊重した結果となった。

4. 認知症患者の妻による意思決定

患者は80歳代の全盲の男性で，認知症である。廃用症候群により誤嚥性肺炎を繰り返すようになった。経口摂取を希望していたが，胃瘻造設に関する話し合いを進めるなかで，患者は代理意思決定者として妻を指名した。

40歳代に事故で全盲になった患者を約40年支えた妻の考えに沿い，胃瘻造設せず，食べられる分だけ経口摂取し，肺炎になれば抗菌薬を投与しつつ，患者は最期を迎えた。

患者は認知症であったが，全盲になって以来，妻が眼となり，二人三脚で生きてきた人生を尊重し，筆者は代理意思決定者としての妻を支持した。話し合いは常に患者も交えて繰り返し行った。

5. 自宅療養をする2人のがん患者

患者は80歳代後半の母親と60歳代の娘，2人とも乳がんで自宅療養をしていた。母

娘は，息子夫婦と二世帯住宅で暮らしていた。母は加齢の影響もありADLが低下し，娘は脳転移のためADLが低下していた。ほとんど同時期に2人とも要介護状態となった。

娘に世話をしてもらうつもりだった母は，嫁に世話されることをためらっていたが，最期まで自宅で暮らしたいという気持ちが強かった。娘は痙攣発作や意識消失発作を繰り返し，ホスピスに入院した。

嫁は義母の介護をする意思があったが，息子夫婦は家業のため母と娘の2人を介護することはできなかった。娘は自分の希望する療養場所を決して言わなかった。脳転移のため判断力が低下しているのか，母親の意思を尊重したかったのか，息子夫婦への気づかいなのか，不明のままである。

一家族に複数の患者がいることは珍しくない。家族間での序列のようなものも家族の物語の一部である。

6. 在宅看取りを希望した脳梗塞患者

患者は80歳代の男性で，脳梗塞による入院加療後，在宅復帰を目指して，自宅を大幅に改修工事していた。

様々な理由で入院期間が1年に及び，患者は廃用症候群が進行し，誤嚥性肺炎を繰り返すようになっていた。肺炎が原因で生命の危機に瀕したとき，家族は在宅での看取りを希望して退院し，自宅で亡くなった。

病院および在宅主治医である筆者と家族との十分な説明と同意（インフォームドコンセント），またスムーズな病診連携により，わずかな時間であったが在宅復帰し，さらに在宅看取りの希望がかなえられた。

在宅看取りのための退院は，介護放棄（ネグレクト）と勘違いされることもある。ふだんから何度も繰り返し意思確認をし，かかわる人すべてが同じ気持ちで臨めるよう情報共有することが肝要である。

7. 宗教上の理由から鎮痛薬を拒否するがん患者

患者は80歳代後半の女性で，胆管がんであった。ベッド上でうずくまるほどの腹痛があったが，鎮痛薬の使用を拒否し，宗教上の理由で患部に手を当てていた。同居の娘も同じ宗教に入信していた。患者は，自分の手を当てて鎮痛できなくても，宗教的な地位が上位である娘の手を当てれば痛みが和らぐと話した。筆者は本人の訴えを尊重した。

8. 社会的支援を拒否する患者

患者は90歳代の男性で，認知症の妻と2人暮らしである。慢性腎不全，うっ血性心不全による全身浮腫のため自力歩行が困難になったが，這ってでもトイレに行こうとし，自力でベッドに上がれなくなると，ベッドサイドにもたれかかったまま過ごしていた。

第Ⅱ章　医療・看護・介護の場におけるアドバンス・ケア・プランニング（ACP）

　そうした状態であっても，患者はかたくなに社会的支援を受け入れようとしなかった。理由を聞くと，「戦争で死んでいった仲間に対して，恥ずかしくないようにしているだけ。がんばるしかありません」と答えた。患者が所属していた海軍兵学校の話は何度か聞いたことがあったが，元気なときは良い思い出だけを語っていた。このように，戦争体験を心にしまっている人も多い。

9. 「尊厳死」について語り合った患者・家族

　患者は80歳代の女性で，神経難病であった。神経難病と診断される数年前に，日本尊厳死協会*に入会していた。娘には入会を告げていたが，詳細は伝えていなかった。病気が進行し，誤嚥性肺炎を繰り返し，入院加療をしているなかで，本人・家族の承諾なしに経鼻経管栄養が開始された。

　退院し，在宅ケア開始時に，患者・家族と医療スタッフで尊厳死*についての話し合いをもった。患者は発語できない状態であったが，体調の良いときは，視線や瞬きで意思表示をすることができた。家族は，すでに行われている栄養療法を自分たちの手で中断することはできない，肺炎になったら抗菌薬の投与は希望する，酸素投与は希望しないなど具体的に決め，患者は瞬きで承諾した。

　このように，人生における局面が変わったら，何度でも話し合いの場をもつことを怠ってはならない。

　在宅ケアは個の空間で行われるケアである。対面でゆっくり話し合える場にもなり，密室にもなり得る。在宅ケアにかかわる人は，それぞれのもち時間に患者を訪問し，通常はカンファレンスの場以外で顔を合わせることはない。患者の物語に寄り添い，確認した情報を積極的に共有することが大切である。

文　献

1) 鈴木隆一郎（2018）．人生の最終段階における医療に関する府民アンケート②—府民の7割は延命治療を希望せず．大阪府医ニュース，第2876号，2018年12月5日．
2) Lynn J (2001). Serving patients who may die soon and their families : the role of hospice and other services. JAMA, 285 (7) : 925-932.

＊**日本尊厳死協会**：1976年に産婦人科医で国会議員でもあった故 太田典礼を中心に医師や法律家，学者，政治家などが集まって設立された一般財団法人。自分の病気が治る見込みがなく死期が迫ってきたときに，延命治療を断る「リビングウイル」（終末期医療における事前指示書）という死のありかたを選ぶ権利をもち，それを社会に認めてもらうことを目的としている。

＊**尊厳死**：回復の見込みのない患者に対して，一個の人格としての尊厳を保って人工的な延命治療を中止し，自然のうちに死を迎えさせることをいう。

4 精神科ケア領域における アドバンス・ケア・プランニング （ACP）

Ⅰ 精神科ケア領域におけるACPの特徴と課題

　だれにとっても自分の人生の最終段階を考えることは，不安で落ち着かない気分を引き起こすものである。それは精神障碍*をもつ人も同じであり，不安が精神症状の悪化につながりやすいことから，本人も周りの人もそのことを話し合えずにいることが多い。将来の不安に対し，目をそらして考えないようにしているのが多くの精神障碍をもつ人の現実であるだろう。

　精神障碍をもつ人にとって，将来の大きな関心事や不安は「親なき後」のことではないだろうか。実際，精神障碍に限らず，知的障碍者にとってもその家族にとっても「親なき後」の問題は切実であり，こうしたテーマの書籍は多数出版されている。「親なき後」について見通しがもてない状態で自分の人生の最終段階を考えるなど，現実的とはいえない。

　ACPは，将来，自分が意思決定能力を失ったときのために，自分の意向に沿った治療を受けられるようにするためのものである。精神障碍の特徴の一つとして，意思決定能力を失うのが人生の最終段階とは限らず，精神症状の悪化によって，いつでも起こり得るということがある。そこで，精神障碍をもつ人の場合，まずは近い将来の精神科医療について自分の意向を明確にしておくこと（精神科事前指示〈psychiatric advance directives：PAD〉）は，不安も比較的小さく，また現実的なメリットもある。それが行えれば，「親なき後」のことや自立，そして自らの人生の最終段階について考えていくことができるようになる。

　そもそもACPは，自分の人生の最終段階に関するケアだけでなく，将来のケアプランを立てることであるので，これらのプロセスをすべて含んでいる。本項では，まずPADについて述べ，次いで「親なき後」の生活設計，そして狭義のACPへと論を進める。

＊「精神障碍」の表記：「障害」という表記は，他者に害をなすイメージがあるとして拒否的な当事者も多く「障がい」と記されることもある。「障碍」と「障害」は意味的には同じであり，また元来用いられていた表記であるため，本項ではこの「障碍」を用いている。

第Ⅱ章　医療・看護・介護の場におけるアドバンス・ケア・プランニング（ACP）

Ⅱ　意思決定支援の方法とポイント

1. 精神科事前指示（PAD）

1）PADとは

　精神科は，本人の同意によらない非自発的（強制）入院が認められている。これは，患者が精神症状の影響で判断能力が低下あるいは欠如していると考えられるときの措置であるが，強制的な介入は本人にとって恐ろしい出来事であり，自分の無力さを感じる外傷的なものとなり，治療への妨げとなる[1]。知的障碍などとは異なり，精神に障碍をもつ人の場合，判断能力は常に一定ではなく，急性期の危機的な状態にある人であってもそれ以外のときには安定しており[1]，自分の受ける治療などについて十分判断できる。そこで，「精神障がい（ママ）を有する人の判断能力が低下したときであっても当事者の希望する治療について医療者に伝えることができ，望まない治療を最小限にして，当事者の自己決定権を最大限に尊重することを目的に」[2]，精神科に特化した治療や治療に関する代理意思決定者について意思表示しておこうというのがPADである。

　PADは患者のストレングス*に着目したものであり，リカバリー*やエンパワメント*，患者中心のケアといった概念にも後押しされ[1]，アメリカではすでに半数以上の州で法的効力を有している[3]。イギリスでは，精神科領域の治療やケアに関する事前指示としてjoint crisis plan（JCP）が使われており[1]，PADは精神科事前表明（psychiatric advance statements：PAS）やクライシスプラン（crisis plan）などを含む広い概念である[4]。その守備範囲やニュアンスに違いはあるものの，いずれも，将来，自分が判断できない状態に陥ったときの精神科医療に関する事前指示という点では同じである。

（1）PADに含まれる内容

　PADには，治療内容と代理意思決定者についての内容が含まれている。治療内容について，アメリカでは詳細な規定や書式は州ごとに異なる[2]が，イリノイ州の書式では服用に同意する薬物および同意しない薬物，電気痙攣療法についての同意（あるいは不同意），入院に同意する病院および同意しない病院，さらに，それぞれの場合について同意する条件などがあり，オプションとして，自分の判断能力の判定を行う医師（アメリカでは2人必要）の1人を指名する項目がある[5]。代理意思決定者に関しては，自分の意向をよく理解し，それに沿って自分の代わりに治療に同意（または拒否）してくれる人として，特定の1人とその人が拒否した場合の予備1人を指名するようになっている[5]。

＊ストレングス(strength)，リカバリー（recovery)，エンパワメント(empowerment)：ストレングスはその人がもっている「強み」を引き出しプラスへ転じていく力，リカバリーは障碍があっても希望をもって自らの人生を主体的に生きていくこと，エンパワメントは患者がリカバリーを進めていくために庇護や救済ではなく，当事者の力を引き出す支援を意味し，いずれも当事者中心のケアにとって重要な概念である。

この事前指示は，概念的にはユリシーズ*が部下の船乗りたちに命じたように，精神症状が悪化した（判断能力の低下した）段階の自分が，どれほど主張（あるいは拒否）していても，それには耳を貸さず，事前指示どおりに遂行することを求めるものである[5]。通常のACPは，本人の判断能力が減弱していても，その時々の意向を尊重しようとするものであるが，それとは異なる点に特徴があるといえる。

（2）PAD作成の問題点

PAD作成を望む人は53〜77%[6],[7]と多いが，作成作業は簡単ではない。PADの作成を希望した人のなかで，実際に完成させることができた外来患者は3〜15%にすぎなかったというアメリカの研究もある[8],[9]。ファシリテーターが作成を支援すると完成率は61%に上り[8]，その必要性は重視されている[4]。また，一度で完成させるのではなく，作成のプロセスを重視し，何度も話し合いを繰り返し，一つひとつの項目について不安を取り除くように対応を考えていくことが重要である。また，PADの有効期限を定めている州もある[1]ように，新たな経験をすると意向も変化するため，定期的に見直すことも必要である。

2）日本におけるPAD

日本では非自発的入院の割合が増加し，2017年現在で46.8%にも上っている[10]。非自発的入院の大部分を占める医療保護入院では，精神保健指定医の診断のほか，家族（配偶者，親権者，扶養義務者など）の同意を要件としている。

通常，家族が代理意思決定者になるのは，本人の意向を最もよく知っていて，本人にとって最善の治療を選択できると考えられているからである。しかし，精神障碍をもつ人の場合，家族と疎遠であったり，精神状態の悪いときに家族とトラブルを起こしていたりすることが珍しくない。また，家族自身も精神障碍をもっていたり，時には本人の障害年金を家族が使い込んでいたりするケースもあり，必ずしも家族が本人の利益となる意思決定ができるとは限らない。その点でも，PADがあれば本人の利益にかなう決定ができるといえる。

（1）LIME（Letter of Intent for Mental Health Emergency）

PADの作成は，日本ではまだ緒に就いたばかりである。あさかホスピタルでは，2015年から措置・医療保護入院の患者が退院する前に，PADの作成を勧める取り組みを始めている[11]。この取り組みは，患者が納得しない治療の限界を感じたことがきっかけで始まり，93人に勧めたところ52人が応じたとのことである[11]。作成されたPADは，国立精神・神経医療研究センターとの共同研究で，現在，日本版PADであるLIMEとして公開されている[12]。

（2）WRAP（元気回復行動プラン）

日本で2005年から普及が始まったWRAP（Wellness Recovery Action Plan：元気回復行動プラン）[13]は，「不快で苦痛を伴う困難な状態を自分でチェックして，プランに

---

*ユリシーズ：ギリシャの叙事詩「ユリシーズ」では，英雄ユリシーズ（オデュッセウス）は，船乗りを破滅させるセイレンの美しい歌声を聞かないように船乗りたちの耳にろうを詰め，自らはマストに体を縛り付けさせ，たとえ自分がほどくように指示しても，従うなと命じた。

沿った対処方法を実行することで，そのような困難を軽減，改善あるいは解消するための系統立ったシステム」[14] である。現在では，精神疾患や精神障碍の有無を問わず，すべての人にとって役立つプログラムとして，メンタルヘルスの世界で広がりをみせ[13]，特別支援学校の生徒や教員などにも用いられている[15]。

WRAPにはクライシスプランが含まれており，「ふだんの自分はどんな人か」から始まって，自分では判断できない状態になったことを示す「サイン」，このサインが出たときに代わりに責任を果たしてくれる「サポーター」，クライシスのときに受けたい（あるいは避けたい）「薬」および「治療」，入院が必要な場合に望ましい（あるいは避けたい）と思う「病院」，サポーターに行ってもらう必要のある「他者からの援助」などを書き込むようになっている[14]。完成したクライシスプランは，コピーしてサポーターに渡し，必要になったときには協力してもらう。

日本では，PADが法的拘束力をもつわけではなく，また代理意思決定者の意見が尊重されるとは限らないが，WRAPの場合，サポーターはあくまでサポーターであり，代理意思決定を行うわけではない点に特徴がある。したがって，サポーターとして，家族や友人，医療・保健・福祉専門職など最低5人のサポーターのリストを作るよう勧められている[14]。日本では，代理意思決定者となる人への気づかいや，人間関係上の調和を乱すことへの懸念[3] があるため，複数のサポーターに責任を分散させることは，PADやクライシスプラン作成への抵抗感を減らすことにつながるといえる。

3）PADの効果

PADを作成していても，医療者がその存在に気づかないと無視されてしまうことになる[4]。それを防ぐために，PADがあることと，それへのアクセス方法を刻んだブレスレットまたはネックレスを常に身に着けてもらうという取り組みを行った研究[16] がある。実際にPADに基づいてケアを受けた患者は，自分に権利があることやそれを自分が認識していることを医師が理解し，それまでになく尊重された良いケアを受けることができたと述べている[16]。そして，治療への満足感が高まること[17]，暴力的になりにくいこと[18] が検証されている。

PAD作成後2年間フォローアップした研究では，PAD作成者の強制的危機介入（coercive crisis interventions）が約半分に減少したとの結果が得られている[16]。その理由として，代理意思決定者がいることで強制的介入を避けることができるほか，クライシスに陥ったときもPADがあると医療者と患者とのコミュニケーションが促進され，また作成の過程で患者が自分の治療へのかかわりを深めることができるからと考えられている[16]。

これらのことから，PAD作成の取り組みが進むと，精神科医療そのものもより良くなっていくものと期待できる。

2. 「親亡き後」の生活設計

家族との関係のありようは人それぞれであるが，とりわけ精神障碍をもつ人の場合，親による過度の抱え込みから本人の利益をまったく考えないケースまで，家族の側に

も様々な問題がある。一方で，簡単に断ち切るわけにいかないのが家族で，特に日本では，家族が担わされる（担わなければいけないと家族が考える）責任は重く，家族も本人も，「親亡き後」はどうなるのかという不安を抱いている。地域精神保健福祉機構（Community Mental Health & Welfare Bonding Organization：COMHBO）の行った調査[19]でも，「親なき後」のことで「心配していることはない」と答えたのは，本人が5%，家族では0%にすぎず，ほとんどの人が不安を感じていることを示している。

実際に親を亡くした人の体験談では，周りの人が支えてくれて親がいなくても生活できているという人から，生活の些事（トイレットペーパーや灯油などを買い足すタイミングがわからないなど）や金銭管理，親の死亡にかかわる様々な手続きなどが一度に押し寄せてきて，頭の中が真っ白になったという人までいる[19]。実際，精神障碍は「生活のしづらさ」が特徴とされており，生活の大変さがそのまま病状悪化につながることも多い。

多くの体験者が述べているのは，親がいるうちに「自分でできることは自分で行うようにする」ことが大切である[19]。家事，金銭管理，親戚や近所の人との付き合いなど，生活していくうえで必要なことはたくさんある。自分でできることを増やすことは，自信にもつながる。生活に必要なことをすべて自分でできるのが理想であるが，できないことはホームヘルパーに手伝ってもらうこともできる。経済的な不安があれば，年金や生活保護などの福祉を利用すればよい。このように，足りないところを支援するサービスがあること，そのサービスを利用する方法を知っていること（あるいはそれを教えてくれる人を知っていること）が重要となる。

また，体調の管理は，88%の家族が心配していることであるが，本人で気にかけているのは36%にすぎない[19]。病状悪化のことなどは考えたくないという場合や，「否認」の防衛機制が働いているケースもある。PADを含めて，本人が将来，自分が受ける医療についてどう考えているのか話し合っていくことは大きな意味をもっている。

3. 人生の最終段階の医療についてのACP

一般的に，人は自分の死について考えたいと思っておらず，健康な人でさえ，終末期の医療について家族と詳しく話し合ったのは2.8%ときわめて少ないのが現状である[20]。精神に障碍をもつ人の身体的治療に関するACPは，PADが普及している欧米でもほとんど取り上げられてこなかった[21]。ACPの研究については，作成のための方法が開発され，組織的に取り組まれてきたが，精神に障碍をもつ人はこれまで除外されてきた[22]。日本においても，精神に障碍をもつ人（認知症を除く）を対象としたACPについての研究は，検索しても見当たらない。

精神に障碍をもつ人は，抗精神病薬の服用による肥満や高い喫煙率などによって冠動脈性心疾患，脳卒中などの死亡率が一般の人より高く，平均余命も十年前後短い[23]ため，人生の最終段階の医療について考えておくことは必須のことである。自分の抱える精神疾患の治療について，そして「親なき後」の生活について，目をそらさず考えることができれば，自分の最期について向き合う準備は整ったといえる。

ACPの作成にあたっては，治療に関すること（療養場所を含む）と代理意思決定者について，本人の意向を確認していく。代理意思決定者についてはすでにPADで検討しており，本人が信頼し，自分の意向をよく知る人として指名したわけなので，同じ人になってもらう場合が多いと推測される。

治療内容については，延命治療を希望するかどうかが問題となる。家族を亡くした人に聞き取りした調査[24]では，医師からの説明が理解できなかったと述べた人が多かった。「延命治療」という言葉が何を意味するかわかっておらず，「延命治療＝人工呼吸器」と理解をしている人が多かった。また，延命治療を望まないと言いながら，心臓停止時に行われた心臓マッサージに何の疑問も感じていない人もいた[24]。このように，精神障碍の有無にかかわらず，医療者の用いる言葉がそのままでは理解されないことに注意する必要がある。

アメリカでは，重度の精神障碍をもつ人に対して，将来受けたいケア（精神科治療および終末期ケアのどちらをも含む）について，ヘルスケア意向質問紙（Healthcare Preferences Questionnaire©）[25]を用いたインタビューで聴き取りをした研究が行われている[26]。この質問紙では，現在の身体と精神両面の健康状態に対する本人の認識を聞くことから始め，医師との関係，代理意思決定者について，そして将来重篤な病気や終末期になったときに医療に何を望むのかを尋ねている[25]。次に，脳と骨に転移したがん患者や脳障害による全身麻痺などの仮想ケースに基づいて，治療の中止を含めた希望を聞くようになっている[25]。この研究[26]では，150人の対象者のうち，140人がインタビューに応じ，途中で脱落したのは6人にすぎず，有害な影響が持続した人はいなかった。したがって，重度の精神障碍をもつ人であっても，人生の最終段階の医療について話をすることで，不安を高めることなく理解を深め，意向を表明することができることが明らかになった。仮想ケースを用いたほかの研究[27]でも，わからないことを質問できるようにすることで，同様の結果を得ている。

日本では一般的に，個別的，具体的な処置（心肺蘇生，人工呼吸器，人工栄養など）について，あらかじめ意向を確認しておくことが多い。医療者側としては迷わずに処置が行えるという事情があるのだろうが，こうした処置は簡単な説明で理解できることではなく，患者にとって意向を聞かれても答えるには熟慮を要するものである。

そこで，こうした処置の確認をする前に，まずは大まかな希望を聞いていくことを提案したい。そのときの状態より良くなる可能性がわずかでもあれば治療を望むのか，それに伴う苦痛はどれくらいまで許容できるのか，回復が見込めない状態になったとき，少しでも長く生きられることを希望するのか，あるいは命の長さより痛みや苦痛のない状態でいたいと望むのかなど，患者の価値観を明確にしていく。また，できるだけ長く自宅にいたいのか，病院のほうが安心できるのか，最期を迎える場所としてどこを希望するのかを確認することも有効である。こうした大まかな意向がわかれば，細かな処置については自ずと方向が定まってくる。

PADにしてもACPにしても，真に患者の意向を尊重するためには，わかりやすい説明，不安を引き起こさない信頼関係，それを支えるコミュニケーション能力などが必

要となる。そしてゆっくり考えられるように何回かに分けて行い，熟慮する時間をもってもらうことも重要である。このようにして将来，自分が受ける医療について考えることは，患者の自律を尊重するだけでなく，現在の治療についても主体的にかかわることになり，良好な状態を維持していく効果も期待できる。

文　献

1) Van Dorn RA, Scheyett A, Swanson JW, et al (2010). Psychiatric advance directives and social workers : an integrative review. Social Work, 55 (2) : 157-167.
2) 藤井千代 (2011). 地域ケアの時代の新たなサービス概念 事前指示. 臨床精神医学, 40 (5) : 683-690.
3) 渡邉理，藤井千代，佐久間啓，他 (2017). 「精神科事前指示」作成支援ツール開発の試み. 精神医学, 59 (2) : 159-167.
4) Ruchlewska A, Kamperman AM, Wierdsma AI, et al (2016). Determinants of completion and use of psychiatric advance statements in mental health care in the Netherlands. Psychiatric Services, 67 (8) : 858-863.
5) DeWolf Bosek MS, Ring ME, Cady RF (2008). Do psychiatric advance directives protect autonomy? JONA's Healthcare Law, Ethics and Regulation, 10 (1) : 17-24.
6) Srebnik DS, Russo J, Sage J, et al (2003). Interest in psychiatric advance directives among high users of crisis services and hospitalization. Psychiatric Services, 54 (7) : 981-986.
7) Swanson JW, Swartz MS, Elbogen EB, et al (2006). Facilitated psychiatric advance directives : a randomized trial of an intervention to foster advance treatment planning among persons with severe mental illness. American Journal of Psychiatry, 163 (11) : 1943-1951.
8) Van Dorn RA, Swanson JW, Swartz MS, et al (2008). Reducing barriers to completing psychiatric advance directives. Administration and Policy in Mental Health, 35 (6) : 440-448.
9) Swanson J, Swartz M, Ferron J, et al (2006). Psychiatric advance directives among public mental health consumers in five U.S. cities: prevalence, demand, and correlates. Journal of the American Academy of Psychiatry and the Law, 34 (1) : 43-57.
10) 国立精神・神経医療研究センター. 平成29年度精神保健福祉資料 (630調査).
　〈https://www.ncnp.go.jp/nimh/seisaku/data/〉[2018. September 11]
11) 日本経済新聞社 (2016). 心の元気を取り戻す (9). 12月9日夕刊.
12) 国立精神・神経医療研究センター 精神保健研究所 司法精神医学研究部. LIME (Letter of Intent for Mental Health Emergency).
　〈http://www.ncnp.go.jp/nimh/shihou/LIME03.pdf〉[2018. September 21]
13) 福井里江 (2014). 元気回復行動プラン (Wellness Recovery Action Plan ; WRAP). こころの健康, 29 (2) : 14-19.
14) Copeland ME (1997) /久野恵理 (2009). 元気回復行動プランWRAP. オフィス道具箱.
15) 下村太郎 (2014). 特別支援学校でのWRAP (元気回復行動プラン) 生徒・教員・保護者の学び合い. 家族療法研究, 31 (1) : 50.
16) Swanson JW, Swartz MS, Elbogen EB, et al (2008). Psychiatric advance directives and reduction of coercive crisis interventions. Journal of Mental Health, 17 (3) : 255-267.
17) Elbogen EB, Swanson JW, Appelbaum PS, et al (2007). Competence to complete psychiatric advance directives : effects of facilitated decision making. Law and Human Behavior, 31 (3) : 275-289.
18) Campbell LA, Kisely SR (2009). Advance treatment directives for people with severe mental illness. Cochrane Database of Systematic Reviews.
　〈https://www.ncbi.nlm.nih.gov/pmc/articles/PMC4161493/〉[2018. September 28]
19) メンタルヘルスマガジン「こころの元気＋」編集部 (2017). 精神障害をもつ人のための親なき後に備える. 地域精神保健福祉機構 (コンボ).
20) 終末期医療に関する意識調査等検討会 (2014). 人生の最終段階における医療に関する意識調査報告書.
　〈https://www.mhlw.go.jp/bunya/iryou/zaitaku/dl/h260425-02.pdf〉[2018. September 28]
21) Foti ME (2003). "Do It Your Way" : a demonstration project on end-of-life care for persons with serious mental illness. Journal of Palliative Medicine, 6 (4) : 661-669.
22) Foti ME, Bartels SJ, Merriman MP, et al (2005). Medical advance care planning for persons with serious mental illness. Psychiatric Services, 56 (5) : 576-584.

23) Chang CK, Hayes RD, Perera G, et al (2011). Life expectancy at birth for people with serious mental illness and other major disorders from a secondary mental health care case register in London. PLoS ONE, 6 (5): e19590.

24) 大西香代子, 大島弓子, 西本美和, 他 (2017). 人生の最終段階における医療についての家族の意思決定の実態と思い. 日本健康医学会雑誌, 25 (4): 340-349.

25) Healthcare Preferences Questionnaire©.
〈http://promotingexcellence.org/downloads/mass/Healthcare_Preferences_Questionnaire.pdf〉[2018. September 21]

26) Foti ME, Bartels SJ, Van Citters AD, et al (2005). End-of-life treatment preferences of persons with serious mental illness. Psychiatric Services, 56 (5): 585-591.

27) Schwartz CE, Wheeler HB, Hammes B, et al (2002). Early intervention in planning end-of-life care with ambulatory geriatric patients: results of a pilot trial. Archives of Internal Medicine, 162 (14): 1611-1618.

5 認知症ケア領域における
アドバンス・ケア・プランニング
（ACP）

Ⅰ 認知症ケア領域におけるACPの特徴と課題

1. 認知症ケア領域におけるACPの特徴

　日本は世界に類をみない超高齢社会となり，認知症者数も増加の一途をたどっている。65歳以上の認知症者数と有病率の将来推計をみてみると，2012年は認知症者数が462万人と，65歳以上高齢者の7人に1人（有病率15.0％）であった[1]。また，65歳以上で軽度認知障害（mild cognitive impairment：MCI）をもつ人は約400万人と報告されており，これらを合わせると65歳以上高齢者の約4人に1人は認知症もしくは軽度認知障害ということになる。認知症はもはや国民病ともいわれ，医療・看護ケアの場にとどまらず，すべての人が日常的に認知症高齢者と向き合わざるを得ない状況となっている。

　患者の命を1日でも長く生かすことを目指した「延命至上主義」ともいえる時代が終わり，人生において時間の長さではなく価値や質が重視されるようになり，医療や看護のあり方もまた問い直されている。「医学的に正しいことを行うことが患者にとって最善である」という考えは，時代とともに確実に変化している。医学的な正しさではなく，患者にとって有益であることに着目し，一人ひとりの価値観や考え方，その人らしさを大切にした医療や看護が求められている。認知症ケア領域においても，認知症者の最善を多角度から検証し，ACPを導き出すことが必要である。

　こうした背景のなか，2018年，厚生労働省により「認知症の人の日常生活・社会生活における意思決定支援ガイドライン」（以下，意思決定支援ガイドライン）が策定された[2]。認知症ケア領域においてようやく示された意思決定支援ガイドラインであり，今後，意思決定支援の一助になることは間違いないが，ここに示された方法に沿って一律に支援すればよいということではない。

　認知症ケア領域における意思決定支援は，軽度認知障害を含めた認知症状の初期段階から，重度および人生の最終段階までが対象となる。そのため，単に医療行為や身

体介護にとどまらず，生活全般にわたる支援になる。また，意思決定する場面は多岐にわたり，長期間に及ぶこともある。

認知症は，進行するにつれて意思表明が困難となっていくため，意思決定に他者の介入を受けざるを得ない状況となる。認知症の症状だけでなく，認知症者の置かれる状況も変化し続けるため，当然ながら「本人の最善」も変化していく。繰り返し「本人の最善」を検討する必要があることが特徴といえる。

2. 認知症ケア領域におけるACPの課題

筆者は認知症を専門とする介護老人保健施設に15年間勤務してきたなかで，本人や家族，周囲の支援者による意思決定の経過を数多くみてきた。そして，認知症ケア領域における意思決定支援の現実は，まだまだ未熟であると痛切に感じている。

1）認知症に対する理解不足

高齢者は，認知症と診断された途端に，意思決定能力が低下している，または意思決定能力がないとみなされ，本人の意向や他の能力までもが軽視されたり無視されたりする現実がある。認知症者の意思決定場面においては，医療者をはじめとし，支援にかかわるすべての人が，支援方法だけでなく，その前段階における知識や心構えをもつ必要がある。

ある訪問診療医が「認知症者の場合，そのとき良いと言っても後日変わってしまうことがあるから，家族が決めるのが一番よい」と言ったのを聞いて驚いたことがある。医療・看護ケアの場においてさえも，いまだ認知症への理解不足があり，心が痛む。これまで「認知症だから」というフレーズをどれほど聞いてきたことだろうか。

筆者は，認知症について講義をする際には，「認知症の人は記憶の障害者である」ということから話を始める。たとえば，視力障害であれば，それがどのような状態であり，どのような気持ちになるのかを説明することはできるが，「記憶を障害される」ということが，どのような状態であり，どのような気持ちになるのかを説明できる人は少ないであろう。障害者の援助では，その障害や気持ちに配慮して対応することが基本となる。しかし，「記憶が障害される」という経験をしたことがない私たちは，記憶が障害されることからくる生活の不具合や気持ちを想像することが難しい。そのため，認知症者を「何もわからない人」と決めつけたり，行動障害にあてはめたりしがちである。以前は行動障害を問題行動とよんでいたが，これは，認知症者の周囲の人にとって問題となる行動ということであり，認知症者を「問題のある人」ととらえていたということになる。「認知症者は徘徊する」「認知症者は異食する」「認知症者は暴力を振るう」など，マイナスイメージで虚像をつくりあげてしまい，認知症者の心に目を向け，理解するという一番大切なことが置き去りにされてきた。認知症者は「記憶の障害者」であり，記憶は障害されているが，人格や本人らしさを失っているわけではない。

2）支援者の範囲が広がったことによる課題

2018年に「人生の最終段階における医療・ケアの決定プロセスに関するガイドライン」が改訂された[3]。そのなかで，意思決定にかかわる人は「医療者を中心とする医療・

ケアチーム」から「介護従事者も含む医療・ケアチーム」へ，「家族」から「家族等の信頼できる者」へと変更されている。つまり，高齢者ケアを担い，意思決定を支援する人は，家族だけに限らず信頼できる人へと範囲が広められたことになる。より多くの人のかかわりや支援のなかで，「本人の最善」を導き出していくことになる。

こうした数多くの支援者が，「認知症の人は記憶の障害者である」ことを根本から理解していなければ，認知症者の気持ちに寄り添うことができず，配慮の欠けた無神経な対応をして，深く傷つけてしまうことになる。人はだれでも，無神経な対応をする相手や自分を傷つける相手に，本当の気持ちを伝えたり，心の内を明かしたりはしない。認知症者の意思決定支援は，その人がもつ思いや考え，人生観や価値観，その人らしさを引き出すことから始まる。それは，言葉と心のキャッチボールがあってこそ可能となるのである。認知症者と向き合うということは，疾患や症状と向き合うことではなく，人と人が向き合うことである。意思決定場面においては，認知症者の意思決定能力にかかわらず，支援者となるすべての人が正しい理解のもと，支援できるようになることが大切である。

3）人的・物的環境の整備における課題

意思決定支援ガイドラインにも書かれているように，医療者は「認知症の人が意思を表明することの支援」を行わなければならない。ガイドラインでは，意思表明支援のポイントとして「意思決定支援者の態度，人的・物的環境の整備に配慮が必要である」[2]としているが，これは正に意思決定支援の質を問いかけている。

認知症者の意思決定支援の際には，「意思を引き出していねいにくみ取る作業」が不可欠である。病気の進行とともに本人からの意思表明が難しくなっていくため，早期から有効な手段を使って意思表明できるように支援すること，また意思表明が難しくなった場合には，本人の代弁者となることも支援者の役割となる。生活全般において支援が必要となるため，意思決定する場面は多岐にわたる。また，認知症者だけの支援に限らず，家族やかかわりのある周囲の人にまで支援の範囲は及ぶため，「意思を引き出していねいにくみ取る作業」は単純なことではない。

一方で，医療・看護ケアの現場は，限られた時間で様々な患者に対応しなければならず，一人ひとりの認知症者とじっくりとかかわる時間がとれない実情がある。高齢者向け住宅や介護老人福祉施設などでも，ケアの中心となる介護職もまた慢性的な人員不足という問題に直面しており，ひたすら業務に追われる状況となっている。人員不足や多忙な業務は，認知症者の「意思を引き出していねいにくみ取る作業」のための時間を奪う。そうした状況で，医療者は，共に働く介護職の教育も担い，ケアの質の向上に努め，認知症者の尊厳を守り意思決定を支えていかなければならない。

意思決定支援には，チームプレイが不可欠である。それは，在宅，病院，高齢者施設などそれぞれの場におけるチームプレイではなく，それぞれの場で「意思を引き出していねいにくみ取る作業」によって集めた情報を，かかわりあう人全員でつなぎ合わせていくチームプレイである。

たとえば，治療における選択は短時間で行わなければならない場合が多いため，そ

のときの断片的な情報によって決定されることもある。このような場合にこそ，在宅・病院・高齢者施設などの垣根を越えたチームプレイによって得られた，その人の価値観や人生観，大切にしているものなどの情報が重要となり，「本人の最善」につながる支援が可能となる。地域包括ケアシステムのなかで，意思決定支援のチームプレイがスムーズに行えるシステム構築も大きな課題である。

4）ACPの普及

認知症者の意思決定支援は，認知機能が低下した時期から始まるため，医療・看護ケア場面に限らず，家族や本人をよく知る人など，地域の近隣住民までもが含まれる。これらの支援者たちが，誤った認識のもと支援を行えば，認知症者の人生は本人の望むあり方から大きく変わってしまう危険性がある。

認知症者が医療・看護ケアの場に来るときには，意思決定能力の低下が目立つ時期に入っていることが大半であり，そこからのかかわりで本人の最善を見つけることは，非常に困難な道となる場合が多い。日本において，ACPはいまだ十分に普及しているとはいえないため，認知症が進行しているほど，本人の意思が十分に反映された意思決定とならないことが多いと思われる。

意思決定支援ガイドラインの趣旨として，「普段から，我々一人一人が自分で意思を形成し，それを表明でき，その意思が尊重され，日常生活・社会生活を決めていくことが重要であることは誰もが認識するところであるが，このことは，認知症の人についても同様である」「認知症の人を支える周囲の人において行われる意思決定支援の基本的考え方（理念）や姿勢，方法，配慮すべき事柄等を整理して示し，これにより，認知症の人が，自らの意思に基づいた日常生活・社会生活を送れることを目指すものである」[2]と示されている。認知症者が尊厳をもって最期までその人らしい生活を送るために，多くの人に活用されることが望まれる。

また，ACPの普及こそが，認知症患者の意思決定支援の質を向上させることにつながるため，医療者が医療・看護ケアの場において地道に普及活動を行っていくことも大切な課題である。

II 意思決定支援の方法とポイント

1. 意思の表明を支援する

認知症者の「意思決定を支援する」ということは，「意思の表明を支援する」ということである。すなわち，意思の表明が難しい認知症者においては，その人自身を理解するということが意思決定支援の出発点となる。

1）繰り返す話にみられるその人らしさ

筆者の施設に入所している88歳の女性は，東京大空襲のときに自宅が焼け，親戚の蔵に住まわせてもらっていたときのことをスタッフに話すことがある。「当時は貧乏でとてもつらかった。食べる物がなくて草を摘んだときはとても惨めだった。今は皆さ

ん穏やかに生活していらっしゃるから平和でいいわよね」と笑顔で語っている。彼女は話したことを5分後には忘れて，同じことを繰り返し話すため，この苦労話を聞いたスタッフはたくさんいる。時には，拾ったタバコを巻き直して進駐軍に売りに行った話や，空襲のとき，手と手をタオルで結んではぐれないようにして必死に自分の命を守ってくれた母親への感謝，憧れの銀座にタイピストとして就職できた喜びを語ることもある。いつも穏やかな語り口で，そのエピソードのなかには彼女らしさが見え隠れする。

　また，夫から暴力を受けて施設に入所したのだが，「暴力を受けて怖い思いをしたけれど，やっぱり夫に会いたい。長年連れ添った夫婦で，子どもまで授かったし。ここでなら，夫も皆さんの目があるから私に手は出さないでしょう。もしそんなことがあったら皆さんに迷惑をおかけするし，そうなると私は恥ずかしくてここにいられなくなるから，どうしたものかといつも考えます」と話した。彼女はこの話もやはり5分後には忘れている。

　こうした話からも，この女性の人格がまったく障害されていないことがわかる。話したことは忘れてしまうが，その場面での意思決定は可能であり，エピソードには人格やその人らしさが詰まっている。筆者が出会ってきた多くの認知症者もまた同じである。

2）認知症への偏見を捨てる

　認知症者に対する認識について，「人格の失われた人」「問題行動のある人」「何もできない人」などの誤解や偏見がいまだ散見されることは残念でならない。このような誤った認識をもつ人がいると，認知症者がまるで何もわからない人のように扱われ，意思決定支援の場面から即座にはずされてしまうといったことが起きる。医療者は，いかなる状況であっても本人への説明や意思確認を行うことを忘れてはいけない。「どうせ本人はわからないだろう」と，周囲の支援者だけで判断したり，勝手に内容を決めたりすることは，絶対に慎むべきである。

　何よりも大切なことは，認知症者に意思決定能力があることを前提に，本人が自分で決定するために必要な情報をわかりやすく説明し，支援することから始めることである。注意したいのは，意思決定能力が低下していく過程において，何らかの場面で意思決定が困難であったとしても，すべての場面において困難であるとは限らないということである。場面に応じて決定できることもあるため，その見極めと残された意思決定能力の維持を支援していくことが大切である。

3）病の進行を見越したかかわり

　残念ながら，認知症の進行とともに意思決定能力が低下していくことは避けられない。訪問サービス，高齢者住宅，介護福祉施設などの医療・看護ケアスタッフは，認知症者と長い経過のなかでかかわることになる。認知症者の意思決定能力が低下していくことを予測して，早期から，その人を知る作業に入ることが大切であると考える。

　認知症者の代弁者となれるよう，医療者は，本人の意向や思いを探っていく地道な作業を行わなければならない。だれかが一人で行うのではなく，チームで情報を集め，

共有し，組み立てていくことが望ましい。認知症者との何気ない会話のなかに出てくる本人らしさや，本人ならではのエピソード，考え方など，認知症者から発信されるこうした情報を，医療者は五感をフルに活用しキャッチしていく。言葉だけでなく，本人の仕草や行動の癖などが大切な情報になることもある。

認知症者との日々のかかわりのなかで，断片的に語られた人生のエピソードを集め年表をつくるように並べたり，本人から引き出された様々な情報を組み立てていくと，その人の人生の物語が見えてくることがある。この作業の積み重ねのなかから，その人の価値観や人生観，大切にしているものが見えてくるのである。

2. 「生命の存続」から「人生の選択」へ

医療現場での意思決定は，主に「生命」にスポットがあたる選択となる。緊急を要する場面での選択は，直ちに生命の危機と直結するものや生命の存続にかかわるものとなる。しかし，昨今注目を集めている高齢者の肺炎治療をとってみても，「生命の存続」ではなく「生命の質」にスポットがあたるようになり，その是非が問い直されようとしている。生命維持につながる胃瘻造設や中心静脈栄養についても，一般の人の間でも議論されるようになってきた。

たとえば，認知症が進行し経口摂取が不可能となり，胃瘻造設を行うか否かという意思決定の場面では，胃瘻を造設し栄養を注入すれば「生命存続」は可能となる。しかし，当然のことながら「生命存続」という側面だけで決めることはできない。筆者は，胃瘻造設をめぐる意思決定支援の難しさを何度となく経験してきた。

90歳の女性が病院で胃瘻造設を受けて筆者の施設に入所した。入所時より意思疎通は困難であり，時折奇声を発し，体位変換や排泄介助時にはさらに大きな声を上げた。施設入所1年ほどが経過した頃，「母を見ているとかわいそうでなりません。あの奇声はもうこんな姿で生きたくないということだと思うのです。私が勝手な母への想いで，先生に延命を希望したことがこんなふうになってしまって。妹は母の姿を見てうつ病になってしまいました。これも私の責任です。施設には一切の責任を問いません。母の胃瘻を中止してください」と長女より申し出を受けたことがある。本人からの事前指示はなく，長女が代理で意思決定を行ったケースである。

経口摂取が困難となった認知症者の場合，本人の意思確認ができないことがほとんどであり，いわゆる代理での意思決定を家族や関係者が行うこととなる。本人が元気なうちに「胃瘻造設を希望しない」と意思表示していた人の場合，家族は比較的穏やかに本人に代わり意思決定することができる。一方，本人の意思確認がとれていない場合，家族や周囲の関係者は選択時に悩み，選択後も悩み続けることになる。

胃瘻造設の場合，選択の如何によっては「生命の存続」を絶つことになり，これは代理とはいえ選択を任された人にとっては，大変苦しい意思決定となる。

認知症者の選択や意思決定は，家族や周囲の人も含めた「人生の選択」になるともいえるのではないだろうか。たとえ生命の存続にかかわらない意思決定であっても，その人の人生や家族など周囲の人の人生までをも変えてしまうこともある。「人生の選

択」になるということを真摯に受け止め，その人を知り，生活や環境，家族，その人の生き方や考え方，価値観など，多くの要素を包括的にとらえ，本人の最善となる意思決定を支援することが必要となる。

3. 認知症者の良き理解者，人生の伴走者になる

　認知症者の多くは，いずれ自宅での生活が継続できなくなる日が訪れる。最期まで住み慣れた自宅で生活し，看取られる人はむしろ少ないといえる。医療者は，今後はより様々な場面で認知症者とかかわっていくことになる。特に看護ケアは，今や病院という箱を飛び出し，地域包括ケアシステムの構築に向けて様々な場所で求められ活躍する時代となっている。超高齢社会のなかで，認知症者の意思決定にかかわる機会はますます増え日常的となっていくと思われる。

　筆者は，32年の看護師生活なかで多くの認知症者のケアや意思決定支援にかかわってきた。その支援方法は様々であり，「認知症者」とひとくくりに考えることは到底できない。なぜならば，認知症ケアは，「認知症という疾患」に対してケアをするのではなく，その人の価値観や人生観に寄り添いながら「認知症者の人生」をケアすることだからである。また，筆者は，高齢者ケアは「人生の緩和ケア」であり，そのケアの1つに意思決定支援があるととらえている。

　いうまでもなく，認知症者一人ひとりに違いがあり，それぞれの人生がある。長い人生を歩んできた主人公である高齢者が，認知症になっても，その人の価値観や人生観を大切にしながら生きていけるように意思決定を支えること，それは伴走者として人生を支えていくことといえる。つまり，医療者に求められるのは，認知症者に寄り添い，共に生きることである。認知症者は，だれに寄り添ってもらうかで，その人生が大きく変わってしまうといっても過言ではない。

　私たちは，人生のなかで多くの人と出会い成長する。医療者として出会う認知症患者は，医療者自身の成長にとっても大切な人たちである。認知症者のケアは，医学的な知識や看護技術の提供だけにとどまらず，人生観や価値観をも含めた自分という人間力をフルに活用するケアであり，自己成長につながるものといえる。

　認知症者が医療者とのつながりのなかで生きることは，人が人と共に生きることにほかならない。認知症者がその人らしさを大切にし，安心感や穏やかな気持ちで残された時間を生きることができるように，医療者は「本人の最善」を導き出す意思決定支援者として，人生の良き伴走者になれるよう努力することを願っている。

文　献

1）内閣府．平成29年版高齢社会白書．
　〈https://www8.cao.go.jp/kourei/whitepaper/w-2017/html/zenbun/s1_2_3.html〉[2018. December 28]
2）厚生労働省（2018）．認知症の人の日常生活・社会生活における意思決定支援ガイドライン．
　〈https://www.mhlw.go.jp/file/06-Seisakujouhou-12300000-Roukenkyoku/0000212396.pdf〉[2018. December 28]

3) 厚生労働省 (2018). 人生の最終段階における医療の決定プロセスに関するガイドライン」の改訂について. 〈https://www.mhlw.go.jp/stf/houdou/0000197665.html〉[2018. December 28]
4) 鎌田實 (2017). 「わがまま」のつながり方. 中央法規出版, p.160-162.
5) 宮本顕二, 宮本礼子 (2015). 欧米に寝たきり老人はいない―自分で決める人生最後の医療. 中央公論新社, p.83-88.
6) 清水哲郎, 会田薫子 (編) (2017). 医療・介護のための死生学入門. 東京大学出版会.

6 | 神経難病領域における アドバンス・ケア・プランニング （ACP）

　日本は2008年に人口減少に転じ，2016年の高齢化率は27.3％となるなど，「超高齢少子多死社会」に突入した。医療をめぐる情勢は，医療技術の進歩，国民の意識の変化，疾病構造の変化などの渦中にある。このような過程にあって，病気や障害をもつ人とその家族は，入院中も含めQOL（生活の質）を向上させたい，住み慣れた地域で療養生活を送りたいなどのニーズをもっている。看護師の知識や技能は，看護技術の発達や看護教育の高度化などにより大きく向上してきてはいるが，一方で，医療に対する国民のニーズは拡大・多様化し，時代の要請に応じた看護のあり方が求められている[1]。

　そのなかの一つとして，在宅医療の推進があげられる。わが国の医療制度は，病院や診療所で医療が行われることを前提に構築されてきた経緯がある。しかし，今後，ますますニーズが拡大する在宅医療において，看護師には，医師など他職種との連携のもとに，的確な看護判断や適切な看護技術を提供することが求められている[1]。

Ⅰ 神経難病領域におけるACPの特徴と課題

1. 難病とは

　現在の難病対策で用いられている「難病」という用語は，1955年頃から発生し始めたSMON（subacute myelo-optico-neuropathy：亜急性脊髄視神経ニューロパチー）への国家対策が始まるなか，1970（昭和45）年の衆議院補正予算委員会で初めて使われている。以来，「難病」という語は行政対策の通称となり，現在に至っている[2]。この「難病」あるいは「特定疾患」という用語は，諸外国にはない日本独特のものである[3]。

　1972（昭和47）年に難病対策要綱が策定され，この要綱のなかで，難病として行政的に取り上げる疾病（特定疾患）が整理された。その後，難病研究は進展していくが，同時に研究対象とする病気の数は徐々に増加し，数百の病気について疾患概念の確立や治療法の開発などの研究が進められることとなった。また，医療費助成の対象疾患としては，「診断基準が一応確立し，かつ難治度，重症度が高く，患者数が比較的少ないため，公費負担の方法をとらないと原因の究明，治療法の開発などに困難をきたす

おそれのある疾患」として，56疾患が特定疾患治療研究事業（医療費助成事業）の対象となった。

　難病対策にかかる経費はこの間に急速に増大したが，さらに公平性の観点において，難病に悩む患者とその家族から医療費助成の対象疾患のさらなる拡大と見直しの声も強く上がってきた。このような状況を克服するため，2014（平成26）年に持続可能な社会保障制度の確立と改革を推進するための法律として「難病の患者に対する医療等に関する法律」（以下，難病法）が成立し，翌年施行された。これによって，難病患者に対する医療費助成に消費税などの財源があてられることとなり，安定的な医療費助成の制度が確立した[4]。

2. 指定難病とは

　難病法では，医療費助成の対象とする疾患は新たに指定難病とよばれることとなった。難病は，①発病の機構が明らかでなく，②治療方法が確立していない，③希少な疾患であって，④長期の療養を必要とするもの，という4つの条件を必要とするが，指定難病にはさらに，⑤患者数が一定の人数（人口の約0.1％程度以下）に達しないこと，⑥客観的な診断基準（またはそれに準ずるもの）が確立していること，という2条件が加わっている。すなわち，指定難病は，難病のなかでも，患者数が一定数を超えず，客観的な診断基準があること（さらに重症度が一定程度以上であること）が要件として必要となる。指定難病は2018（平成30）年4月現在で331疾病であり，医療費助成が開始されている[4]。

3. 神経難病とは

　331の指定難病を疾患群別にみると，神経・筋疾患，代謝系疾患，皮膚・結合組織疾患，免疫系疾患，循環器系疾患，血液系疾患，腎・泌尿器系疾患，骨・関節系疾患，内分泌系疾患，呼吸器系疾患，視覚系疾患，聴覚・平衡機能系疾患，消化器系疾患，染色体または遺伝子に変化を伴う症候群，耳鼻科系疾患に分類される[5]。

　このうち，神経・筋疾患に含まれる神経系疾患はその疾患数も多く，また運動，嚥下，呼吸など日常生活を送るうえで必須となる身体機能が不可逆的に障害され，病気の進行に伴って障害はより重度になっていくという特性がある。神経難病がどのような疾患を指すかについての明確な定義はなく，上記のような疾患の総称とされている[2]。神経難病の代表的な疾患としては，筋萎縮性側索硬化症（amyotrophic lateral sclerosis：ALS），パーキンソン病，多系統萎縮症（multiple system atrophy：MSA），多発性硬化症，脊髄小脳変性症，進行性核上性麻痺（progressive supranuclear palsy：PSP），筋ジストロフィーなどがある。

　神経難病をめぐる保健医療福祉状況も時代とともに変化している。かつて神経難病の研究は病気の診断，病理変化を中心としていたが，今では遺伝子診断などの病因，発病機序，治療法の研究が中心となっている。

　1997（平成9）年からはQOLの向上を目指した福祉政策（難病患者等居宅生活支援

事業）の推進が図られ，ホームヘルパー派遣事業，短期入所事業，日常生活用具給付事業などが利用できるようになった。これらの制度の運用によって，神経難病患者にとっての在宅療養の場が整えられつつあるが，制度自体の問題点や地域による格差が大きいことなどが指摘されている。

神経難病の代表的疾患であるALSにおいては，2003（平成15）年，在宅ALS患者の療養生活の質向上について検討するために「看護師等によるALS患者の在宅療養支援に関する分科会」が設置された。このなかで，ALS患者の吸引は「家族以外の者による実施についても当面の措置としてはやむを得ない」とされた。その後，2011（平成23）年に「社会福祉士及び介護福祉士法」の一部を改正する法律が施行され，「介護福祉士及び一定の研修を受けた介護職員は，医療や看護との連携による安全確保が図られていることなどの，一定の条件のもとで『たんの吸引等』の行為を実施できる」こととなった。こうした医療行為の拡大は，今後の動向にも関心を払っていかねばならない課題である。

4. 疾患や障害の特性

神経難病と称される疾患には，ALS，多系統萎縮症，進行性核上性麻痺，パーキンソン病などの，成人になってから発症する神経変性疾患が含まれる。これらは経過が緩徐進行性で，嚥下障害，コミュニケーション障害，運動機能障害など，日常生活を送るうえで必須となる身体機能が不可逆的に障害され，疾患によっては生命維持に直結した呼吸の障害が起こるという特性がある。神経系疾患には難病といわれる疾患が多く，神経難病患者の多くは入退院を繰り返しながら療養生活を送っている。

神経難病の代表的な疾患であるALSは，運動ニューロンに変性が起こる原因不明で進行性の疾患であり，徐々に筋力低下と筋萎縮をきたす。そのため嚥下や発語を含む随意運動が行えなくなり，さらには呼吸筋麻痺が起こるために，人工呼吸器を用いなければ患者の80％は5年以内（平均3年）に死に至る[6]。ALSの発症やその進行は，患者本人はもちろんのこと，家族にも身体的，精神的，社会的，経済的打撃を与え，その打撃の大きさによっては在宅生活が破綻してしまうことさえある。

5. 神経難病領域からみたACPと意思決定支援の意義・意味

1）ACPの内容

ACPとは，年齢や健康段階を問わず，これからの医療に関する本人の価値観，人生の目標，意向を理解し，共有することを支えるプロセスのことである。ACPの目的は，重篤な慢性疾患にかかった患者が，自らの価値観や目標，意向に沿った医療を受けられる手助けをすることにある[7]。

ACPで話し合われる内容は，主に以下の4点である。
①病状認識の確認，今後心配に思っていること：病状認識があまりにも現状と解離している場合にはある程度修正する。
②患者本人，家族の価値観。

③今後の治療方針：しばしば医療者はこのことのみ（DNAR*も含む）を話したがるが，その理由を共有することが大切である。

④代理意思決定者の選定。

2）ACPの概念分析

田代らは，ACPの概念を先行要件，属性，帰結に分けて分析している（図6-1）[8]。

①先行要件：エンドオブライフ（人生の最終段階）の認識（将来の健康状態），将来の意思決定能力（将来の意思決定能力の低下）

②属性：患者らしさの探求（患者の価値観の理解，患者の治療・ケアの目標を探る），エンドオブライフケアの取り決め（将来の目標を考える機会をつくる，将来の医療・ケアの決定，代理の意思決定者を選定），患者主体の人生計画（意思決定への参加を促す，患者主体のプロセス，患者らしさを活かした計画），対話に基づく確かな共有（関係者全員の話し合い，家族との対話の促進，関係者間のコミュニケーション，意向の文書化），継続的な取り組み（振り返りの繰り返し，すべてのプロセス）

③帰結：エンドオブライフケアの向上（将来の会話の促進，アドバンスディレクティブの表明，延命治療の減少，患者・家族の心身の苦痛の軽減），患者・家族の満足（患者の望む医療の提供，患者・家族満足度向上）

以上，抽出されたACPを構成する概念から，患者本人の自己決定を主軸としながらも関係する人も含めた話し合いを繰り返していくことが重要であることがわかる。

先行要件	属性	帰結
【エンドオブライフの認識】 将来の健康状態 **【将来の意思決定能力】** 将来の意思決定能力の低下	**【患者らしさの探求】** 患者の価値観の理解 患者の治療・ケアの目標を探る **【エンドオブライフケアの取り決め】** 将来の目標を考える機会をつくる 将来の医療・ケアの決定 代理の意思決定者を選定 **【患者主体の人生計画】** 意思決定への参加を促す 患者主体のプロセス 患者らしさを活かした計画 **【対話に基づく確かな共有】** 関係者全員の話し合い 家族との対話の促進 関係者間のコミュニケーション 意向の文書化 **【継続的な取り組み】** 振り返りの繰り返し 全てのプロセス	**【エンドオブライフケアの向上】** 将来の会話の促進 アドバンスディレクティブの表明 延命治療の減少 患者・家族の心身の苦痛の軽減 **【患者・家族の満足】** 患者の望む医療の提供 患者・家族満足度向上

図6-1 ACPの概念分析

田代真理，藤田佐和（2017）．アドバンスケアプランニングの概念分析―がん患者の看護支援への有用性の検討．高知女子大学看護学会誌，43（1）：2-14. より引用

＊DNAR（do not attempt resuscitation）：患者本人または患者の利益にかかわる代理者の意思決定を受けて心肺蘇生法を行わないこと。

3）神経難病患者のACPの特徴

　神経難病の多くは根治療法がなく進行性である。予測困難さ，不確実性，医療依存度が高いなどの疾患特性がある。患者は，自身の確立されていた能力や機能が失われていく姿を目の当たりにする。その過程において迷いや怒り，抑うつなど様々な感情を経験する。神経難病患者とその家族は，患者の機能低下と減退化，"生きることを支える介護"がもたらす障害，コントロール喪失の脅えのなかで生活をしているととらえられ[9]，主体性を保ち生活を営むことに困難が生じやすいという状況に置かれている。しかし，このような日々の介護が必要とされる状況にあって，患者と家族は生活を立て直していかなければならない。

　「人生の最終段階における医療・ケアの決定プロセスに関するガイドライン」[10] では，時間の経過や心身の状態の変化，医学的評価の変更に応じて本人の意思が変化し得るものであることから，「本人が自らの意思を伝えられない状態になる可能性があることから，家族等も含めて話し合いが繰り返し行われることも必要である」としており，予測困難で不確実でありながらも進行する神経難病においては，話し合いを繰り返していくことが必須であるといえる。

6. 病状のステージとその時々の課題

1）診断確定時

　神経難病では，診断にたどり着くまでに数か月から数年を要していることが決して珍しくない。患者は，診断確定前には，病名がはっきりとわからず見通しが立たないことに不安を抱く。今の状況を説明できる医師に出会えるまで様々な医療機関を訪ね歩いたり，民間療法を試すこともある。診断が確定すると，悩んできた症状にある程度の説明が得られたことに安堵する一方で，難病で慢性進行性，治療法が未確立ということに衝撃を受け，混乱や怒りを抱く。

　患者もその家族も一つの心理的状態にとどまるというよりは，不安定で揺れやすい心理状態にあるため，看護援助はその時々に合わせて対応していかなければならない。たとえば，今は患者が建設的に取り組んでいても，合理的に考えられなくなることもある。その時々の状況に合わせて，時間の経過を待ったり，タイミングをみて促すといった臨機応変な対応をしていくことが大切である。共感的に傾聴し，今後も相談にのる準備があることを伝え，情緒的支援を継続していく。

2）病状進行時期

　神経難病では，運動，嚥下，呼吸など日常生活を送るうえで必須となる身体機能が不可逆的に障害され，病気の進行に伴って障害はより重度になっていくという特性がある。また，コミュニケーション障害が起こる疾患が多いため，意思疎通が立ち行かなくなるという不安や恐怖，いら立ち，抑うつなどの心情は想像にかたくない。患者が先行きの見えない不確かな状況に置かれていることを理解し，一見すると非効果的な対処（コーピング）であっても，いったんは受け止め，徐々にすり合わせをしていくことが課題といえる。

また，患者をサポートする家族には，新たなケア方法を習得し続けるなど，長期にわたって生活を変更することが求められる。医療者は患者の機能低下を見越して準備することを勧めがちであるが，回復を願っている家族にとって，それは患者の機能低下を認めることであり，その抵抗感と現実との間で身動きがとれない状況へと追い込むことになりかねない。

なかでも，人工呼吸器の装着は，意思決定の最たるものとして多く論じられている。日本神経学会は，「筋萎縮性側索硬化症診療ガイドライン」のなかで，「ALSの場合は人工呼吸器を装着することにより，延命を図ることができる」[11] としているが，人工呼吸器装着の意思決定は，それで終わるのではなく，その判断に基づいた療養生活が続いていく。人工呼吸器の装着に際しては患者の意思を中心に据え，家庭・医療・経済，社会的な環境を整えることが大切である[12]。また，人工呼吸器を装着するか否かを決めるにあたっては，患者本人の価値観，家族の価値観，そして医療者も含めた周囲の人の価値観が影響し合い，葛藤が生じる。この葛藤を整理して，どちらを選択してもこれまでどおりのケアを受けることができることを保証した環境を提供し，患者・家族が十分に吟味したうえで選び取ることが重要である。

II 意思決定支援の方法とポイント

1. 病状のステージとその時々の課題

Claytonらは，エンドオブライフ（人生の最終段階）に関する話し合いに役立つものとして「PREPARED」の枠組みを提言した。ここには，ACPを推進するうえで重要となる8つのポイントがあげられている（**表6-1**）[13]。この8つの要素を状況に合わせて取り入れることがACPの推進に有用である。以下，事例をあげて「PREPARED」の枠組みを解説する。

表6-1 ACPと人生の最終段階の問題に関する話し合いに役立つ提案

P （Prepare for the discussion）	できれば話し合いの準備をする
R （Relate to the person）	本人との関係性を構築する
E （Elicit patient and caregiver preferences）	患者の意向を聞き出す
P （Provide information）	患者と家族両方の個別のニーズに合わせた情報を提供する
A （Acknowledge emotions and concerns）	感情と気がかりを受け入れる
R （Realistic hope）	現実的な願いを抱く
E （Encourage questions）	質問と詳しい話し合いを促す
D （Document）	記録に残す

Clayton JM, Hancock KM, Butow PN, et al（2007）. Clinical practice guidelines for communicating prognosis and end-of-life issues with adults in the advanced stages of a life-limiting illness, and their caregivers. Medical Journal of Australia, 186 (12 Suppl)：S77. より引用

2. 情報提供の仕方

　Aさんは，50歳，男性のALS患者である。Aさんは48歳の頃，上肢の力の入りにくさを自覚し，近医を受診したが問題ないといわれた。しかし，その後も症状は改善することなく，そのうち下肢の力も入りにくくなり，仕事で外回り中に階段の昇降がしにくかったり，つまずいたりすることが増えてきた。50歳のときに神経内科を受診し，入院精査しALSと確定診断された。現在の神経内科的所見として，四肢の脱力，痙縮，筋萎縮，嚥下障害，呼吸機能の低下がある。

　Aさんは神経内科を受診する以前から，自分の症状についてインターネットなどで調べていた。「筋萎縮性側索硬化症診療ガイドライン」[11]の患者調査でも，患者は病気について，できるだけ早い段階で十分に知りたいと思っているという結果がうかがえる。もちろん，患者や家族が気持ちの準備ができているかを確認する必要はあるが，神経難病では病気とともにありながら，年単位の人生を主体的に選び取っていかなければならず，病気について正確な情報を得ることは重要といえる。

1）R（Realistic hope）：現実的な願いを抱く

　告知の際に，医療者は患者の願いを後押ししようとして誤解を招くような情報を伝えてはならない[13]。Aさんへの告知は，本人の希望どおり，Aさんと妻，長男の同席のうえで行われ，医師が病名および予後について説明した。告知後，Aさんは，「覚悟はしていたけれど，やっぱりショックだった。先生の話は，調べて知っていたものだったので理解はできた」「近くに頼れる人がいないので，自分たちで何とかしていかないといけない。仕事のことも，妻や子どもへの責任も果たしたい。できるだけ迷惑をかけたくない」と話した。妻は，「だんだん悪くなっていく夫と向き合って，生活も維持していけるでしょうか。これからのことを考えると不安。何かしなければと思うのですが，何から手をつけてよいかわからない。息子にはあまり負担をかけたくないと思うのですが」と泣き崩れた。長男は，「正直，うろたえてしまった。まだ整理ができていないが，自分がしっかりしないといけないと思う」と話した。

2）R（Relate to the person）：本人との関係性を構築する

　告知直後の時期は，相手の心に寄り添い援助関係を構築していくことが大切である[13]。Aさん，妻，長男は衝撃を受けているが，3人のなかでは，Aさんが一番精神的動揺が少なく，現状に建設的に取り組み始めているように見受けられる。これには，Aさんが症状を自覚してから告知を受けるまでの2年間で，少しずつ情報を集め，認識し始めてきたことや，父親であり一家の大黒柱であるという役割から，感情の表出を控えていることが考えられる。このように，患者とその家族員で心理段階が同じではないことも多いため，個別に情緒的支援を行う。

3．本人の希望と意向の引き出し方

1）P（Provide information）：患者と家族両方の個別のニーズに合わせた情報を提供する

人工呼吸器装着の選択において，装着しない理由としては「家族に迷惑をかけてしまう」「呼吸器を着けて生きることに何の望みがあるのか」「そこまでして生きたくない」というものがあり，装着する理由としては「孫の成長を見守りたい」「生きていたい」「家に帰りたい」[14] があり，葛藤のなかで揺れ動いていることがわかる。人工呼吸器の装着は生命に直結する決断となるため，どちらを選択してもその状況での最良の医療やケアを提供することを保証する。また，説明の際は専門用語を使わず，患者・家族が理解できる表現を心がける[13]。

人工呼吸器装着のほかに，今後，Ａさんの四肢の運動機能の障害は，家族生活の課題としてますます顕在化してくることが予測される。近い将来に考えられることとしては，上下肢の筋萎縮と筋力低下により，移動に支障をきたすことがあげられる。自宅での生活動線をシミュレーションし，可能な限り安全で安楽な方法を検討する。これには，家族全員の協力が必要となる。

また，嚥下障害の進行については，定期的に本人の自覚による評価と言語聴覚士による評価を行う。食事にかかる時間や食事中のむせや痰，咀嚼の様子，飲み込み方，排便状況を観察し，本人の希望と症状に見合った食事形態を考えていく。

2）A（Acknowledge emotions and concerns）：感情と気がかりを受け入れる

自宅へ退院する際には，介護者となる妻へ情報を提供し，病状やケアの方法について教育をしながら，自宅で可能な方法について話し合っていく。患者と介護者の恐怖心や気がかり，および話し合いに対する感情面の反応を探り，受け入れることで，本人の決断を支えていく[13]。

Ａさんは可能な限り仕事を続けることを望んでおり，勤務先の会社も協力的であるため，会社までの交通手段や会社内での活動動線について相談にのる旨を伝えた。

4．支援内容

1）教育と新しい役割取得

Ａさんは，入院前から自分でインターネットなどを利用して病気について調べており，告知してほしいという意向をもっていた。Ａさんは，情報を探索し活用して判断する力を有していると考えられる。しかし，告知によって衝撃を受けているなかで，Ａさんが実際にはどの程度病気に関する情報を受け止める準備が整っているかをアセスメントしながら教育をしていく必要がある。

主たる介護者となる妻のアセスメントは，今後の生活を確立していくうえで重要となってくる。現在は精神的動揺が大きいこと，何かしらの手技の習得が早急には必要でないことを考えると，今すぐに現実的な目標を設定し，共有を促すよりは，情緒的支援を行うことを優先するべきである。今は情緒的支援を行いながら，病気をどのよ

うにとらえているか，医師の説明をどのように理解しているかを確認し，正しい理解については強化し，誤っている点については再度医師からの説明の場を設定するなどして修正し，曖昧な部分については補足の説明を行うこととした。

2）意思決定のためのコミュニケーションの強化

今は，Aさんに決定権があるが，これからはその比重が妻や長男にかかってくるものと思われる。決定権が揺らぐ時期は家族としても揺らぎやすく，それまで解決できていた問題が同じようにできないことも起こってくる。ほかに頼れる親族や社会資源がない現状を考えると，問題があっても未解決なままとなることが予測される。

インフォームドコンセントを得る過程において，患者の意思が確認できない状況では，通常は家族に意思決定を求めてきた。しかし，ACPのプロセスでは本人の意思を最重要視し，本人とコミュニケーションをとれない場合に，家族などの信頼できる人に本人の意思を推定してもらい，代理意思決定者として意見を表明することが求められる。もちろん，家族自身も個人の価値観や心理状態があり，本人の意向との間で葛藤を抱えることもあり得るので，家族の情緒的支援と代理意思決定者としての意思表明を支援することは並行して行われるべきである。

神経難病と歩む年月のなかで，代理意思決定者が本人の意思を推定できるようにサポートを続けることで，患者のコミュニケーション障害が進行した時期においても，Aさんがこれが今の自分の決定の仕方だといえるような方法を獲得できるものと考える。

5. サポート体制の強化

1）家族の対処行動や対処能力の強化

負担の大きい妻の役割を軽減するために，家族と共に役割調整を考え，ソーシャルサポートも検討する。援助が見込める親族や社会資源について情報を把握し，家族の要望を確認しながら，支援ネットワークを構築していく。

Aさんの勤務先では，Aさんの病気を知ったうえで協力が得られることになったため，特定疾患受給者証や身体障害者手帳の取得について情報を提供する。介護保険については，現在は対象とはならないが，病気の進行により将来的には必要となるため，家族が判断しやすいようにメリットとデメリットなど情報を整理して伝える。

ALSのケアが可能な訪問看護についても情報を集める。ほかに頼れる親族がいない場合は，患者会や家族会を紹介するなど精神的支援を得られる場を準備しておくことは介護生活を支えるうえで重要になる。

2）医療者の「死生観」を育む

看護師の多くが，一度はデーケン（Deeken, A）やキューブラー・ロス（Kübler-Ross, E）など，「死」に関する書物を見聞きしたことがあると思われる。しかしながら，患者の人生の終焉にまつわる苦悩と向き合う場面で，自分の言葉として表現できているだろうか。看護師は「死」と向き合うことの多い職種であるが，死を語ることを「縁起でもない」「滅相もない」と考える習慣は，われわれ医療者にも存在していると感じる。

死や老い，病気について考えることや語ることは，ACPを推進するにあたって避け
ては通れない。患者や家族の選択を支えるためには，われわれがまず自身の死生観を
育み，死を忌避せず，考えることができる場をつくることが重要である。時には，カー
ドゲームをしながら死について考えるというユニークなアイテム“もしバナゲーム”を
用いることも有用である。

文　献

1）檜垣由佳子，鈴木正子（2002）．神経難病患者の病む体験．日本難病看護学会誌，6 (2)：136-146.
2）川村佐和子（2005）．難病者とともに生きる家族．家族看護，5：6-11.
3）平成13年度特定疾患患者の生活の質（QOL）の向上に関する研究班（2002）．神経難病患者におけるサポートマニュ
アル─心理的サポートと集団リハビリテーション．
4）難病情報センター．2015年から始まった新たな難病対策．
〈http://www.nanbyou.or.jp/entry/4141〉[2018．November30]
5）難病情報センター．病気の解説・診断基準・臨床調査個人票の一覧，疾患群別索引（神経・筋疾患）．
〈http://www.nanbyou.or.jp/entry/5347〉[2018．November30]
6）平井俊策，森松光紀，江藤文夫，他（2004）．目でみる神経内科学．第2版．医歯薬出版．
7）Sudore RL, Lum HD, You JJ, et al（2017）．Defining Advance Care Planning for Adults：A Consensus
Definition From a Multidisciplinary Delphi Panel．Journal of Pain and Symptom Management, 53（5）：
821-832.
8）田代真理，藤田佐和（2017）．アドバンスケアプランニングの概念分析─がん患者の看護支援への有用性の検討．
高知女子大学看護学会誌，43 (1)：2-14.
9）野嶋佐由美（2005）．難病状態にある病者とともに生きる家族を支える看護．家族看護，5：12-20.
10）厚生労働省（2018）．人生の最終段階における医療・ケアの決定プロセスに関するガイドライン．
〈https://www.mhlw.go.jp/file/06-Seisakujouhou-10800000-Iseikyoku/0000197721.pdf〉[2018.
November30]
11）日本神経学会（監）（2013）．筋萎縮性側索硬化症診療ガイドライン2013.
〈https://www.neurology-jp.org/guidelinem/als2013_index.html〉[2018．November30]
12）本田彰子（2005）．患者および家族の意思決定への支援─筋神経系難病患者の人工呼吸器装着決定に焦点を当てて．
家族看護，5：40-45.
13）Clayton JM, Hancock KM, Butow PN, et al（2007）．Clinical practice guidelines for communicating
prognosis and end-of-life issues with adults in the advanced stages of a life-limiting illness, and their
caregivers．Medical Journal of Australia, 186 (12 Suppl)：S77.
〈https://www.mja.com.au/journal/2007/186/12/clinical-practice-guidelines-communicating-
prognosis-and-end-life-issues-adults〉
14）森本順子，宇都宮和子，宇田川惠子（1999）．人工呼吸器装着の選択における意思決定時の心理─筋萎縮性側索硬
化症患者を通して．第30回日本看護学会論文集 成人看護Ⅱ：69-70.
15）Institute Advance Care Planning：もしバナゲーム．
〈https://www.i-acp.org/game.html〉[2018．November30]
16）金子智美，野嶋佐由美，長戸和子（2009）．筋萎縮性側索硬化症（ALS）病者の主介護者による家族コントロールの
プロセス．家族看護学研究，14 (3)：11-19.

7 循環器ケア領域における アドバンス・ケア・プランニング （ACP）

Ⅰ 循環器ケア領域におけるACPの特徴と課題

　循環器ケア領域について解説するにあたり，事例として心疾患の既往がある88歳の男性が心肺停止寸前の状態で救急搬送されてきた場面を考えてみよう。循環器内科医は患者に初期治療を施したが，かなり厳しい病状である。循環器内科医は，患者の家族に病状を説明している。

　循環器内科医「お父さまは心不全で危篤状態です」

　娘「えっ！ まさか死んじゃうってことはないですよね？」

　循環器内科医「救命できる確率はかなり低いと思います」

　娘「そんな…昨日まで元気だったのに。そんなことがあるんですか？ とりあえず，可能な限り延命してください」

　循環器領域において救急対応は日常業務である。そのなかでこのようなやりとりを交わすことは珍しくない。

1. 日本の高齢化の状況 「超高齢社会＝多死時代」

　日本は超高齢社会に突入し，2025年には団塊世代が75歳となり，2042年には65歳以上の人口は3,935万人とピークを迎える。2065年には高齢化率は38.4％に達すると試算されている[1]。すでに病院は高齢者であふれている。循環器領域も同様の状況であり，高齢患者が多く，80歳代，90歳代，そして100歳を超える患者も珍しくない。

　2017年，日本人の平均寿命は女性87.26歳，男性81.09歳である[2]。日本人の死亡数曲線[3]は，70歳を超えると崖から転げ落ちるかのように下降線をたどる。70歳を過ぎたら，だれでも，いつでも，死に至る可能性が高くなってくる。生き物である限り死は必然であり，人間の死亡率は100％である。

　死亡数は2015年で年間およそ130万人であり，今後も増加傾向をたどり，2040年頃にピークとなり年間170万人ほどに達する見込みである[1]。今から20年後には，現在60歳前後の人が多死時代のピークに死を迎える主体になる。つまり，60歳前後の親をもつ

人が，2040年頃に家族の死のマネジメントをすることになる。2030年から2060年にかけては，現在よりも死者が年間30万〜40万人多いという環境が続く。ベビーブームならぬデスブームであり，死のマネジメントを競い合う時代になるともいえる。現在60歳前後の人は自分のこととして，またその年代を親にもつ子ども世代，つまり現在30〜40歳代の人こそ「未曾有の超多死時代」にどう備えるかを真剣に考えなくてはいけない。

2. 循環器系疾患の特徴：高齢者は潜在的心臓病患者

　一般的に，がん患者はがんに罹患してからもしばらくは普通に活動することが可能である。がんの場合，死亡前の1〜2か月で急激に病状が悪化し死に至る。つまり予後の予測がつきやすく，自分の将来について考える時間がある。命の有限性を自覚し，死を覚悟して心の整理をし，備えることができる。

　一方，心不全患者は，増悪と寛解を繰り返しつつ病状は徐々に進行し，活動度が低下していく。一時的な悪化（急性増悪）の際に突然死することも珍しくない（図7-1）[4),5)]。この急激な病状悪化，突然死こそが循環器疾患患者の特徴である。がん患者と異なり，予想外のタイミングで死に直面する可能性を秘めており，死を覚悟する機会がないケースが多い。これが循環器ケア領域においてACPが普及していない1つの理由でもある。そしてその結果，病状が悪化して患者の意思決定能力が低下した時点での支援となり，難渋することがしばしばある。

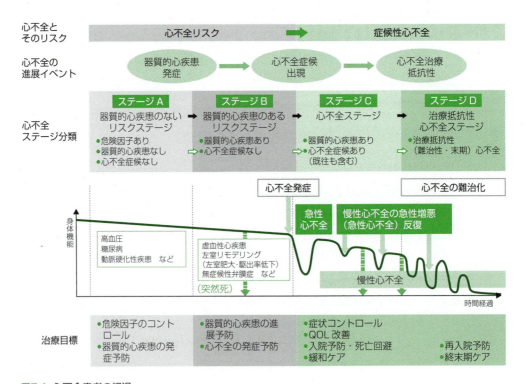

図7-1　心不全患者の経過

最も典型的なケースは，院外心停止である。病院外で心肺停止に陥る人は年間約12万人，そのうち心臓が原因である心原性心肺停止は7万人にも及ぶ。また，院外心肺停止患者の約70％が70歳以上の高齢者である[6]。心臓は全身に血液を送り出すポンプであり，1日に約10万回拍動し続けているため，経年劣化が生じる。高齢者の心臓は生理的に劣化しているため，高齢者全員が広い意味での「心臓病」ともいえる。高齢者はだれでも心不全や突然の心肺機能停止状態になり得る。

3. 心原性心肺停止患者の予後

80歳代以上で心原性心肺停止に陥ると，1か月後の社会復帰率は1〜3％ほどである[6]。心肺停止患者は，遭遇した一般市民や救急隊など医療スタッフに心肺蘇生術を施される。胸骨圧迫で胸骨や肋骨が折れることがしばしばある。時に気胸や血胸に至る。1％前後しか助からない高齢者を，まるで痛めつけるかのように胸を圧迫し，骨折や内臓損傷を引き起こし，気管挿管チューブから血液が噴き出す，地獄絵のような心肺蘇生現場がまれならず経験される。これは結果的には高齢者への虐待ではないかと問題提起する声もある[7]。

4. 2つのギャップが生み出す望まない展開

冒頭であげた88歳の男性の娘との会話の場面に戻って考えてみよう。

命は有限であり，人間の死亡率は100％である。88歳であれば，いつ亡くなっても不思議ではない。しかし，娘の「えっ！ まさか死んじゃうってことはないですよね？」という言葉には「人間の死亡率は100％」という現実とのギャップが生じている。また，「可能な限り延命してください」という言葉は，患者本人の意思に基づいた意見である場合や，あらかじめ家族が熟考したうえでの意向であれば尊重する必要はあるが，実際にはそうではないことが多い。それらの言葉は，「わからないので」「何となく」「とりあえず」の判断，つまり自動思考であり，問題の先送りといえる。

内閣府の「高齢者の健康に関する意識調査」[8]によると，延命治療を積極的に希望する人は4.7％であった。わからない3.4％，その他0.8％を除く90％以上の人が延命を希望せず，自然に任せてほしいと希望していることになる。先ほどの88歳の男性の娘の「とりあえず，可能な限り延命してください」という言葉と，「自然に任せてほしい」という多くの高齢者の言葉との間に，もう一つのギャップが生じている。

その結果，気管挿管，人工呼吸器，経皮的補助循環，各種点滴など，様々な高度医療機器が患者に装着される。もちろん，なかには奇跡的な回復を示す患者もいるが，治療に難渋することのほうが多い。命をとりとめたとしても，人工呼吸器からの離脱が難しく，気管切開が必要になることもある。禁食期間が長くなれば嚥下機能が低下し，誤嚥性肺炎を繰り返したり，胃瘻が必要になることもある。認知症が進行することも珍しくない。入院臥床が長期に及び，体力が落ち，日常生活が困難となり，自宅への退院ができなくなり，転院先として長期療養型医療施設や福祉施設を探してもなかなか見つからなかったり，やむなく自宅に帰っても家族による介護が困難になった

り，と様々な問題に直面する。本人も家族も，こんなはずではなかったという展開になることが多々ある。延命治療が，本当に本人や家族のためになっているのだろうか，幸せなのだろうか，と医療者もジレンマに陥ることがしばしばある。

通常の外来で高齢患者と話していると，多くの人が「ポックリ逝きたい」，いわゆる「ピンピンコロリ」で死を迎えたいと話す。そう話していた高齢者が，突然，瀕死の状態で搬送され，救命治療や延命治療を施されることは，ピンピンコロリの絶好のチャンスをつぶしてしまっているのではないかと思うことが多々ある。このようなギャップは，なぜ生まれるのだろうか。

Ⅱ 意思決定支援の方法とポイント

1. 対話の重要性

2017（平成29）年度の「人生の最終段階における医療に関する意識調査」によると，人生の最終段階における医療についての家族との話し合いの有無について[9)]，医療関係者以外の一般の人では「詳しく話し合っている」と答えた割合は2.7％，「一応話し合っている」が36.8％，「話し合ったことはない」が55.1％であった。「一応」とは，十分とはいえないという意味を含んでおり，「命」にかかわる問題に対しては不十分なのではないだろうか。つまり，一般の人の97％は，十分な話し合いができていないと解釈できる。

心原性の急性増悪が疑われる高齢者の救急対応において，人は「とりあえず」延命治療を選択する。デフォルト（初期設定）が延命である。しかし，あらゆる最新医療技術を駆使して，単により長く生きること，「生命」の限界まで目指すことをデフォルトとしてよいのだろうか。「長寿＝幸せ」か，「幸せとは？」と，次々と疑問が湧いてくる。

心理学者セリグマン（Seligman, Martin EP）は，幸せについて "PERMA" というフレームワーク（枠組み）を用いてとらえることを提唱した[10)]。セリグマンによると，人が幸福を感じるための構成要素には，以下の5つがある。

①P（Positive emotion）：ポジティブ感情をもって前向きに生きる。

②E（Engagement）：仕事や趣味など何かに真剣に取り組んでいる，打ち込んでいる。

③R（Relationship）：良き家族，良き友人，良き同僚など良好な人間関係を構築している。

④M（Meaning）：自分が行っていることに大きな意味や意義を感じる。

⑤A（Achievement）：目標をもち，それに向かって邁進したり，達成したりする。

重篤な疾患を抱えている若年の患者などで，「生きる」こと自体に価値を感じるケースはもちろんある。そのような人は「生きる」ことに強いエネルギーを向けており，それを支えるために無条件に医療を施すことは当然である。しかし，そのような疾患のない大半の人においては，単に生きる（生存欲を満たす）だけでは，「生きる」ことへ

の強いモチベーションが生まれにくく，また社会的生物である人間としての人生とはいえないと筆者は考える。

単なる長寿から，PERMAを1つでも満たすような「生」へのシフトが望まれる。自ずと生きがいを感じるようになり，「生」にポジティブになり，それは同時に「死」への姿勢もポジティブになるのではないだろうか。

デーケン（Deeken A）は，死には以下の4つの側面があるとしている[11]。
①心理的な死：生きる喜びの喪失
②社会的な死：社会との接点の喪失
③文化的な死：文化的な潤いの喪失
④肉体的な死：肉体の喪失

デーケンによると，われわれが通常「死」と考えている「肉体的な死」は「死」の一側面にすぎない。生きる喜びを失った人や社会的に孤立している人も，すでに死んでいると解釈することもできる。これらはPERMAと合致する部分も多く，肉体的な死のみにこだわることの問題点を再認識させてくれる。

2. 平均余命の認識

筆者は循環器外来を受け持つ際には，カルテにその患者のPERMAの要素を記載している。そして，もう一つ記載しているものが，平均余命である。日本人の平均余命は厚生労働省から発表されているので[12]，患者には「あなたと同じ年齢の日本人男性（女性）の平均余命は○年です」と伝えている。「あなたの平均余命は○年です」や「あなたの命はあと△年です」など，「あなた」と限定する表現は避け，一般的な日本人の統計データを示している。

自分の余命の目安を知ることはタブーではなく，むしろ現在の生のなかで幸せを助長する。前出のデーケンは，「死生学によって『死』について学んでいれば，同時に生きることの尊さも発見できるのです」「死について考えれば考えるほど，自分の生きている時間は限られていると認識できます。時間の尊さを意識すれば，それは『今という時間を大切に，精一杯生きること』を考える『命の教育』になるのです」と述べている[11]。

3. ACPの本質

患者本人が自分の余命の目安を意識し，そしてPERMAや「生きがい」を言語化でき，それを家族や周囲の人たちとシェアする。筆者はこれがACPの本質と思う。

「死」を話題にすることに抵抗感を感じる人は多いが，一方で，経験上，「死」が比較的身近な職種の家族では「死」を抵抗なく話題にできるケースが見受けられる。たとえば，医療や生命保険，葬儀などにかかわる職種である。信仰している宗教がある人も抵抗感がないことが多い。つまり，「死の話題はタブーである」ことは是正し得ない真理ではないということである。

たとえば，日本の国民的漫画である「サザエさん」一家のお茶の間の場面を思い浮

かべてほしい。一家そろっての場面で，波平やフネの「死」について語り合っている。本人たちも，息子のカツオも，孫のタラちゃんも意見を言う。このように，「死」の話題を身近にして，自分の価値観や死生観を確認し，それを身近な人たちと共有する文化をつくっていくことで，ACPが運用しやすくなることが期待できる。

筆者はHappyです倶楽部（Happy Death Club）という団体を主宰し，「死を語り合う文化構築×レジリエンス」を目指し，一般市民および医療者向けセミナーを開催している[13]。レジリエンスは，折れない心，耐久力，復元力といった意味である。「死」そのもの，あるいは「死」の話題を初めに家族に切り出す際に，このレジリエンスのスキルを応用する。

また，循環器専門医の木村一貴医師は，患者と医師をつなぐメディカルシステムとしてドクターエンライト（Dr. Enligt）[14]を起業し，3次元コンピュータグラフィックスにより，病気や治療，生活指導などを説明する動画を作成し，ACPの普及についても患者・家族の理解を促進している。その動画はあたたかで親しみやすく，「死」を語ることへの抵抗感を軽減してくれる。

4. ACPの手順

循環器領域におけるACPについて，アメリカ心臓協会（American Heart Association：AHA）は，以下の①〜④のように段階的に行うことを提案している[15]。
①参加者を決め環境を設定する。
②患者や家族が知っていること，知りたいことを確認する。
③患者の意向を確認し目標を定める。
④患者と家族と共に目標のための治療方針を定める。

手順そのものは，他疾患と相違はないが，特に循環器疾患の場合は，急に病状が悪化した際にどこまでの治療を施すのかをあらかじめ相談しておくことを勧めている。心肺蘇生術，気管挿管，腎代替療法，強心薬や昇圧薬の使用，心臓カテーテル，手術，補助循環，ペースメーカーや植え込み型除細動器などのデバイスなど，想定される治療について，それらの目的やメリット，デメリットを提示する。また，本人の病状やQOLだけでなく，それらを選択した場合と選択しなかった場合，患者を支える家族のQOLについても言及する必要がある。

本項は，高齢患者を中心に話を進めたが，循環器領域の患者は決して高齢者だけではなく，若年の心筋症・先天性心疾患患者，重症慢性心不全患者，重症不整脈患者など様々である。「死」や「生」に対する価値観は人によって様々であり，年齢や基礎疾患，病態，重症度によっても大きく異なるだろう。患者や家族がどのような価値観や考え方をもっていても，そこに正解や良し悪しはない。しかし，それらをふだんから繰り返し考え，そして身近な人たちとシェアすることが，本人だけでなく周囲や社会のために役立つということは，すべての人において共通事項である。

循環器疾患は予想できない最期になりがちだからこそ，「死」をタブー視せず，何気

ない日常で語り合い，死生観や価値観を共有し合う文化が重要である。そうした文化のなかから，ACPが当たり前となることを期待する。

▎文　献

1）内閣府（2017）．平成29年版高齢社会白書．
　〈https://www8.cao.go.jp/kourei/whitepaper/w-2017/html/zenbun/index.html〉[2018．December 3]
2）厚生労働省（2017）．平成29年簡易生命表の概況．平均寿命の国際比較．
　〈https://www.mhlw.go.jp/toukei/saikin/hw/life/life17/dl/life17-04.pdf〉[2018．December 3]
3）厚生労働省（2007）．第20回生命表．
　〈https://www.mhlw.go.jp/toukei/saikin/hw/life/20th/p03.html〉[2018．December 3]
4）日本循環器学会，日本心不全学会，他（2017）．急性・慢性心不全診療ガイドライン（2017年改訂版）．
　〈http://www.j-circ.or.jp/guideline/pdf/JCS2017_tsutsui_h.pdf〉[2018．December 3]
5）厚生労働省．脳卒中，心臓病その他の循環器病に係る診療提供体制の在り方に関する検討会．脳卒中，心臓病その他の循環器病に係る診療提供体制の在り方について（平成29年7月）．
　〈https://www.mhlw.go.jp/file/05-Shingikai-10901000-Kenkoukyoku-Soumuka/0000173149.pdf〉[2018．December 3]
6）総務省消防庁（2017）．平成29年版 救急救助の現況．Ⅰ 救急編．
　〈http://www.fdma.go.jp/neuter/topics/kyukyukyujo_genkyo/h29/01_kyukyu.pdf〉[2018．December 3]
7）矢作直樹，野々木宏（座長），舟田晃，濱邊祐一，箕岡真子，他（演者）（2017）．超高齢社会における心肺蘇生判断を問う―日本人の死生観とエビデンスの見地から．第81回日本循環器学会学術集会 シンポジウム．
8）内閣府（2012）．高齢者の健康に関する意識調査（平成24年）．
　〈https://www8.cao.go.jp/kourei/whitepaper/w-2013/zenbun/s1_2_3_04.html〉[2018．December 3]
9）厚生労働省（2017）．平成29年度 人生の最終段階における医療に関する意識調査．
　〈https://www.mhlw.go.jp/file/05-Shingikai-10801000-Iseikyoku-Soumuka/0000200732.pdf〉[2018．December 3]
10）Seligman MEP（2011）/宇野カオリ（監訳）（2014）．ポジティブ心理学の挑戦―"幸福"から"持続的幸福"へ．ディスカヴァー・トゥエンティワン，p.33-42．
11）Deeken A（2003）．よく生き よく笑い よき死と出会う．新潮社，p.112，168-169，227
12）厚生労働省（2017）．平成29年簡易生命表の概況，主な年齢の平均余命．
　〈https://www.mhlw.go.jp/toukei/saikin/hw/life/life17/dl/life17-02.pdf〉[2018．December 3]
13）Happyです倶楽部（2017）．〈https://www.facebook.com/Happy.death.club/〉[2018．December 3]
14）Dr. Enlight（2018）．心不全のアドバンス・ケア・プランニング．
　〈https://www.drenlight.com/lineup/〉[2018．December 3]
15）Allen LA, Stevenson LW, Grady KL, et al（2012）．Decision making in advanced heart failure：a scientific statement from the American Heart Association．Circulation，125（15）:1928-1952．

第Ⅱ章　医療・看護・介護の場におけるアドバンス・ケア・プランニング（ACP）

8 透析ケア領域における アドバンス・ケア・プランニング（ACP）

Ⅰ 透析ケア領域におけるACPの特徴と課題

1. 透析療法とは

　透析療法は腎不全の治療法で，血液透析と腹膜透析がある。腎不全に伴って尿として排泄できず身体にたまった水分や老廃物（尿毒素）を，透析器や腹膜を使用して除去する。

　腎臓には，尿の排泄（調節）とホルモン産生という2つの重要な機能があるが（図8-1），腎不全では，糖尿病，腎炎，妊娠などを契機にこれらの機能が低下し，寛解・増悪を繰り返しながら徐々に機能不全に陥っていき，治癒することはない。

　腎機能が低下し尿量が減少すると，尿として捨てていた余分な水分だけでなく，一緒に排泄されていたクレアチニン（creatinine：Cr）や血中尿素窒素（blood urea

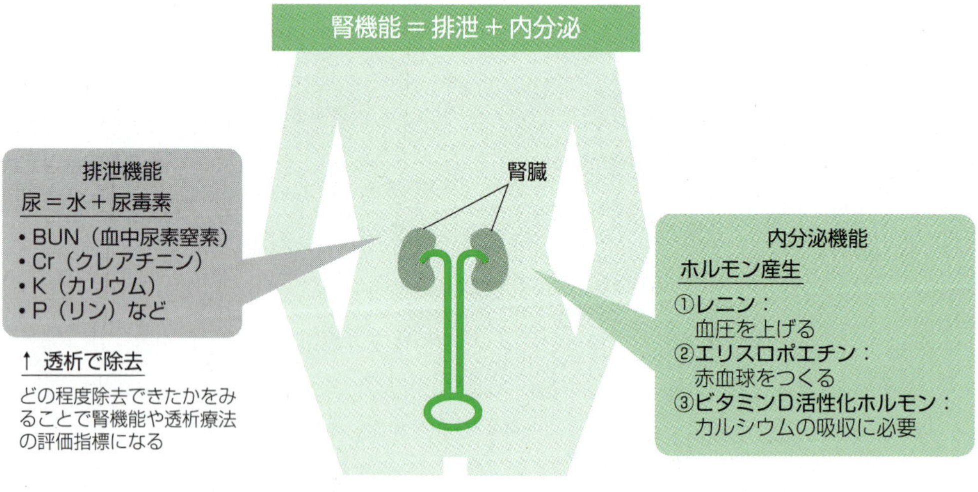

腎機能 ＝ 排泄 ＋ 内分泌

排泄機能
尿＝水＋尿毒素
- BUN（血中尿素窒素）
- Cr（クレアチニン）
- K（カリウム）
- P（リン）など

↑透析で除去
どの程度除去できたかをみることで腎機能や透析療法の評価指標になる

腎臓

内分泌機能
ホルモン産生
①レニン：
　血圧を上げる
②エリスロポエチン：
　赤血球をつくる
③ビタミンD活性化ホルモン：
　カルシウムの吸収に必要

図8-1 腎臓の機能

nitrogen：BUN) なども身体にたまっていく。その結果，浮腫，高血圧，高カリウム血症，肺水腫，心不全，尿毒症，感染症などを引き起こし，やがて死に至る。透析療法はこれらの合併症を予防し生命を維持するための手段であり，生涯続けなければならない。また，透析療法を行っていたとしても，それだけで腎臓の働きを代替できないため，水分制限をはじめ様々な自己管理が必要となる。

近年では，透析患者数の増加（図8-2），原疾患を糖尿病とする患者の割合の増大，患者の高齢化，透析期間の長期化[1]とこれらに伴う医療費の高騰のほか，介護者の不在や高齢化，一人世帯の急増などの社会的背景による課題も増えている。

2. 透析ケアにおけるACPの特徴と課題

1）後回しにされがちなACP

透析療法を導入すると，たとえ患者にどのような思いがあっても，透析を受けないという選択はない。これが患者・家族の「諦め」を生み，「他人任せ」の意識を強めることがある。医療者側も，「とうとう透析になってしまった」とうつむきがちになる患者・家族の気持ちをどう前向きにしていくか，より良い透析ライフをどう受け入れていけるかという姿勢でいるため，不安の強いこの段階では，終末期や死に関する話題は意識して避けたり後回しにしがちである。

では，もっと早い段階ではどうだろうか。慢性腎不全*早期では，自己管理などに

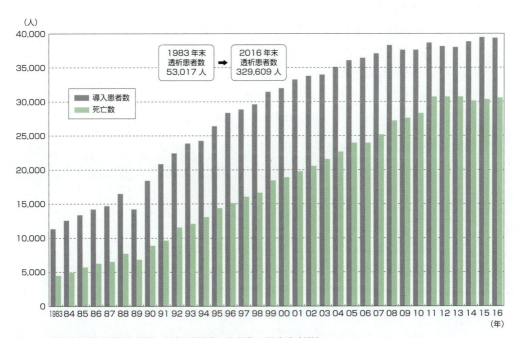

図8-2 透析患者数（透析患者数，新規透析導入患者数，死亡患者数）
日本透析医学会統計調査委員会 (2013, 2016)．わが国の慢性透析療法の現況．より引用

*慢性腎不全：徐々に糸球体濾過量が低下する症候群。原疾患として，慢性糸球体腎炎，糖尿病腎症，腎硬化症，多発性囊胞腎，全身性エリテマトーデスなどの膠原病がある。

よって悪化や合併症を防ぐことや，透析導入を遅らせることが目標となる。また，患者・家族にとっては，治癒しないこと，寛解や増悪を繰り返しながら末期に至ることを理解すればするほど明るい未来は思い描けない。療養期間も長いので先が読みにくいこともあり，今後についてインフォームドコンセントを行う際も「透析という方法が残されているが，できるだけ今の生活を続けられるようがんばりましょう」というスタンスでの説明が多くなる。

　また，外来での維持透析に移行後は，医療者側には「忙しい業務のなかで今ACPを行わなくても…」という思いが，患者側には「週3日通院しているから，いざという場合には病院が何とかしてくれるのでは」という漠然とした安心感や，先のこと（死）はまだ考えたくないという気持ちがある。こうしてACPはどんどん後回しになっていく状況がある。

2）足りないマンパワーと時間

　外来での維持透析では，患者数の増加や経営的観点から，1日3クール（たとえば，8時30分～12時30分，13時～17時，17時30分～21時30分など）の透析を行っている施設も少なくない。透析が始まり患者の状態が落ち着けば次の患者の準備や穿刺が待っている。送迎サービスを行っている施設も多いため，患者も透析が終わると帰宅の準備に入り時間的な余裕がない。

　また，透析を行う施設の構造をみても，プライバシーへの配慮が難しく，個人的なことは透析中に話しにくい状況がある。さらに外来の看護師数は，医療法第21条に基づき患者30人に看護師1人の標準配置である。これまでそれ以上を配置してきた透析施設でも，看護師の確保が難しい現状や診療報酬点数の減額により厳しい状況にある。

　ACPのプロトコル[2]では，適切な担当者であるか，患者がACPを受ける準備ができているかなどのプロセスがあるが，だれが担当しだれが判断するのか，明文化や保存の責任の所在など，クリアすべき課題が多く，透析ケアの現状は，制度や体制，設備や人材などハード面，ソフト面どれをとっても厳しいものがある。

Ⅱ　意思決定支援の方法とポイント

1. 対象理解

1）「透析から逃げ出したい」という気持ちに寄り添う

　透析療法では，診療所などに週3回程度通院し，1回4時間程度の透析で2～3日分の水分や老廃物の除去を行う。患者はどのような事情があっても週3回，決まった時間に決まった場所で4時間拘束され，透析を受け続けなければいけない。

　また，透析に必要な血液量を確保し出血や感性のリスクを減らすために，動脈と静脈を吻合したシャントを通常，上肢に作製する。透析開始時はこのシャントに穿刺して，チューブで透析器に接続し，血液を浄化し身体に戻す。穿刺は痛みを伴うためストレスを感じる患者も少なくない。

死を迎えるその日まで，一生透析を続けなければならないという現実は患者・家族に重くのしかかる。自己管理も含め，そのストレスは計り知れない。

2）様々な背景と歴史を理解する：長期にわたる療養生活

糖尿病腎症などでは，30～40歳代で高血糖を指摘され，何度も指導や教育を受け，寛解・増悪を繰り返しながら最終的に透析に至ったというケースのように，透析開始までに数十年という長期にわたる療養生活を送っている患者もいる。その間に医療者に不信感をもったり，家族や経済的基盤を失ったりなど，様々な経験をとおして今に至っている。

その人らしい透析ライフや終末期を共に考えていくパートナーになるには，長期にわたる療養生活やそこで起こった様々な出来事や思いを含め，個々の患者・家族の背景や歴史を知ることが大切である。

3）自己管理と生きがいとの折り合いを支える：合併症の予防

日常生活で水分を摂り過ぎると，透析による過度な除水が必要となり，血圧低下やショックなどの誘因となる。合併症を予防し安全な透析を行うには，日常生活における水分や食事などのコントロールが重要となる。

これまでで一番「のどが渇いた」と感じたときを思い出してほしい。蛇口に口をつけて水をゴクゴク飲みたいという渇望，透析患者の口渇感はそれと似ている。1回の透析で2～3日分の水分を一気に除去するということが，人によってはどれほど熾烈な水分制限との戦いかイメージできるだろうか。

さらに，シャントの閉塞や感染予防のために，シャントの管理にも気を配らなければならない。入院中は，一緒にお酒を飲もうと誘う友人や，冷えたビールや香ばしい焼き鳥などもない。しかし，退院したとたん24時間「何を選ぶか，どこまで許容するか」という選択を迫られるのである。本当の意味での自己管理を可能とするためにも，本人や家族が納得して透析療法を導入することが最も重要であり，自己管理と生きがいとの折り合いをつけていくプロセスが必要不可欠である。

2. 日本人にみられる特徴の理解

1）死生観

ACPについてよくいわれることだが，日本では，そもそも病人やその家族に対して死に関する話をすることに抵抗感をもつ人は少なくない。透析療法導入時をはじめ，死を意識することの多い患者・家族だけでなく，「明るい透析ライフ」を意識づけたい医療者も例外ではない。

また，実際に医療者自身の価値観が優先されている場合（終末期に対するあまり豊かではないイメージなど）もある。たとえば，患者から「来年の今頃はお花見なんてできないかもしれない」との言葉が聞かれたとき，どう対応しているだろうか。死に対するタブー視や不安があるとつい「そんなことありませんよ」などと否定しがちである。しかし，それでは患者はせっかく言葉にしようとした思いを飲み込んでしまう。

ACPは改まった場所や時間だけで行われるのではない。こんなときこそ「なぜそう

思われたのですか？」と日常のさり気ない会話のなかで患者の思いを受け止めることが大切である。

2）個人の意思，責任，尊厳

患者が特に理由なく「もう透析を止めて帰りたい」と話し，看護師が「中止したいの？ OK。こちらにサインして」と，自己責任を明記した同意書を渡す。これは以前，筆者がアメリカの透析センターでボランティアをしていた際，時々目にした光景である。日本では，患者が透析の中止を申し出た場合はスタッフが必要性を説得し，なだめすかして，できるだけ決められた時間の透析を行っていたため，非常に驚いた。アメリカでは，自分の生死を含め，人生に対する責任と自覚がまったく違うこと，医療者側も，患者の意思を尊重することは，その人の尊厳を守ることであるということが明確に意識づけられているという印象を受けた。

一方，日本の事例であるが，透析導入となった70歳代の男性患者は「それまで自分が本当はどうしたいのかなんてきちんと考えたこともなかった」と話した。家族は在宅療養を希望していたが，患者は「退院後は施設に入りたい」「最期まで一人のほうが気楽でよい」と意志が固い様子だった。しかし後日，その患者はたまたま外来でほかの家族が介護の大変さを話しているのを耳にし，「自分もいずれ家族にそんな負担をかけるのか，あんなふうに言われるのかとショックを受けた」と語り，もともと自己管理不足で透析導入になり家族に迷惑をかけたと思っていたこともあり，「どうしたいかと聞かれ，家族とは暮らしたくないと答えたし，それが自分の本心だと思っていました」と話した。

看護師は，家族の負担を減らすためのサービスが利用できること，費用はほとんどかからないこと，家族にとっては迷惑ではなく親孝行ができるチャンスでもあることなどについて，時間をかけて話した。患者は，これまでふたをしてきた自分の気持ちに気づくことができ，「家に帰れて家族もうれしいのだとわかりホッとしています」と笑顔をみせた。

個人の意思より周りの人の思いや状況を優先する傾向がある患者も少なくない日本では，その文化に適したACPの進め方が重要である。患者には，本心を話してもだれかに迷惑がかかることはなく，むしろ本心を見つめることで何ができるか皆で話せるようになり，それが皆の安心感や喜びにつながることを納得できるように話すことが大切である。

3. 信頼関係の構築

1）心のバリア

2人の息子の母親である60歳代の患者は，30歳代で高血糖や高血圧を指摘され生活指導を受けたが放置した結果，50歳代で腎不全に至った。糖尿病性腎症を原疾患とした透析患者では珍しくないパターンである。

これまで何十回も教育や指導を受けてきた患者は，そのたびに「自己管理ができなかった，誘惑に負けた駄目な自分」という自尊感情の低下，そのために透析になって

申し訳ないという負い目，何度も選択を誤ったという後悔など様々な思いを抱えてきたと話した。それに拍車をかけ患者の心を深く傷つけたのが，できなかった点をあげることを指導ととらえていたり，駄目な患者というレッテルを貼った医療者である。繰り返し傷ついた患者は，たとえ笑顔を見せていても心にバリアをつくり，どの医療者にも本心をみせなくなってしまった。

また，70歳代の女性患者は，「一人で暮らしたい」と話したり，「やはり息子の世話になりたい」と話したりした。指導中は，看護師の意識をほかに向けたいときだけ質問をし，「看護師さんの説明は本当にわかりやすい」などと感心したように言うが，実はまったく聞いていない。当然，治療計画は進まない。話を聞くと「看護師は私のためでなく自分のために来ているだけ」「適当に合わせているだけで本心は話せない」と語った。

一度張られた心のバリアを解くのは容易ではない。週3回顔を合わせていても時々は立ち止まって，自分は看護師として患者にどんな面を見せているのか，逆に患者はどんな面を見せているのか，それはなぜかと考えていくことが大切である。

2）患者の意思と医療とのギャップ

透析の現場では「命を救ってもらった」ととらえる患者ばかりではない。長期にわたって透析ライフを送る患者・家族にとっては，生活や生きがいが最優先課題であり，しばしば最適な治療を目指す医療者との間でギャップが生じる。

妻と2人暮らしの60歳代の患者は，「好きな物を好きなだけ食べて飲んで早く死にたい」とよく話していた。「ただ透析で生かされているだけの人生だ」「先のことを考えても希望など一つもない」「死んで楽になりたい」と訴える患者とどう向き合えばよいのだろうか。

はじめは，妻の協力を得て二人三脚でと考えたが，妻が医療者と結託し自分をしばりつけようとしているなどの暴言が増えたため，妻への負担を考慮し，無理のない範囲で患者の気持ちを聞いていくこととした。

やがて透析時の穿刺が怖いこと，透析中に神経麻痺のある下肢が痛むことをはじめ，医療者への不信感をもった原因や「自分は生きる価値がない」という思いに至るまでを知った。患者の気持ちを教えてもらいながら解決法を探すと同時に，いかに透析が患者の身体を楽にするか，時には絵を描きながら説明した。

一方，医療者側で解決できないことは患者自身に考えてもらった。その結果，患者からは，「今日は（自己管理を）がんばったから3時間でいい」などという言葉が聞かれるようになった。

最善の医療と患者の思いの間にギャップが生じた際は，患者（家族も含め）と一緒に，どんなギャップが生じているのか，その原因は何かを検討したうえで，医療者側が提供できることを明確にしていく。そこで大切なのは患者・家族主導で語ってもらうことである。自分の言葉が尊重されなければ，医療者側の思いやどんなに大切な情報も患者には届かない。同時に，医療者はACPを進めるにあたって，患者・家族にとっては医学的判断が最優先にならないということも理解しておくことが必要である。

3）単身者の意思決定

厚生労働省は，単身世帯の増加を受け，「人生の最終段階における医療・ケアの決定プロセスに関するガイドライン」の信頼できる者の対象を，「家族から家族等（親しい友人等）」に拡大した[3]。

一人暮らしの80歳代の男性は，20年来の透析患者で，肺がんの末期であった。診断が確定する前から「もしがんでも治療は一切受けない」と繰り返し話しており，治療を勧める医師を怒鳴り返す場面もみられた。ある日，透析を終え苦しそうにしている患者を見かけて声をかけた。患者は涙を流し「がんが怖かった」と話した。治療を拒否し，退院を強行した背景にはがんを認めたくない思いがあったことがわかった。そして一度公言した手前，ほかの選択を自分に許さなかったと話した。苦しくなればなるほど，どうしてよいかわからない不安が高まり怒りとなっていった。

一人暮らしをしている高齢の患者から「人を頼らない」「頼っては一人暮らしができなくなる」と聞き，その厳しい心情を感じることがある。この患者はその後再入院し亡くなったが，もし心を開いて話せる相手がいれば違う選択をしたかもしれない。

高齢の長期透析患者は，ほかの疾患を合併すると急速に状態が悪化する。改まった席では本音が出しづらいこともあり，週3回の透析日を生かして少しずつACPを勧めることが重要である。

透析ケアにおけるACPの現状は厳しいものであるが，週3回同じ病院に通院することは，病院の医療スタッフが，患者とかかりつけ医や訪問看護師のような関係を築くチャンスでもある。医療者側が，透析効果だけでなくその人のより良い生き方や思いに目を向けることが，患者・家族に真に恩恵をもたらすACPへとつながるのではないだろうか。

文　献

1）日本透析医学会統計調査委員会（2016）．わが国の慢性透析療法の現況．
〈https://docs.jsdt.or.jp/overview/〉[2018. December 10]
2）Advance Care Planning：A Guide for Health and Social Care Staff．The University of Nottingham．
〈http://www.ncpc.org.uk/sites/default/files/AdvanceCarePlanning.pdf〉[2018. December 10]
3）厚生労働省（2018）．人生の最終段階における医療・ケアの決定プロセスに関するガイドライン．
〈https://www.mhlw.go.jp/file/06-Seisakujouhou-10800000-Iseikyoku/0000197721.pdf〉[2018. December 10]

9 周産期ケア領域における アドバンス・ケア・プランニング (ACP)

I 周産期ケア領域におけるACPの特徴と課題

　周産期は本来，新しい命が生まれ，これから始まる人生への希望であふれた時期である。しかし，それと同時に，母と子ふたりの命が危険にさらされるときでもある。また，人工妊娠中絶の選択，流産や早産のリスク，子宮内胎児死亡や死産，先天異常や超早産児，低出生体重児の誕生など，母と生まれてくる命をめぐって医療上の対応に倫理的判断を要する場面が多い領域でもある。それは見方を変えれば，周産期医療やケアの受け手である母子とその家族が，それぞれの場面で意思決定を迫られることを意味しており，周産期ケア領域ほどACPと関連が深い領域はないといえる。

　ここでは，遺伝医学の進歩とともに近年急速に普及しその倫理的問題が注目されている新型出生前診断（以下，NIPT）＊を例に，周産期における意思決定の特徴とACPの必要性について言及する。

1. 出生前診断の現状と社会的背景

　少子化により出生数の減少が叫ばれるなか，晩婚化，結婚後も仕事を続ける女性の増加，生殖補助医療の進歩などを背景として出産の高齢化が進み，2017年の35歳以上の高齢妊婦による出生数は270,551人であり，30年前の約3倍，出生数全体（946,065人）の約30％を占めるに至っている[1]。

　高齢妊娠は，ダウン症をはじめとする先天性疾患をもった子どもの出産頻度が高まることから，出生前に胎児および母体の状況を把握することのできる出生前診断が急速に普及してきた。出生前検査（図9-1）には，超音波マーカー検査，絨毛検査，母体血清マーカー検査，羊水検査などがあるが，2013年に開始されたNIPTは，検査開始に先駆けて「妊婦血液でダウン症診断可能，精度99％」[2]との報道が大々的になされた

＊**新型出生前診断**：無侵襲的出生前遺伝学的検査（noninvasive prenatal genetic testing：NIPT）ともよばれ，母親の血液中に含まれる胎児由来のDNAの成分を調べることにより，胎児の染色体疾患の可能性を推定するスクリーニング検査である。

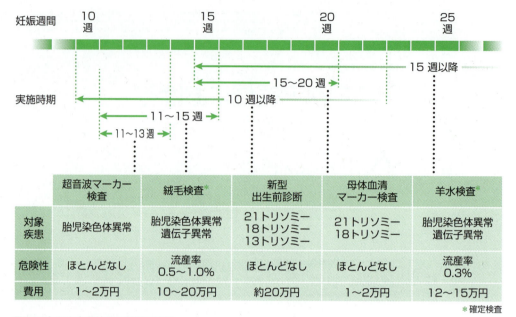

図9-1 主な出生前検査の種類と特徴

ことを契機に，当事者である妊婦や家族のみならず，社会や医療現場までもが混乱をきたし現在に至っている。

　NIPTは，母親の採血だけで妊娠初期（10週以降）から検査が可能であること，対象とする3つの疾患（13トリソミー，18トリソミー，21トリソミー）の感度と特異度＊がそれぞれ99.1％，99.9％と精度が非常に高いこと，流産などのリスクを伴わない点が最大のメリットであり，費用が高額にもかかわらず普及している理由でもある。しかし，確定検査ではないため，陽性の判定が出た場合には新たに絨毛検査や羊水検査などにより，胎児由来の細胞や組織を子宮から直接採取して確定検査を受けなければならない（図9-2，9-3）。

　日本産科婦人科学会が中心となって立ち上げたNIPTコンソーシアムによると，2013年の検査開始から5年が経過した2018年までで，NIPTの受検者数はのべ58,150人に上り，陽性者1,038人中羊水検査などの確定検査の受検者数は872人であった。さらに，羊水検査を受けて陽性が確定した783人のうち，実に9割以上を占める729人が人工妊娠中絶を選択するという現状が明らかとなった[3]。これは，人々の関心が高齢妊娠やダウン症だけに集中し，「今の社会では障害のある子を安心して育てられない」「家族の負担が増える」と感じていることの表れでもある。NIPTが無秩序に広がることでマススクリーニングとして機能し，命の選別の手段と化してしまわないかとの懸念が高まっている。

＊**感度と特異度**：感度は患者と判明している検体を検査して陽性になる率，特異度は患者でないと判明している検体を検査して陰性になる率。感度と特異度によって，その病気を有する人と有しない人を正しく分別することができる。

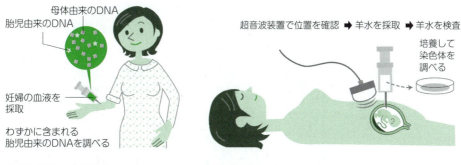

図9-2 新型出生前診断　　図9-3 羊水検査

2. 出生前診断をめぐる意思決定の特徴とACPの意義

1）正しい知識がない受検者の増加

　出生前検査を受ける女性や家族は，どのような思いで検査を受けるのだろうか。日本産科婦人科学会倫理委員会による「母体血を用いた新しい出生前遺伝学的検査に関する指針」[4]では，NIPTについて①35歳以上の妊婦，②13・18・21トリソミーの児を出産あるいは分娩したことがある，③児が染色体異常である可能性を指摘されていることを臨床研究参加の条件とし，ハイリスク妊婦を対象に進められてきた。臨床遺伝専門医や認定遺伝カウンセラーのいる施設で，時間をかけてていねいに遺伝カウンセリングを行うことを前提として，日本医学会に認定・登録された施設のみで実施可能な臨床研究であり，その数は92施設となっている（2018年7月13日現在）[5]。

　一方，近年，遺伝カウンセリングなど体制の整っていない無認可施設でのNIPTが増加し，大きな社会問題になっている。簡便で胎児へのリスクがないNIPTのハードルは低く，確定診断ではないうえに陰性だとしてもすべての染色体疾患が否定されるわけではないという検査の限界や，検査後のことまで深く考えず安易に受検する妊婦が増えたことや，「35歳を過ぎたらだれでも検査を受けるべき」という誤った情報や周囲の意見に不安をあおられ受検する人が多いのも事実である。今後，NIPTが一般診療化されれば，正しい知識をもたない受検者のさらなる増加が見込まれる。

2）短期間に何度も必要となる意思決定

　妊娠経過のなかで，妊婦とその家族がどのタイミングで意思決定を必要とするのかを図9-4に示す。最初の選択は，出生前診断を受けるかどうかの決断である。初めから受けないと決めている場合を除き，いったん受ける選択をした場合には，その結果が陰性でなければ確定診断である羊水検査を受けるか否か，2回目の選択をしなければならない。NIPTの結果は2週間程度でわかるが，羊水検査の結果には約1か月間を要す。そして，羊水検査の結果次第では，3度目となる胎児の生命存続につながる重大な決断を迫られることになる。

　このように，出生前検査の意味や受けた後の流れを知らずに受検したカップルは，次から次へと迫りくる選択に迷い悩むだけでなく，結果が陽性と出るか陰性と出るか

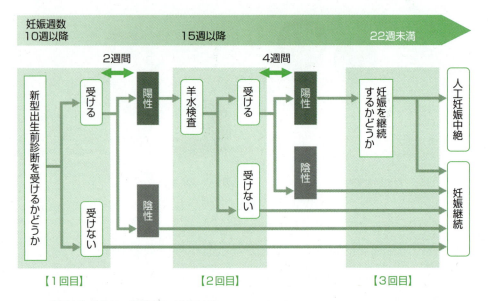

図9-4 新型出生前診断に伴う妊婦の意思決定

で不安に揺れ動くことになる。妊婦は，妊娠の実感が定かではない妊娠初期から確定診断が出るまでの2か月以上にわたって高い不安状態のなかに置かれることになり，曖昧な状況下で長期間結果を待たなければならないという心理的負担は計り知れない。このように，妊娠中のある一時期に胎児の生命に直結するような倫理的意思決定の場面が集中するのは，周産期領域をおいてほかにはないといえるのではないだろうか。

3）タイムリミット

NIPTを受けた後，羊水検査で異常が確定した妊婦の9割以上が中絶を選択したという衝撃の事実については前述したとおりである。母体保護法の人工妊娠中絶の適応に「胎児異常」を理由としたものは認められていないにもかかわらず，そのほとんどが中絶に至っているのはなぜだろうか。母体保護法に規定された中絶の期限は妊娠22週未満であるが，この限られた時間のなかで妊婦に適切な情報が提供され，冷静な判断がなされたのか疑問が残る。

人工妊娠中絶は，妊娠初期（12週未満）の場合と妊娠12週〜22週未満の場合では中絶手術の方法やその後の手続きが大きく異なる。妊娠初期には子宮内容除去術として掻爬（そうは）または吸引が行われ，通常その日のうちに帰宅できる。それに対し，妊娠12週以降の中期中絶は，子宮収縮剤で人工的に陣痛を起こし流産させる方法をとるため母体の負担が大きく，数日間の入院を要する。また，社会的には分娩の扱いとなり，死産届の提出や，胎児の埋葬許可証発行の手続きも必要となる。妊婦がその時々の選択に迷えば迷うほど中絶の時期は遅れ，心身への影響が大きくなることは確かである。一般に，人工妊娠中絶を受ける女性の半数以上は「胎児に対して申し訳ない」と感じ，中絶後も自責の念を抱き続けることがわかっている。

このように，妊娠22週というタイムリミットがあり時間の猶予がないなかでの「産ま

ない」という選択は，妊婦個人やカップルが納得するまで考え，十分に話し合って結論を出すというACPのプロセスを踏むことを困難にし，出生前検査が選択的人工妊娠中絶につながる可能性，さらに中絶後にもフォローを要する状況が続くことを示唆していると思われる。

3. 周産期ケアにおけるACPの課題

これまでNIPTを中心に意思決定の特徴とACPの意義について述べてきたが，周産期領域全体に目を向けてみると，ACPが必要とされる時期や選択の場面はほかにも数多く存在する。ACPの目指すところが「自分の生をどう生きるか」というその人の信念や価値観を反映した人生，生き方そのものへの問いである[6]と広義にとらえる場合には，子どもを産む・産まない，産むとすればいつ何人産むかという家族計画，分娩方法や出産場所の選択，バースプランの立案など，将来の出産に備えて個人やカップルが事前に検討し話し合ったことを書きとめておくこともACPに当てはまる。また，実際の妊娠や出産の場面での胎児異常の告知，子宮内胎児死亡が予測される場合のケア方針の決定など，直面した気がかりや不安，深刻な胎児の予後や治療の見通しを考えることまで多岐にわたる。しかし，実際の周産期医療現場における意思決定支援は，NIPTなど出生前検査も含めて各施設（遺伝外来，妊婦健診，病棟，NICU）で個々に取り組まれており，ACPが活用されているのは予後不良な児の緩和ケアや，グリーフケアなど，他領域と共通して死を迎えるケアに限定されているのが現状である。

このように，周産期におけるACPはいまだ導入期であり，ACPの具体的な応用と実践の蓄積が望まれる。今後，周産期ケアにおいてACPが体系化され普及するためには，それぞれの場において他職種の連携が不可欠である。以下，事例をあげて取り組みを紹介する。

II 意思決定支援の方法とポイント

1. 出生前検査を受けるかどうか迷っている妊婦

35歳の初産婦Aさんから，妊娠11週の妊婦健診で「友達に出生前検査を受けている人が多い。自分も受けたほうがいいのか」と相談があった。担当助産師が，35歳という年齢によるリスク，出生前検査でわかること，検査のメリットや限界について説明すると，Aさんは「それなら受けなくてもよい」と答えた。

1）本人の意向を確認する

出生前検査について迷っている妊婦への意思決定支援は，まず，本人の意思を確認することから始まる。「なぜ出生前検査が気になっているのですか？」「検査を受けようと思ったきっかけは何ですか？」と，妊婦がこれから決めるべきことに意識を向け，次に「受けるか」「受けないか」を選択するために必要な夫や家族からのサポート状況，「受ける（受けない）という選択はだれの意向ですか？」といった妊婦や夫の価値観，

検査に対する知識の確認をとおして，意思決定に必要な要素を明確にしていく。

2）段階を踏んで整理する

特に出生前検査を実施していない施設では，妊婦に選択の迷いがある場合には，困っていることや不安なこと，検査に対する疑問などを整理し，その時点での考えをまとめて他施設の遺伝外来につないでいく。タイムリミットがあるなかでの「受ける」「受けない」という選択は，こうしたステップを踏むことが重要である。意思決定を支援するために，助産師や看護師と共に妊婦の考えや思いを整理するためのガイドブック[7]が活用されている。

また，「受けない」という選択をしてもその後，妊婦の決断が揺れ動くことがある。そのつど「なぜそう思われるのですか？」と尋ね，気持ちの整理をしていくことが大切である。

出生前検査は，受けなければならない検査ではなく，受けたからといって不安が解消するとは限らない。むしろ受けたことによって不安が長期間持続し，検査の結果がわかるまではマタニティーウェアを着ようとせず，胎動にも気づかないふりをする，いわゆる「仮の妊娠」[8]状態が続くといわれている。母親が胎児に関心を向け愛着を育むためにも，出生前検査における意思決定支援は重要であり，その普及に向けてACPを含めた支援方法の確立と検査前から意思決定まで継続して支援する体制づくりが急務である。

2. 妊娠中にダウン症が判明し中絶を選択した妊婦

「おなかの子どもにもし障害があるなら，早くわかれば準備もできるだろう」との思いでNIPTを受ける夫婦は少なくない。不妊治療の末に子どもを授かった43歳の初産婦Bさんは，どのような結果であっても産むつもりだったが，ダウン症という結果が出ると，様々な不安が押し寄せ中絶へと気持ちが傾いていった。夫の「子どものうちは育てられるかもしれないけれど，自分たちがいなくなった後，この子がどうなるかわからないし，この子が生まれても愛せるかどうかわからない」という発言にBさんの産む決心が揺らぎ，結果的に妊娠17週で中絶という選択した。しかし，Bさんはこれでよかったのかと悩み，生まれることのできなかった子に対して罪の意識が消えることはなかった。

1）倫理的な問題

この事例の最も重要な倫理的問題は，自らの意思を表明できない胎児よりも親の意思が優先されること，NIPT陽性による中絶が障害をもって生まれることを否定する優生思想につながる危険性があることである。

2）情報を提供し，家族で話し合う

また，この事例では，障害のある子を産むことについて両親の意向が対立している。ダウン症の予後や成長発達に関する情報の提供，実際にダウン症の子どもを育てている親の体験談など，疾患や発育，ダウン症の子どもたちの生活について正しい理解を促したうえで家族にとって何が最善の選択なのか共に話し合い，家族の合意形成に向

けて妊婦健診や遺伝カウンセリングの場で継続的に働きかけることが重要である。そして意思決定支援として大切なことは，話し合いの過程を経て両親が出した結論がたとえ妊娠の中断であったとしても，中絶に至った両親の決断を尊重し，支持すること，中絶時，中絶後をとおしてその思いに寄り添うことである。

3. 出産予定日直前で子宮内胎児死亡を経験した妊婦

　32歳の初産婦Cさんは，妊娠39週の妊婦健診で突然，子宮内胎児死亡と診断された。産休（34週）に入るまでは仕事中心の生活であったが，妊娠経過は順調であり，夫婦共に初めての赤ちゃんの誕生を心待ちにしていた。健診の前日にふだんより胎動が少ないと感じたが，明日は健診だから大丈夫だろうと思っていた。

　妊娠，出産は100％安全ではなく，突然こうした原因不明の最悪な事態が起きることがある。Cさんは，「どうしてこんなことになってしまったの？」「ぎりぎりまで仕事をしていたから？」と号泣した。その日のうちに入院し，子宮頸管を広げる処置を行った後，翌日に陣痛促進剤による分娩誘発を行った。

　Cさんは，「本当に赤ちゃんが亡くなったのか信じられないけれどきちんと産んであげたい」と言い，陣痛に耐えながら2,842gの男児を出産した。夫はCさんのそばを片時も離れず励まし続けていた。まだ温かいわが子を胸に抱き「元気に産んであげられなくてごめんね」とCさんが大粒の涙を流すと，夫は「よくがんばったね」とCさんをねぎらい，共に泣いた。

　この事例のように，突然想定外の出来事が起こった場合，ACPのプロセスを踏むことは難しいかもしれない。しかし，限られた時間のなかでも分娩前，分娩中，分娩後をとおして情報を提供し，ニーズに沿ったケアを行うことで両親が子どもの死を受け止められるよう支援することが大切である。

1）母親や家族の思いに寄り添う

　分娩前のケアのポイントは，母親の「元気に産んであげられなくて赤ちゃんに申し訳ない」という罪責感や両親の哀しみを受け止め，状況をみながら赤ちゃんを家族の一員として迎える準備を行うことである。赤ちゃんが亡くなったことは悲しくつらい出来事ではあるが，死をタブーとするのではなく，親としてできる最大限のこと，たとえば分娩後の抱っこや授乳，赤ちゃんのために準備していたベビー服やおくるみを着せる，沐浴，写真撮影，家族との面会などを提案し，共に考えることは可能である。

2）赤ちゃんを一人の人間として尊重する

　分娩中は，陣痛誘発による痛みに耐え死児を出産するという壮絶な体験をしている母親をねぎらい，哀しみやつらさに寄り添いながら赤ちゃんを両親の子どもとして迎えるようにかかわることが重要である。名前が決まっている場合には名前を呼び，ほかの新生児と同じように語りかけながらケアを行うことが，赤ちゃんを一人の人間として尊重することにつながる。また，生まれた赤ちゃんを霊安室に預かるのではなく，コットや両親と一緒のベッドに寝かせるなど，家族で過ごす環境を整えることも大切なケアである。

3）赤ちゃんとの別れを支える

　分娩後から退院までは，両親と赤ちゃんとの最期の大切な時間である。医療者は，両親が赤ちゃんに没頭できるよう静かな環境を整え，納得がいくまで赤ちゃんと共に過ごせるよう配慮することが，赤ちゃんとの別れを支えるケアになる。

　カンガルーケア，母児同室，抱っこ，添い寝，授乳，沐浴などの育児体験や，写真，手形や足形をとるなど，両親の状態に合わせて赤ちゃんとの思い出づくりを提案し共に行うことは，赤ちゃんが自分たちのもとに生まれてきた証として両親の心に残り，赤ちゃんの死を受け入れる助けとなる。

4）継続してサポートする

　産後は，回復途中にある母親の身体の復古を促すケアや母乳分泌を抑えるケアを行う。また，退院前には，次回の妊娠に向けた家族計画や遺伝カウンセリングについても情報を提供し，継続してサポートすることが望まれる。

文　献

1）厚生労働省（2017）．人口動態統計（確定数）の概況，母の年齢（5歳階級）・出生順位別にみた出生数.
　〈http://www.go.jp/toukei/saikin/hw/jinkou/kakutei17/dl/08_h4.pdf〉[2019．January 5]
2）読売新聞，2012年8月29日.
3）NIPTコンソーシアム．検査陽性者の確定検査実施状況．検査陽性者の妊娠転帰.
　〈http://www.nipt.jp/nipt_04.html〉[2019．January 5]
4）日本産科婦人科学会倫理委員会，母体血を用いた出生前遺伝学的検査に関する検討委員会（2013）．母体血を用いた新しい出生前遺伝学的検査に関する指針.
　〈http://jams.med.or.jp/rinshobukai_ghs/policy.pdf〉[2019．January 5]
5）日本医学会．母体血を用いた新しい出生前遺伝学的検査．臨床研究施設一覧
　〈http://jams.med.or.jp/rinshobukai_ghs/facilities.html〉[2019．April 2]
6）西川満則，長江弘子，横江由理子（編）（2016）．本人の意思を尊重する意思決定支援―事例で学ぶアドバンス・ケア・プランニング．南山堂，p.4-15.
7）御手洗幸子，有森直子（2017）．出生前検査を実施していない施設の妊婦を対象にしたDecision-Guideの作成と評価．母性衛生，57（4）：643-651.
8）Rothenberg KH，Thomson EJ（著），堀内成子，飯沼和三（監訳）（1996）．女性と出生前検査―安心という名の幻想．メディカルトリビューン，p.323-326.

第 III 章

アドバンス・ケア・プランニング （ACP）の実践

第Ⅲ章　アドバンス・ケア・プランニング（ACP）の実践

精神疾患

1
両親との葛藤がある
統合失調症患者の自立へ向けた
意思決定支援

1. 概要

　Aさん，40歳代半ば，男性。70歳代の両親と３人暮らし。統合失調症。国民健康保険加入。

　10歳代半ば頃から，夜に外出し独語しながらうろついたり，家族に対する暴力的な言動が目立ち始める。次第に自宅にひきこもるようになり，高校は中退した。母親が心配して部屋に入ろうとすると怒鳴るようになった。

　数年後「自分の身体ではない」と訴え，無為自閉*となり両親が付き添って受診した。薬物治療で回復したが，その後再燃し，母親はますます過干渉気味となった。父親は仕事が多忙で帰宅が遅く，Aさんとかかわる機会は少なかった。Aさんは支離滅裂なことを叫んで暴れ，両親へ暴力を振るうようになったため，自宅で過ごせなくなり入院した（１回目の医療保護入院*）。

　その後，治療により回復して約半年で退院し，通院とデイケアを利用しながら自宅で生活していた。数年後，デイケアでの人間関係のストレスを契機に精神症状が悪化した。不眠となり，「裏組織に狙われている」と言い自室にこもり，時々大声を出した。ある日，机をひっくり返しガラスを割るなどの暴力がみられ，警察が介入し入院となった（２回目の医療保護入院）。

　入院当初は隔離し保護したが，数週間後には治療により精神運動興奮*は治まり，任意入院に切り替えられた。日中の眠気と倦怠感，頭痛，軽度の連合弛緩*，不穏時の焦燥感が認められるが，入院生活は問題なく過ごせるまでに回復した。両親は１〜２週間に一度面会に来てAさんの身の回りの世話をすべて行い，本人は拒否することなく受

＊**無為自閉**：統合失調症の陰性症状で，自発的行動や決定能力が喪失または障害され，人とのかかわりがなく閉じこもりがちになっている状態。

＊**医療保護入院**：入院を必要とする精神障害者で，自傷他害のおそれはないが任意入院を行う状態にない者を対象とし，精神保健指定医（または特定医師）の診察および家族などのうちいずれかの者の同意が必要である（特定医師による診察の場合は12時間まで）。

＊**精神運動興奮**：統合失調症などでみられる陽性症状で，怒りっぽく，落ち着きがなく，じっとしていられない状態。

＊**連合弛緩**：統合失調症に特徴的に認められる思考障害で，文脈のまとまりがなくなること。

け入れている。退院について父親は「母親も調子が悪くて一人では面倒をみきれないから退院させられない」と自宅退院を強く拒否した。

2. 意思決定が必要な場面

Aさんは両親の意向で自宅への退院が難しくなり，自立を求められるという人生の岐路に立たされていた。今後の生活や治療を共に考えていくにあたり，生活環境や方法，社会資源，両親との関係の再構築などについて話し合う必要がある。

3. 本人・家族の意向

父親が自宅への退院を拒否していることや，家族関係による影響などを考慮し，主治医は退院後は一人暮らしを視野に入れたグループホームへの入所を提案した。しかし，Aさんは「自分では決められません。ここ（病院）でいい」と話し，退院に向けた意思決定以前に，生きていくうえでの根源的な希望や願いが見出せない状況が続き，退院支援は難航した。

4. 事例のポイント

ACPは，人生最期の医療やケアに対する意思決定というだけでなく，対象が大切にしていることを今後の治療や生活において継続できるよう医療者が十分に話し合い，多職種で連携・共有していくプロセスである。精神医療の現場では，今後の変化を予測しながら，だれとどこでどのような支援を受けて暮らしていくかなど，人生の選択そのものが治療的環境を選ぶACPとなる。Aさんは両親から自立して生きることに対し前向きな意思決定をせず，看護師は何が本人にとって最善なのか判断することが困難な状況に陥っていた。精神疾患がある方とその家族にとって自立は，大きな不安や痛み，葛藤を伴うが，自己と向き合い，考え，決断していくプロセス自体に大きな意味があり，一人の人間としての生き方や尊厳を守るうえで非常に重要である。看護師は，先を見据え，葛藤を理解しながら共に考え，そのときできることを明確にし，一つずつ乗り越えていけるよう支援していく。

5. 支援内容

1）Aさんに寄り添うこと

看護師は，Aさんの家族への思いをじっくり聴き，受け止めることに専念した。Aさんは「両親は立派でとても優しくて尊敬しています。自分はたくさん迷惑をかけた」と語った。Aさんには生育環境や病状による自己効力感の低さ，入院の長期化による無気力が根底にあると感じていたため，ささいな強みも肯定的にフィードバックしていった。

話を聴く際には沈黙や間のとり方，看護師自身も自己一致*を心がけて対話すること

---

*自己一致：ロジャース（Rogers, CR）の自己理論で，自己概念（自己像）と自己の経験を一致させること。カウンセラーが自己をありのまま示すことによって，クライエントが自己一致できるようになる。

を意識して根気よくかかわった。会話中，たびたび沈黙になったが，その時間を共有することについては本人の考えやペースを侵さず，尊厳を守る意味を感じていた。

また，看護師は，Aさんが無意識の葛藤のなかで自我を抑圧しているために自由な表出が著しく困難なのではないかと考えた。そのため，Aさんの無意識のサインに気づくことが重要だと考え，言動をよく観察するよう努めた。すると，表情の硬さや身体の揺れなど，本人の疲れのサインに気がついた。サインに気づいたときには，本人へ率直にフィードバックしていった。

2）生活を豊かにすること

看護師は，生活を豊かにすることが心のエネルギーを育むうえで重要と考え，一緒に楽しむ時間を大切にした。

Aさんの希望で一緒に絵を描いた際に，Aさんは花とさくらんぼうをまばらで躍動感のない細い線で描き，「これは両親に渡します」と話した。看護師が母親のために描いたのかと聞いたところ，Aさんは誤魔化すように笑った。また，ベンチで飲み物を一緒に飲みながらAさんは「お母さんには，ずっと人として認めてもらえなかった。お父さんはお母さんを助けない悪い人だ」と初めて両親への不満を語った。看護師は，両親を責めないように意識しながら一人で耐えてきたつらさに共感し，話してくれたことがうれしかったと伝えた。

このようなかかわりを時間をかけて続けるうちに，Aさんは突然「人の助けになる仕事をしたい。そのために人と話す練習をしたい」と今後の希望をいきいきと語り始めた。この語りを境にグループホームへの退院の意欲が向上していった。

3）自立に向けた準備

看護師は夢の実現のためには準備が必要なことを伝え，Aさんがもっている強み（資源）と生かし方を整理し「夢へのリスト」を作成した。内容は，両親からの自立に伴う経済的な課題，居住の準備，生活スキルの向上，不調時の対応など複数について，Aさんの思いを聴きながら多職種が連携し支援を進めた。疲労や不安を感じ病状が揺れ，休息を要する日もあったが，「これからは自分でやっていかないと」と少しずつ自立への決意が固まっていった。

4）家族の葛藤関係に共に向き合うこと

看護師は，両親の，息子を過小評価し子どものように扱う姿から，背景にある家族関係に強い戸惑いを感じていた。そのため，両親への精神的サポートと，Aさんと両親とのコミュニケーションへの援助を行った。まず，これまでの両親の努力をねぎらい，自身の生活を大切にすることを勧めた。Aさんへのかかわりについて否定や指導はせず，話を聴くことに専念した。しばらくすると母親は「急に怒鳴ったり暴れたり，どうしようもなくなってしまった…自分の子が怖かったし自分が情けなかった」と涙ながらに語った。看護師は，苦しくても懸命に支えてきた家族の思いを受け止めた。また，面会時には簡単な作業（ミサンガ作り）を共に行うことを提案した。親子間にある緊張感を和らげること，そして対等な立場で作業をすることで，能動的なAさんの姿を見てもらうというねらいがあった。

6. 結果と考察

　現在，Aさんは両親から自立し，外来通院，訪問看護，就労継続支援B型事業所を利用し，一人暮らしを目指してグループホームで生活している。

　精神疾患患者の意思決定支援では，精神症状が判断能力に影響を与えることが注目されがちである。しかし，何らかの心理的反応として不安や葛藤が起こり，それにより判断能力が一時的に低下している可能性を考慮することも重要である[1]。その場合，まず行うべきは葛藤を理解し和らげるような働きかけである。本事例の場合，両親とのアンビバレントな関係がAさんの人生にかかわる意思決定に影響を与えていることがうかがえた。「自分で生き方を決めること（自立の原則）」にどのように関与していたのか考察を深めていきたい。

1）「攻撃性」に込められた無意識のメッセージ

　ウィニコット（Winnicott DW）[2]は，病的な内向（自閉）について，「良い」ものは内に集中し「悪い」ものは外へ投影されると表現した。外界との接触を断ち，内向して生きる状態から迫害で満ちた世界へエネルギーを転換し解放すること（その多くは攻撃性である）は回復の契機となる。この攻撃性の起源は乳幼児期にあり，それは愛情の原始的表現（対象とつながる能力）であると述べた。

　神田橋[3]は，親（援助者）は子ども（対象）の攻撃性によって死に，すぐに生き返らなければならないと述べ，それは親が死ななければ子ども（対象）は無力感を感じ，生き返らなければ罪悪感を感じるためと解釈している。つまり，対象が回復への期待を込めて表現した攻撃性が適切に受け止められると，それが感情修正体験となり，レジリエンスを獲得できるのである。

　Aさんは，両親に対する従順と攻撃性（愛情と憎しみ）という強烈な葛藤により，極端で不安定な人間関係が築かれてきたのではないかと考えられる。この攻撃性は回復過程において不可欠であったが，その切実さを両親が受け止めることは困難であった。すなわち，両親は子どもの攻撃性により一度「死んだ」が「生き返る」ことができなかったのである。結果，Aさんに「罪悪感」が深く根ざしていったと考えられる。また，Aさんは両親を理想化し一方的な自責の念を語っていたが，このような内在化された肯定的な強いこだわりは，強烈な否定的感情（母親を喪失する恐怖）と表裏一体である[4]。すなわち，無意識下で「罪悪感」を解消するための努力として，また，見捨てられることへの不安による痛切な思いが肥大した結果として，「悪い」自分を抑圧し「良い」自分だけに固着し退行したと考えられる。素直で「良い子」な自分を見捨てないでほしいという切実な願いのもとでは自己実現に向けた意思決定は困難といえる。

2）援助のポイント

　患者の退行は，環境に対する信頼が前提であり，看護師は依存性を引き受け，支えることが求められる。横並びの関係で空間を共有するかかわりは，葛藤や不安を抱く患者にとって「共にある」存在になり得たといえる。眼差しや対話をとおしてAさんへの関心を伝え，やわらかなつながりを築くことは，自我の脆弱性や境界の曖昧さがあ

る統合失調症患者にとって，安全で信頼できる環境となる。

　また，どんな病状のときも，過不足のない「ほど良い」対応をしてくれる看護師がいることは，他者にコントロールされずに，自分の生きた感覚と向き合いながら自律するという心地良さや自信へつながると考えられる。このプロセスは，Aさんが「自分らしさとは何か」という問いに向き合い，人間的な強さを獲得していくうえで非常に重要である。

　こうしたかかわりは，一見するとACPとは遠い関係にみえる。しかし，対象のライフストーリーや背景にある葛藤を見つめず，表面的な意思決定支援を模索しても成果は得られない。人間は段階的な欲求が満たされ，心のエネルギーが充足されなければ「希望や願いをもち自分らしく生きていく」という自己実現の欲求には至らないのである。本事例では，根源的な葛藤が理解されることで癒されていったというプロセスが，ACP支援の要になったといえる。

文　献

1）北村總子，北村俊則（2000）．精神科医療における患者の自己決定権と治療同意判断能力．学芸社，p.187-217.
2）Winnicott DW（1950-1955）/北山修（監訳）（1990）．児童分析から精神分析へ—ウィニコット臨床論文集2．岩崎学術出版社，p.69-91，105-113.
3）神田橋條治，富田 伸，服巻 豊，他（2014）．ともにあるⅣ　湯布院緩和ケアの集い．木星舎，p.124-166.
4）Gabbard，GO（1994）/権 成鉉（訳）（1998）．精神力動的精神医学—その臨床実践〔DSM-Ⅳ版〕①理論編．第3刷，岩崎学術出版社，p.29-63.

精神疾患

2 地域から孤立し 自殺企図を繰り返した統合失調症 患者に対する意思決定支援

1. 概要

　Bさん，60歳代，男性。同胞4人の三男として出生し（兄弟は皆疎遠），両親は共に他界している。統合失調症により入院し，生活保護を受給している。

　Bさんは，大学在学中に人間関係のストレスにより，不眠，食欲低下，「お前なんか死ね」という幻聴が聞こえ支離滅裂*になり，母親に連れられてクリニックを受診し，統合失調症と診断された。その後，自宅にひきこもり，大学は中退した。治療で症状は改善し，工場などでアルバイトをしたが，人間関係が原因で長続きしなかった。20歳代半ば，職場での人間関係が契機となり症状が再燃し入院した（1回目の入院：医療保護入院）。

　その後，約20年間の入院を経て，本人の希望もあり一人暮らしをすることになった。外来通院，訪問看護，作業所（就労継続支援B型事業所*）へ通いながら10年ほど地域で生活した。しかし，両親の他界を契機に自宅にひきこもり，生活リズムが崩れ服薬ができなくなった。数か月後，Bさんが自宅の庭に火をつけたと近隣から通報があり，入院となった（2回目の入院：緊急措置入院*）。

　数年後に退院し再び一人暮らしをしていたが，本人が警察へ「あやしい人がうろついている」と通報し，駆けつけた警察官の前で自殺を図り入院となった（3回目の入院：緊急措置入院）。入院当初は幻聴，支離滅裂な言動，衝動行為がみられ隔離・保護したが，治療により症状は改善した。現在は，任意入院*に切り替え，退院に向けての話し合いが進められている。

＊支離滅裂：統合失調症にみられる思考障害で，思考の前後の関連性がなくなり他者が了解できなくなること。

＊就労継続支援事業：就労を希望する65歳未満の障害者で，通常の事業所に雇用されることが可能と見込まれる者に対して就労の機会を提供するとともに，生産活動その他の活動の機会の提供を通じて，知識および能力の向上のために必要な訓練を行う事業。雇用契約に基づく就労が可能な者に対するA型と，雇用契約に基づく就労が困難な者に対するB型の2種類がある。

＊緊急措置入院：措置入院は，入院させなければ自傷他害のおそれのある精神障害者を対象とし，精神保健指定医2名の診断の結果が一致した場合に都道府県知事が措置する。緊急措置入院は，急速な入院の必要性があることが条件で，指定医の診察は1名で足りるが，入院期間は72時間以内に制限される。

＊任意入院：入院を必要とする精神障害者で，入院について本人の同意がある者を対象とし，精神保健指定医の診察は不要である。

2. 意思決定が必要な場面

Bさんの年齢を考慮すると，退院後の生活を考えるということは人生の最期の過ごし方も視野に入れた意思決定となる。加齢や病状の波に伴い思考や認知機能が変化することも予測し，Bさんが孤独に陥らず生活を送るためには，早い段階から継続したACPが必要である。

3. 本人の意向

当初は，以前から住んでいたアパートでの独居を希望していたが，近隣住民の反対を受け，アパートを引き払うことに同意した。主治医は，居住型グループホームへの入所を提案した。また，退院後のサポートとして外来通院，デイケア通所，訪問看護を利用する方向で話し合い，Bさんも支援の提案を受け入れ，地域の支援者を含めた関係者会議が予定されている。

4. 事例のポイント

Bさんの退院後の生活に関するACPについて，今よりも「心が自由になる選択」になり得るかという視点をもって考えてみたい。

Bさんは，精神科病院での長期入院の後，社会資源を活用しながら本人の努力により長期間地域で生活してきたが，両親の死を契機に再燃と寛解を繰り返した。これまで社会資源を利用してきたが，家族や友人を失ったBさんにとっては，どこも「心の居場所」にはなり得なかったと思われる。Bさんの今後の人生を考慮すると，加齢や病状によって，一人での生活や病状コントロールが難しくなることが予測される。病状によって認知や感情，行動が左右されるため，早い段階からのACPが重要であるが，先を見通して今後の変化への対応を決めすぎると有益にならないケースも多い。思いの表出や予測，変化が苦手である患者の場合，不調になったときに，本人の希望や意思が取り残され，尊厳が損なわれるおそれがある。

以上を鑑み，Bさんの今後の人生を支える要は，つながる社会資源とそこに築かれる信頼関係，さらに援助者同士の連携と考える。そのためにも，Bさんの話をよく聴き，共に考え続けるプロセスを築いていく必要がある。

5. 支援内容

1）孤独に寄り添う試み

入院当初，Bさんに希死念慮について問うと「本気で死のうと思っていました。孤独に耐えられなくなった。そのときのことはあまり覚えていない」と話した。このことから，強い孤独感と自殺企図時の解離*の可能性が考えられ，自殺リスクの高さがうかがえた。看護師はBさんの死にたいほどの「孤独」に寄り添うための看護実践を試みた。

＊解離：意識，記憶，思考，感情，知覚など通常は統合されている機能が破綻し，その統一性や一貫性が損なわれること。

病状が落ち着くと自殺企図に関して「今はしないです」と答えるようになった。しかし，「する」か「しない」といった二者択一で曖昧さやゆとりのない返答に，Bさんにはまだ逃げ場がないような印象があった。

退院後に入所するグループホームが決まったが，看護師はBさんの根源的な苦しみはあまり変わっていないのではないかと考え，思いを聴く必要性を感じた。対話のなかでBさんは「この間，施設を見に行きました。いいかなと思う。帰る家もないし」と話した。看護師は，孤独感について率直に尋ねた。Bさんはうつむいたまま「そうだね…」と言い，それ以上の表出はなかった。家族とのつながりについて尋ねると，「つらかったとき兄に話したこともあった。でも，母親が死んでからは連絡をとっていない」と答えた。退院後，相談できる相手について「人と話すのはもともとあまり好きじゃないから…。聞いてもらうのが悪くて話しづらかった」「（不調のサインを感じたら）本当はだれとも会いたくないんです」と話した。作業所については「10年くらいいました。ただチラシを詰めたり，シールを貼ったりするだけの作業だった。毎日同じことの繰り返しでだんだん嫌になった」と話し，看護師の「Bさんの居場所にはならなかったのですね」という言葉に「そうだね…」と答えた。

2）多職種による支援・連携

月に一度の生活技能訓練（social skill training：SST）では，他患者と一緒に外食する機会があり，Bさんはとても楽しみにしていた。外食時はふだんとはまったく表情が違い，「家族がいたらこんな感じかな」と微笑んだ。

Bさんの病状の繊細さを考慮し，主治医は一対一のていねいな心理教育を行った。また，地域支援の関係者会議では，今後の生活や孤独に寄り添う支援について多職種で話し合った。家族の死を受け止め乗り越えていく悲嘆の受容過程に寄り添い支える重要性を共有した。

また，今後，加齢や病状に伴い予測される不調時の支援体制については，そのつど十分な話し合いをすることを核に，柔軟さを残した対応と緊急時の連携体制（クライシスプラン）を本人と共に話し合った。

6. 結果と考察

Bさんは退院しグループホームに入所した。外来通院，デイケア通所，訪問看護を活用しながら症状の再燃なく過ごしている。

看護師は，入院中の一時点での意思決定支援では，最後までBさんらしく生きることを支えられないと考えていた。Bさんは入院前に自宅の庭に火を放った。放火は近隣への被害の可能性もあり倫理的検討が難しい問題であるが，自分の居場所を燃やすという行為は，Bさんが生きていくことへの限界を感じ，すべてを終結させようとした結果とも考えられる。看護師が受け取ったのは，命を懸けたSOSである。

1）統合失調症の自殺リスクと保護因子

統合失調症患者は，陽性症状が著明な急性期よりもむしろ慢性期のほうが自殺完遂率が高い[1]。治療によって回復していくとき，冷静に現実と向き合うなかで感じる絶望

や孤独感こそが一番の自殺リスクであると考えられている。孤独とどのように向き合うかということは，病気のみならず，生きることそのものに対する問いであり，看護師が答えをあてがうものではない。しかし，それでも看護師は孤独に寄り添うことを諦めてはいけない。

希死念慮がある人に「困難がありながらもなぜ今日まで生き抜いてこられたのか」と問いかけたところ，「家族への思い」が最も多かったという報告[1]がある。つまり，重要他者とのつながりが一番の保護因子といえる。筆者は，「死にたいほどの孤独」を抱える対象とのかかわりで，最も重要なことは「独りではないと本人が実感できること」であると考えている。しかし，Bさんにはどこにも心の拠り所がなかった。キーパーソンの死は，自我の統合が脆弱な統合失調症患者にとって強烈な自己喪失体験となる。孤独や悲嘆などの感情が行き場を失い，Bさんの場合，自殺企図という形で自己に向かわざるを得なかったのである。今後の人生を選択していくACP以前に，強烈な孤独感により生きる気力を失ったBさんと，どうしたらこの体験を一緒に乗り越えられるだろうか。

2）社会資源の問題点と「共生・共働」の視点

精神疾患は人とのかかわりにくさを特徴とする疾患であり，その臨床像は二者関係の病理から社会的病理にまで発展する。したがって，社会のありようが対象の生活と回復過程に大きな影響をもたらす。国は病院収容の時代から大きく舵を切り，早期退院を目指し，長期入院患者も退院へ進むアウトリーチ型の医療へと変革を遂げ，対象と家族のQOLへ寄与してきた。しかし，社会資源の自治体格差，種類，利用額などの選択肢の狭さにより，Bさんのように高齢化し身寄りがない患者が，病人としてではなく，その人らしい役割や生きがいをもって地域で暮らすにはまだ困難が伴う。

Bさんが「居場所」を見つけ，少しでも心が自由になるようなACP支援として筆者が思い描いているのは，様々な社会資源内部の人間関係が今よりもさらに「平等」な構図を築いていくことである。横田[2]は，対等・平等といった平地が統合失調症の回復と深い関係があると述べ，逆にこのような立場や機会から阻害されてきたことが病状を長期化，慢性化させてきたと主張している。「与える側」と「与えられる側」という関係から脱し，本人自身が「役割」をもって活動すること，また仲間と安心して過ごせる「居場所」が重要なのではないだろうか。すなわち，BさんとBさんを取り巻く援助者との関係のなかで，「共生・共働」という意識が求められていると考える。

近年注目されているオープンダイアローグ（開かれた対話）＊も，この考えを内包している。対象は，援助者チームと対等な立場で対話を重ね，精神疾患という言語を絶する体験を言葉の力を借りて圧縮し，自ら解放していく。このプロセスで感じる安心感や自信は，生のダイナミクスを生むであろう。そこには家族愛に近い感覚が生まれる[3]。この対象と共にあるという感覚こそ，Bさんの孤独や悲嘆に寄り添うための方策

＊オープンダイアローグ（open dialogue）：1980年代からフィンランドで実践されている統合失調症に対する精神療法。患者や家族から連絡があれば医療チームが24時間以内に訪問し，ミーティングを行いながら症状緩和を目指す。統合失調症だけでなく，うつ病やひきこもりなどの治療にも大きな成果をあげている。

になり得る。

　また，この信頼関係のなかでは，看護師自身も対象の強さや能力を信じる力が今よりさらに育まれるであろう。人と真剣に向き合い援助するということは，自分のなかにある不安と対峙することでもある。対象への心配が大きかったり，自分の援助力に不安があれば，時に援助に過不足が生じ，本人の「自由な意志」を縛ることになってしまう。Bさんとの相互の信頼関係を核にして，チームでACPのプロセスを共に歩み続けることが重要であるだろう。

　最後に，ACPを行うには，専門職だけでなく近隣住民や行政，企業などとも協働・連携できるような地域づくりへと体制を発展させていく必要がある[4]。人とのつながりが対象の心と命を救うのであれば「支援者の輪」を広げていくことが重要であるだろう。様々な現場で，どう支援したらいいのか日々悩みながら寄り添い続ける援助者一人ひとりが「孤独」になってはいけない。関係機関がつながり合い，対象と向き合う熱意をもち続けること，対象を取り巻く支援を絶やさないこと，これがBさんの心を救うセーフティネットになると筆者は考える。

文　献

1）張 賢徳 (2006)．精神科医からのメッセージ 人はなぜ自殺するのか―心理学的剖検調査から見えてくるもの．勉誠出版，p.113-137，139-156.
2）横田 泉 (2012)．統合失調症の回復とはどういうことか．日本評論社，p.143-186.
3）斎藤 環 (著，訳) (2015)．オープンダイアローグとは何か．医学書院，p.28-72.
4）横山太郎 (2017)．住民と育む意思決定支援．治療，99 (6)：826-827.

第Ⅲ章　アドバンス・ケア・プランニング（ACP）の実践

緩和ケア

3 | 積極的抗がん剤治療を選択し続けた子宮頸がん患者の治療中断期から看取りまでの意思決定支援

1. 概要

　Cさん，40歳代，女性。子宮頸がん Ib1期（子宮頸部に限局している4cm程度の病変）。単身独居で派遣会社を退職した。母親は他県在住で健在，父親はスキルス胃がんで他界している。キーパーソンは近県在住の姉であり，姉は夫と2人の娘（大学2年生，中学2年生）の4人暮らしである。姉は塾の講師で，次女が高校受験であり介護の時間がない。

1）診断～手術

　4年前から不正出血があった。

　3年前の2月に当院の婦人科で子宮頸がんと診断され，3月に根治術として広汎子宮全摘術*と両側付属器摘出術*を受けた。病理結果は粘液性腺がん，Ib1期であった。術後，主治医から再発のリスクもあり，補助化学療法の説明があったが，Cさんの初期治療の時期に父親がスキルス胃がんと診断され，入院した。そのため，自分の治療より父親の介護を優先したが，父親は2か月後に他界した。

2）再発～化学療法

　3年前の12月に骨盤内再発，傍大動脈リンパ節（para-aortic lymph node：PAN）転移，左水腎症が出現したため，TC療法*が施行された。

　2年前の5月に同時化学放射線療法*（concurrent chemoradiotherapy：CCRT，シスプラチン〈CDDP〉＋放射線58Gy）を受けた。同年12月に再発し，CPT-P療法*を実施するが腫瘍縮小効果がなかった。

＊広汎子宮全摘術：子宮頸がんに対する根治手術で，子宮に加え基靭帯（骨盤と子宮をつなぐ靭帯），子宮傍結合組織（子宮頸部の周囲を骨盤壁に結びつけている結合組織），骨盤壁のリンパ節を完全に摘出する術式。

＊両側付属器摘出術：左右の卵巣と卵管を切除する術式。

＊TC療法：カルボプラチン（CBDCA）＋パクリタキセル（PTX）を用いた抗がん剤治療。

＊同時化学放射線療法（CCRT）：子宮やリンパ節に放射線を照射する放射線療法と同時に化学療法を行う。使用される抗がん剤は白金製剤であるシスプラチン（CDDP）を含むレジメンが推奨されている。

＊CPT-P療法：イリノテカン（CPT-11）＋シスプラチン（CDDP）を用いた抗がん剤治療。

1年前の5月頃から性器出血，腹圧がかかることで会陰部痛が強くなり，睡眠困難となったためTC＋BV療法*が提案された。同時期に会陰部痛の緩和を目的に緩和ケアチーム（palliative care team：PCT）に依頼があり，がん看護専門看護師（oncology certified nurse specialist：OCNS）のかかわりが始まった。PCTは，腫瘍に伴う内臓痛と神経障害性疼痛であると診断し，オピオイドの使用を推奨した。しかし，Cさんは父親の介護体験から，「オピオイドの導入＝死」と受け止めており，オピオイドを使用しないで疼痛緩和を図ることになった。

OCNSとの初回面談では，Cさんは，緩和ケアを「最期にかかわる医療ケア」ととらえていたため，PCTの役割は症状緩和以外にも，治療を完遂するために身体症状と気持ちを整える役割があることを伝えた。Cさんは，仕事を辞めたので経済的な心配があること，復職を考えているので体力を戻したいこと，そして父親への介護に対する後悔と疑念を語った。また，今回ベバシズマブ（BV）を上乗せした治療を選択するが，1年前の放射線治療による腸管穿孔のハイリスクを懸念しており，人生を左右する重い選択について悩んでいることを語った。

3）副作用〜ストーマ・腎瘻造設

1年前の6月末，2回目のTC＋BV療法が終了してから尿漏れが出現した。CT検査ではBVの効果で腫瘍のサイズは縮小したが中心部が壊死しているため，主治医が膀胱腟瘻*のリスクを説明した。治療の効果と腫瘍が壊死・脱落したことによる負の反応が出てきたが，Cさんは治療継続の意向を示した。10月末，トイレで腫瘍内の仮性動脈瘤が破裂し大量の性器出血があり，左腸骨動脈塞栓術が施行された。「ずっと攻めの姿勢で治療を選択してきた。こんな副作用もあるのかと驚いたが，後悔したくない」と再び治療継続の意向を示した。

本年1月から尿漏れが多量になり，腟から排便があり，直腸膀胱腟瘻*と診断された。感染制御のために排泄経路変更を主治医，本人，姉，母親，外科と泌尿器科の医師，病棟看護師，OCNSで検討し横行結腸ストーマ*と左腎瘻*の造設日を決定した。このときのCさんは「先の生活を考えるとパンクしそうになるけれど，負担が大きな処置だから，体力があるうちに早めにやってもらいたい」と，病状と排泄経路の変更後の生活について理解したうえで選択した。

2月に横行結腸ストーマ造設，10日後に左腎瘻が造設された。術後の経過は順調であり，退院後はストーマケア，腎瘻管理を一人で行うのは困難なため，訪問看護の導入が予定された。

＊**TC＋BV療法**：TC療法＋ベバシズマブ（BV）を用いた抗がん剤治療。

＊**膀胱腟瘻**：膀胱と腟前壁間が部分的に欠損して交通しているものをいう。膀胱内の尿が瘻孔を通って腟へ流出するため尿失禁を生じる。

＊**直腸膀胱腟瘻**：直腸と膀胱，腟が交通しているものをいう。肛門や腟から尿・便失禁を生じる。

＊**横行結腸ストーマ**：消化管ストーマ（人工肛門）の一つ。

＊**腎瘻造設術**：腎実質を通して腎盂内にカテーテルを挿入する方法。

第Ⅲ章　アドバンス・ケア・プランニング（ACP）の実践

4）退院〜化学療法の再開

　退院後は体調も良く外出し気分転換もできていた。一方で，Cさんは化学療法の再開時期を考えていたが，定期受診時に主治医は，緩和医療を用いて生活をしていくことも選択肢であると説明した。Cさんは「今がやめどきなのかもしれないけど，延命目的の治療ができれば」とBV単剤投与を希望した。

　BV単剤投与が開始されたが，8月末に右水腎症が悪化し，右背部痛，右下腹部痛，殿部痛と左下肢痛，しびれが増悪し体動困難になり，右腎瘻造設と麻薬性鎮痛薬オキシコドンの導入となった。

5）在宅緩和ケア

　9月半ば，自宅のトイレで再び大量の性器出血があり緊急入院となった。両側内腸骨動脈の転移が進行し，両側内腸骨動脈塞栓術が施行された。主治医は，PAN転移の再発があり，止血のため完全に両側内腸骨動脈の閉塞術を施行し，化学療法が事実上困難であると説明した。再び，どこで療養していくかを決めていく段階であることが告げられた。

　この翌日にOCNSとの面談で，Cさんは「昨日は爆弾を落とされた感じであったが，私は症状緩和をしながら自宅で過ごしたい。そして外来受診ができて，治療ができるタイミングが来ることを望んでいる。実家に帰ることや緩和ケア病棟に入院して新たな人間関係を築くよりも，今の状態で過ごしたい」という意向を示し退院した。

　10月半ば，貧血と尿路感染症が疑われ，輸血と抗菌薬が投与された。Cさんは，BVを継続したい意向を伝える予定だったが，まったく違う方向に向かっている状況について，「自分のこともできなくなってきている。うとうとして，このまま逝ってしまうのではないか，死が迫っていると感じると怖くてたまらない。ただ，化学療法への希望を断ち切られたくないので，次の外来予約を入れてほしい」と話した。主治医から，「外来受診がつらくなってくる可能性があり，病気が進み自分の意思で決められなくなったときにどうしたいか」という質問が投げかけられた。Cさんは静かに「苦しくなく，自然な形でお願いしたい」とはっきり答え，Cさんの希望を保証しながら，11月に往診医を導入し，在宅緩和ケアの環境を整えた。

　その後，クリスマスに姉夫婦とショッピングに出かけ家族で正月を迎え，姪の成人式を祝い，高校受験を見守って，2月半ばに，強い腹痛と胆汁を嘔吐し，本人が当院に入院したいという希望があり救急搬送され，慣れ親しんだ病棟で5日後に亡くなった。

2. 意思決定が必要な場面

　Cさんの経過から，意思決定が必要となったのは以下の4回であった。

①1年前の6月：延命目的の化学療法の変更（TC＋BV療法）場面。

②1年前の10月：仮性動脈瘤の破裂による大量性器出血後の治療継続の意思決定場面。

③本年2月：直腸腟膀胱瘻によるストーマ造設，左腎瘻造設の場面。

④本年9月：自宅で2度目の大量性器出血，治療中止と今後の療養場所の選択の場面。

154

3. 本人・家族の意向

1）本人

「治療ができるのであれば積極的に受けたい」「根治して復職したい」「治療の選択は，経済的なことも含めて納得してから行いたい」「他者に迷惑をかけたくない」「自分で決めた選択に責任をもちたい」との発言があった。

「治療の選択肢がなくなる＝死」ととらえている。主治医への信頼があつい。

父親の介護を優先したことについて後悔するという言動はなかったが，「あのとき違う人の意見を聞いていたら違ったのかな」とつぶやくことがあった。

2）母親

「父親に性格が似ており頑固で，一度決めたことは曲げない。治療を継続してきたが，本人にはもう少し楽に生きていってほしい。でも本人が決めたらその意向に添うしかない」「自分の体力がもつ限り，本人のそばにいてやりたい」「子どもが自分より先に逝ってしまうのかと思うとつらい」と語った。

3）姉

「妹はこれまでずっとがんと闘ってきた。人とかかわることが不器用な性格なので，できれば慣れ親しんだ環境で療養してもらえたらと思う。妹の意向を大切にしたい」「母親が世話をしてくれているが，本人と同じくらい母親の健康状態が心配」と語った。

4. 事例のポイント

Cさんは意思決定能力および情報収集能力があり，不明な点は解決して納得したうえで治療を選択してきた。それにこたえて，主治医は治療変更時に現状と治療のメリット，デメリットをわかりやすく説明した。

OCNSが介入を始めた当初のCさんは，がんを少しでも自分の身体から取り除き，1日でも長く生きたいと強く希望していた。どのような副作用があっても自己責任であり，後悔したくないと，治療の継続を選択し続けた。

BVの使用は延命治療に効果があるという「患者にとっての利益」，BVの有害事象と過去の放射線治療による穿孔のリスクという「患者の不利益」，治療を理解したうえで選択するという「患者の自律尊重」，以上3つの価値対立があった。

Cさんは，全身状態が悪化し，予後が長くないことを感じつつも，治療の継続という希望をもつことで厳しい現実に対処していたと考えられる。積極的に治療を選択するCさんにとって，負担が少ない生活を選択することは死が近いことに直面することになる。緩和ケアに対し「最期の砦」や，オピオイドは「死が近いときに使用するもの」「麻薬中毒」といった認識をもち続けていた。

Cさんの希望した「最期まで治療を受けたい」の意味が，「抗がん剤で治療したい」から，在宅療養を検討する過程で「最期は家族と当院の顔なじみの医療者のいるところで迎えたい」という意向に変わっていったと考える。

第Ⅲ章　アドバンス・ケア・プランニング（ACP）の実践

5. 支援内容

　Cさんは，主治医からの病状や治療に関する説明の理解が良好であり，不明な点は質問や情報収集することで補う行動がとれていた。抗がん剤の変更時は，情報の整理と補足，自己決定した理由や気持ちを引き出し，共有した。緩和ケアに対する誤解をもっていたが，日常生活がしやすいように調整することも治療であることを理解してもらい，導入した。

　母親と姉に対しては，Cさんの人となりを知るために情報収集をし，家族としての気持ちを把握し，ニーズがある場合は対応した。

　Cさんの支援をしていくに従い，「治療をしたい」という意味が徐々に変化していることに気づき，その変化に着目した。

　治療の中止が告知され，症状緩和が中心になり，今後の療養場所について検討した。気持ちの共有と治療をしたいという言葉の意味を解釈しながら希望を失わないよう，安心して在宅療養が送れる環境づくりと看取りの準備を行った。

6. 結果と考察

1）信頼関係の形成

　Cさんは積極的治療を強く望み，疾患や治療についての情報収集も熱心であり，看護師への質問も細かいところをつくため，初めは敬遠されがちであった。

　術後の再発で抗がん剤治療に抵抗性を示している病態であるが，Cさんは，いつか治癒し復職できるという信念をもち，治療ができるならば受けることが当たり前と思っていた。しかし，病状の経過（病の軌跡，第Ⅱ章の図3-1，p.87参照）から考えると，治療中止はそれほど遠くないと予測された。父親をがんで亡くしている経験を踏まえ，Cさんがどのように現状を受け止めているのかを共有したうえで，知らないことや誤解を補足・修正しながら療養を進めていくために，信頼関係が形成できるよう介入した。

　Cさん本人だけでなく，母親および姉とコミュニケーションを積極的にとり，必要時は家族をサポートして関係性を構築し，Cさんの全体像の把握に努めた。その結果，治療のターニングポイントで，本人の病気の理解と治療の意向について踏み込んだ内容も話し合えるようになった。

　Cさんは，排泄経路の変更，腫瘍の浸潤と壊死，大量の出血という危機的な状態にありながらも，OCNSや医療者に気持ちを吐露することができた。また，医師からの病状説明については，Cさんの納得がいくまで確認し，「自分で選択したことなので」と厳しい状況に折り合いをつけて，身体状況が許す限り，ぎりぎりまで治療を受けることを選択することができた。

2）選択肢の提示

　2度目の性器出血で，両側内腸骨動脈塞栓術により積極的抗がん剤治療が中止となった。戸惑うCさんに，OCNSは化学療法を選択する意味と自分の生活を大切にすることを忘れていないかと尋ねた。後日，「治療のための生活ではなく，自分の生活を維

持していくための治療である」という，違う視点でこれからの生活を考えていこうと変化がみられた。

　Cさんの治療を継続したいという希望を支えるために，治療期には主治医，本人，家族が話し合い，治療の選択ができるようかかわり，治療中止後は本人の治療への思いを支えながら，安心して在宅療養生活が送れるよう相談にのり，訪問看護師と情報を共有した。また，いつ当院へ依頼があっても連携できるように外来，病棟のどちらでも対応できる選択肢を準備した。

　再発，治療期から看取りまでのかかわりは，治療の中止，症状緩和，療養場所の変更，看取りの場所の選択と，つらい意思決定の連続である。患者本人・家族に対し，深刻な選択に向き合い導き出すために，看護師はどう向きあえばよいのか戸惑いが大きい。踏み込んだ内容の話をしていかなければならないため，まずは本人と信頼関係を築きその人となりを把握していくことが重要と考える。また，本人を支える家族や重要他者に対しては，その意向を把握するとともに患者に関する情報を得るようにかかわる。そして，繊細な内容についても話し合える土壌をつくっていく。

　患者の置かれた状況の理解や各々の気持ちを把握するとともに，話し合いを進めるなかで解決できる手段を検討し，解決できる内容であれば対応し，解決が困難であれば専門家に相談したり，社会的サポートを依頼するなど，意思決定に必要な情報や手段の選択肢を可能なかぎり準備しておくことが大切である。

文　献

1）Buckman R (1991) /恒藤暁 (監訳) (2000)．真実を伝える―コミュニケーション技術と精神的援助の指針．診断と治療社．
2）石垣靖子，清水哲郎 (編著) (2012)．臨床倫理ベーシックレッスン．日本看護協会出版会，p.2-24．
3）長江弘子 (編) (2018)．看護実践にいかすエンド・オブ・ライフケア．日本看護協会出版会，p.61-114．
4）近藤まゆみ (2017)．ACPのプロセスと内容，そして支援．がん看護，22 (7)：671-674．
5）厚生労働省 (2018)．「人生の最終段階における医療・ケアの決定プロセスに関するガイドライン」の改訂について．〈https://www.mhlw.go.jp/stf/houdou/0000197665.html〉[2018. November 2]

第Ⅲ章　アドバンス・ケア・プランニング（ACP）の実践

緩和ケア

4 シームレスな連携と情緒的支援によりエンパワメントした患者の意思決定支援

1. 概要

　Dさん，70歳代後半，女性。子宮体がん。夫（80歳代），長男（40歳代）と3人暮らし。4年前に子宮体がんの手術を受け，その後，化学療法を受けている。蜂窩織炎を繰り返し，リンパ浮腫*を発症した。婦人科とリンパ浮腫外来（以下，看護外来）に通院していた。夫は物忘れ外来に通院しており，2人で支え合って生活している。長男は同居しているが仕事が忙しく交流がない。

2. 意思決定が必要な場面

　手術から3年が経過し，化学療法の有害事象が目立つようになり，治療方針の変更を検討する必要があった。面談で，主治医は今後の治療と療養について説明した。この段階ではDさんと夫の希望により化学療法は継続となった。また，この頃にはDさんはリンパ浮腫のセルフケアができなくなっていた。Dさんは他人が家を訪ねてくることに抵抗感を示したが，リンパ浮腫ケアのため，訪問看護を導入することになった。

　半年後，骨髄抑制*がさらに強くなったので，主治医は化学療法の継続が難しくなってきたことを伝え，今後の療養について相談するため，面談の機会をもった。2度目の面談時期には夫の認知症が進行していたが，Dさんは何かを決定するときは「夫に聞いてください」と答えた。長男の同席については，Dさん自身が遠慮している様子がみられ，協力を得ることを渋った。

3. 本人・家族の意向

1）本人

　2度目の面談後，Dさんは「化学療法が終わっても，まだ家にいたい。動けなくなっ

---

*リンパ浮腫：リンパ管やリンパ節の閉塞によりリンパ流が阻害されて生じる浮腫。がん術後の合併症として生じ，日常生活の制限などQOLに影響を与える。治療としては，徒手的リンパドレナージ，バンデージによる圧迫療法などを行う。

*骨髄抑制：抗がん剤や放射線など，がん治療による副作用の一つ。骨髄内の正常血液細胞の産生が障害され，発熱，下痢，腹痛，皮膚の発疹，発赤などの症状が現れる。

たら入院するけれどお金のことが心配」「家に人が来るのは嫌だけれど，訪問看護は助かっている」「決めるのは夫」と話した。また「歩きたいから弾性包帯を巻いていたけれど，自分で巻けなくなった。今は出歩けなくて悲しい。連れて行くと言われるけれど一人で行きたい」と，珍しく思いを語った。

2）家族

夫は「自分も体調が悪いし，お金があと何年もつかわからない。家は古くて人が来るような状況ではない。私はいいが妻が気にすると思う」と，Dさんの思いを察し，支援したい意向を示した。また「こんな日が来るなんて思っていなかった。ここからが大変だ」と真剣な表情で語った。

長男は初回の面談後に医療ソーシャルワーカー（medical social worker：MSW）に「2人に任せている。トイレに行けなくなったら入院します」と話した。2度目の面談中も「お母さんが決めればいい」と話していた。

4. 事例のポイント

化学療法の終了と同時に婦人科の受診も終了となるため，自宅療養を継続するには在宅医との連携が必要であった。しかしDさんは，訪問者が増えることへの抵抗感と金銭的な不安を表出した。

これまで，夫がDさんを介護しており，長男は介護に協力していない。また，様々な意思決定場面で，Dさんは夫の意向を優先している。Dさんはもともと遠慮がちで自分の意見をあまり言わないため，Dさんの真意がつかみにくかった。Dさんの意向を引き出し，表明してもらうような支援が必要であった。

5. 支援内容

1）真意を探っていくかかわり

看護外来では，Dさんと夫が理解しやすい言葉を選び，ペースにも配慮して会話するよう心がけた。また，看護外来時に婦人科医の説明に対する理解度を確認し，必要時は補足説明した。また，Dさんが不安な思いを表出しやすいよう，情緒的支援も行った。

Dさんが本音を話しているのかが不明なため，何を大切にして支援していくのかが定まらなかった。そこで毎週の看護外来のたびにDさんの気持ちを尋ね，思いを推察し，言葉を言い換えて確認するという作業を繰り返し行った。その結果，「自宅で今までどおりの生活をなるべく長く続けたい」という思いが，Dさんの最も大切にしたいことと，とらえられた。

2）多職種での連携

看護外来では緩和ケア認定看護師が中心にかかわっていたが，訪問看護師，MSW，ケアマネジャー，緩和ケアチーム，主治医が連携して支援した。

Dさんの自宅を見られたくないという気持ちに寄り添い，訪問看護の開始と継続は慎重に進めた。たとえば，Dさんが訪問看護師に慣れるまで時間をかけ，リンパ浮腫ケアが初めてだった訪問看護師に外来に同席してもらいケアの方法を統一するなどして，D

さんが安心感を得られるよう調整した。

　また，医療保険ではなく介護保険で始め，ケアマネジャーとの関係をつなぎ継続的にかかわってもらった。Dさんは遠慮がちで，相手に直接本音を話せなかったので，地域と病院の関係者が常に連携し，Dさんが気持ちを話せるように支援した。

　情報を共有していることで，訪問看護師から「方針の相談で，Dさんが病院に見捨てられたように感じているのではないか」との意見が得られ，看護外来を継続することになった。また，ケアマネジャーと連携し，夫への介護サービスを開始する時期を見計らった。金銭的な不安については，MSWが具体的に諸費用を提示したことで軽減された。

6. 結果と考察

　Dさん，家族，多職種で話し合い，「時期が来たら化学療法は中止し，自分でトイレに行けなくなったときには介護療養型医療施設に入院する」という方向で準備を始めた。まずは化学療法と並行して訪問診療を導入し，Dさんの意向に沿い，可能な限り化学療法の継続を目指すことになった。MSWは，介護療養型医療施設を紹介した。今後は看護外来の通院回数を減らし，訪問看護がケアを継続していく予定である。

　本事例では，以下の4点が患者のエンパワメント＊となり，ACPを支えたと考える。

1）ACPを開始する時期と面談時の工夫

　ACPでは，本人の意思決定能力の評価が重要となる。Dさんは，医師の説明を理解できており，自分のこととして認識していた。しかし，将来像について論理的に考えることができていても，「まだまだ今までどおり行える」と思い，具体的な方法の受け入れが困難であった。また，遠慮がちな性格であるため，自分の意向を表明するのが苦手であった。

　しかし，初回と同様の説明内容であったにもかかわらず，2回目の面談後はDさんの反応が異なっていた。角田[1] は，ACPにおける意思決定を迫られるトピックな時期として，疾患や高齢により残された時間が限られてくる「終末期（エンドオブライフ）」や病状の変化によって新たな治療や生活様式の選択，ボディイメージの変容を迫られる「病状転換期」に今後の人生を視野に入れてどんな治療や生活を選ぶ・選ばないのかを考える必要が生じるといっている。Dさんにとっては，2度目の面談時期がトピック的な時期であったと考える。すなわち，少し遠い将来の，治療方法や治療方針を決めなければならないときが，意向確認のタイミング[2] といえる。

　面談は，多職種と家族がそろって話し合えるように設定した。ACPにおいては，看護師をはじめとする医療スタッフや緩和ケアチームの力を活用することが提案されている[3]。

2）病院と地域のシームレスな連携，相互協力

　Dさんは遠慮がちで相手に直接本音を話せなかったので，訪問看護師と連携し，繰

＊エンパワメント（empowerment）：「権限を与えること，権限を移譲すること」という意味で，その人がもともともっている力（潜在能力）を引き出し，能力を発揮させることをいう。

り返し情報を共有した。療養の場が変わる際には，その場にいる看護師が調整して適切な担当者に引き継ぎ，ACPのプロセスが繰り返されていくこと[4]が，地域でACPを支援するポイントである。本事例で，生活の基盤を支える地域の関係者とのシームレスな連携が鍵となることを学んだ。

3）共感的理解と情緒的支援

これまで家事を担ってきたDさんにとって，満足いくように整えられていない自宅を他人に見られることは苦痛であったと考えられる。岡本は，傾聴とは「志向相関的に聴く事を通して，ケア対象者が自分自身の存在と人生を肯定できるような新しい信念体系（物語，構造）の再構成が出来るように援助する行為」[5]としている。Dさんの自分らしく行動できなくなったつらい思いを傾聴し，現在の自分の存在を肯定できるように援助することも，意思決定支援の一つの要素といえる。

4）患者の最善の医療とケアを見出すプロセス

Dさんの「自宅で今までどおりの生活をなるべく長く続けたい」という意向をかなえるためには在宅ケアが必要となってくるが，一方で，Dさんは他人が自宅に入ることに抵抗感を示している。看護師は将来の見通しが立つとすぐに方法を提案しがちであるが，患者はその将来像のイメージがもてないことが多い。また，人生の最終段階での意思決定は，どちらも選びたくない選択肢から選択しなくてはならないという状況が続く。これは選択の過程というよりも，目の前の課題からどちらかを選ぶことの葛藤であると思われる。患者がイメージできるよう提案の方法を工夫し，つらい選択を迫られる患者の苦悩に寄り添うように情緒的にも支援していく。

緩和ケアの現場において，終末期の医療を選択することは避けられない。その際には，患者や家族と対話を重ね，医学的な目標だけでなく，患者にとって何が最も大切なのかを話し合い，「その人にとっての最善の医療とケア」とは何かを患者・家族と共に考えていくプロセスがACPである[6]。患者の大切なこと，優先したいことを患者・家族と共に探っていき，それをかなえるために妥協できることを，納得できる方法から選択していくことであると考える。

▌文 献

1）角田ますみ（2015）．日本におけるアドバンスケアプランニングの現状―文献検討と内容分析から．生命倫理，25（1）：57-68．

2）鶴若麻里，大桃美穂，角田ますみ（2016）．アドバンス・ケア・プランニングのプロセスと具体的支援―訪問看護師が療養者へ意向確認するタイミングの分析を通して．生命倫理，26（1）：90-99．

3）木澤義之，長岡広香（2017）．早期緩和ケア介入の意義とアドバンス・ケア・プランニングの実践ポイント．薬局，68（8）：2786-2791．

4）竹之内沙弥香（2017）．ACPをどう実践するか③在宅・病院・介護施設をつなぐACPのあり方．がん看護，22（7）：683-686．

5）岡本拓也（2014）．誰も教えてくれなかったスピリチュアルケア．医学書院．

6）横江由理子（2013）．スマイルチームによるアドバンス・ケア・プランニングの実践．Nursing Today，28（3）：38-42．

第Ⅲ章　アドバンス・ケア・プランニング（ACP）の実践

化学療法

5 最期まで化学療法継続を希望する患者の価値観へ寄り添った支援

1. 概要

Eさん，60歳代，男性。姉（脳性麻痺で車椅子生活）と2人暮らし。

4年前の7月に小細胞肺がん*Ⅲ期以上（対側縦隔，肺門，鎖骨上窩リンパ節への転移はあるが，遠隔転移はない）と診断されたが，「仕事が多忙である」との理由で1年間無治療の状態であった。

3年前の7月に再受診し，リンパ節転移，胸水貯留を認めるⅣ期の状態に進行していた。手術は困難な状態であり，8月に延命目的でPI療法*を開始し，6クール施行した。1クール終了後，腫瘍マーカー ProGRPは158pg/mLから29.8pg/mLと奏効した。この結果を受けEさんは「抗がん剤をやれば長く生きられる」と思っていた。

その後，CT検査にて腫瘍増大が確認され，2年前の3月からイリノテカン（CPT-11）単剤投与に変更した。5月の外来受診時に意識消失発作があり，脳転移が確認され，ガンマナイフ*を施行した。総胆管狭窄，食道狭窄が出現した。リンパ節転移の進行が速く，体力も低下しほとんど寝たきりの状態となったが，Eさんの強い希望でCE療法*を行うが効果なく同年6月永眠された。

2. 意思決定が必要な場面

小細胞肺がん，リンパ節転移の状態から化学療法を開始し，一度は奏効したため，Eさんは仕事の合間に抗がん剤治療を受けていけば生きていけると考えていた。姉と2人暮らしで，姉は脳性麻痺で障害があり車椅子の生活を送っていた。Eさんは「姉の面倒をみなければいけない。だから仕事をし，生きなければいけない」と話していた。

＊小細胞肺がん：肺門，肺野に発生し，増殖が速く転移しやすい。喫煙との関連が大きい。限局型（Ⅰ〜Ⅲ期）と進展型（Ⅳ期）に分類される。

＊PI療法：シスプラチン（CDDP）＋イリノテカン（CPT-11）を用いた抗がん剤治療。

＊ガンマナイフ：放射線治療の一つで，定位手術的照射を行う。頭蓋内の小さな標的に高線量を照射するため侵襲が小さい。

＊CE療法：カルボプラチン（CBDCA）＋エトポシド（VP-16）を用いた抗がん剤治療。

発症から2年後，脳転移，リンパ節転移，腫瘍の増大が急激に起こった。意思疎通はできるが，体力低下，呼吸苦も出現しており，ほとんど臥床している状態であった。それまで，Eさんは親戚などだれに告げることなく化学療法と社会生活を並立していた。キーパーソンは親戚であったが，遠方なこともあり，医師からの状況説明も2年間で1回程度であった。

全身状態が悪化してきた同年6月，Eさん，姉，親戚に対し，今後の治療について担当医師より説明が行われた。Eさんはこの時点でも抗がん剤を続ければ良くなると思っていたため，看護師・担当医師間で事前に情報共有を行い，抗がん剤のメリットとデメリットを含めた内容が説明された。体力が低下しているため，今後の化学療法は死に直結する可能性も説明された。ここまで医師が説明したが，Eさんからは抗がん剤治療を希望するとの発言があった。

3. 本人・家族の意向

Eさんはうつむき，時々涙を流しながら医師の説明を聞いていた。そして「可能性がゼロじゃないんでしょう？ それならやるしかない。こんな状況じゃ仕方がない。早くいろいろやってくれないと前にいかない」と発言した。同席した姉は涙を流していた。

Eさんはその後は言葉を発せず，車椅子で病室へ戻った。姉は，「本人はやると決めたらやると思います。苦しませないことだけお願いします」と話した。

4. 事例のポイント

Eさんは，初回の化学療法の効果があったことをずっと心にとめていた。そのため，状態が悪化しても化学療法を受けることで良くなるという思いを強くもっていた。良くなって，姉の面倒を自分でみたいという気持ちが強かった。

状態が悪化した時点で，医師から現状の説明を受けたがEさんの思いは変わらず，化学療法を選択した。同席した姉は，Eさんの状態が急激に悪化していることに混乱して泣いていた。しかし，混乱しながらもEさんの思いを尊重し「ただ苦しまないようにお願いします」という言葉が聞かれた。

5. 支援内容

1）Eさんの思いの表出を促すかかわり

Eさんは通院はいつも一人であり，医師からの説明も一人で聞いていた。化学療法中にコミュニケーションをとり，姉に状態を説明できているか確認すると「自分のことだから」と言葉少なく答える状況が続いた。担当医に，姉への説明が十分でない可能性があることを伝え，姉の来院を依頼したがEさんは了承しなかった。

来院時，Eさんとコミュニケーションを図るよう継続してかかわったが，化学療法の効果がみられている間はEさんの言葉は少なかった。しかし，薬剤変更時や全身状態が悪化したときなど「とにかく生きなくちゃしょうがない」と繰り返し話すようになった。

何度も話を聞くうちに，Eさんが障害のある姉の面倒をすべてみていること，自分が

死んだら姉の面倒をだれもみてくれないこと，両親と「姉の面倒をみる」と約束したことをぽつぽつと話してくれた。大切な家族に自分のことで心配をかけたくないから病院には連れてこないことも情報として得られた。このような社会的背景における役割がEさんの身体面・精神面を支えていることが理解できた。

2）家族のサポート

看護師はEさんが化学療法を受けながら，仕事もできていた時期は経過観察していたが，Eさんの状態が変化し，外来受診時表情に活気がなくなり，自宅で横になっている時間が多くなったというEさんの発言が聞かれるようになった時点で，家族の理解と支援が必要であると判断した。

医師と相談し，親戚へ状況を電話で伝えるように勧めたが，Eさんの了解が得られなかった。

Eさんは状態が悪化し，臥床時間が多くなってからも，「化学療法を受けたい」という言葉が聞かれていた。苦痛の表情を浮かべることが多くなり，親戚へも働きかけ来院してもらった。これまで医師は，抗がん剤治療を行う効果を主軸に説明していたことを振り返り，看護師は事前に医師と打ち合わせをし，現状の説明と化学療法の効果が低いことを説明してもらった。

医師の最後の説明を聞き，Eさんは自分の状態が理解できたが，生きるためには化学療法が必要であると判断したと思われる。Eさんの希望を受け，化学療法が行われた。看護師は化学療法中に予測される状態を病棟看護師と共有した。

姉や親戚に対し，最期はEさんの緊張を和らげるためにそばにいてほしいとお願いし，いつもだれかがベッドサイドにいるように調整した。一人で闘ってきたEさんの表情に笑顔が時々みられ，表情も穏やかに変化していた。

6. 結果と考察

1）積極的治療を望む患者とのコミュニケーションの難しさ

Eさんの罹患した小細胞肺がんは，診断時にはすでに進行しており，Ⅲ期以上という状態であり，化学療法が第一選択となった。化学療法の説明時，Eさんは冷静であり，言葉少なにうなずいていた。しかし，化学療法の奏効によりEさんは生への希望を確信したと考えられる。

副作用症状を聞いても「特にない」との言葉であった。化学療法の効果が得られるならば，副作用症状はEさんにとって問題とはならなかったと考えられる。

化学療法が奏効している時期は，Eさんとのコミュニケーションは困難なものであった。医療者側は，家族背景やEさんの思いの確認に時間を要した。Eさんは，家族との関係を語らず，看護師はEさんとのコミュニケーション方法を模索していた。看護師は化学療法のメリット，デメリットを伝えることに終始していた。

2）変化のタイミングをとらえたかかわり

化学療法の効果が乏しくなり，呼吸苦，咳が続くといった自覚症状が現れてきた時期から，Eさんのコミュニケーションは変化していった。Eさんの「生きたい」との思

いの背景に，姉の存在があったことが明らかになったのである。この時期から看護師はEさんの思いに寄り添うことができたと考える。

医療者は，患者の思いを早く知り，今後の治療の方向性を考えようとする「医療的最善」を優先する傾向にある。方向性を決めていくことは大切な過程である。

日本看護協会の「看護者の倫理綱領」[1]では「看護者は，人々の知る権利及び自己決定の権利を尊重し，その権利を擁護する」と明記されている。看護師には，患者のもつ価値観や意向を受け止め，患者が納得して意思決定できるよう支援する姿勢が必要である。

Eさんの場合，化学療法の効果が低下し，腫瘍が増大したときに，初めていろいろな話をしてくれたという経緯があった。自分の状態に変化を感じたときが，Eさんにとっての医療者との関係性を築くタイミングになったのではないだろうか。病気の状態の変化から，今後のことや姉のことで悩み，葛藤し，思いを吐露することにつながったと思われる。

これまでの人生を一人で懸命に生きてきたEさんは，自分の生活や仕事のほかに，障害者である姉の面倒をみることを大切に考えていた。そして姉の面倒をみることは，亡き両親との約束を守りたいという気持ちの表れでもあった。自分の状態が悪くなっていることは自覚していても，最後まで家族を守りたいという思いが，最後の抗がん剤治療の選択につながったと考える。

姉はEさんの状態についての説明を受け呆然としていたが，「苦しまないように」という言葉には，Eさんの思いを受け入れ，感謝の思いがこめられていたと思われる。

Eさんの最後の化学療法の効果は得られなかった。しかし，穏やかな表情で，家族に見守られて最期を迎えることができた。これはEさんと家族の思いがつながった大切な時間となったのではないか，またEさんの価値観が尊重されたのではないかと考える。

看護師は，どのような状況においても，患者・家族に寄り添う姿勢が必要である。患者の表情や言動から変化のタイミングをとらえ，アプローチしていけるよう努める必要がある。

文　献

1）日本看護協会ホームページ．看護者の倫理綱領．
　　〈https://www.nurse.or.jp/nursing/practice/rinri/rinri.html〉[2018．December 10]
2）Lugton J（著），浅賀薫，柿川房子，宮本祐一（訳）(1997)．ターミナルケアにおけるコミュニケーション―死にゆく人々・その家族とのかかわり．星和書店．
3）白浜雅司(2001)．日本における臨床倫理の適応．インターナショナルナーシングレビュー，24 (3)：78-85．
4）田村恵子（編）(2002)．がん患者の症状マネジメント．学研メディカル秀潤社，p.2-27．
5）国立がん研究センター看護部（編）(2018)．国立がん研究センターに学ぶがん薬物療法看護スキルアップ．南江堂．
6）宮坂道夫(2016)．医療倫理学の方法―原則・ナラティヴ・手順．第3版，医学書院．
7）小澤桂子，菅野かおり，足利幸乃（監）(2016)．理解が実践につながるステップアップがん化学療法看護．第2版，学研メディカル秀潤社．
8）角田ますみ(2015)．日本におけるアドバンスケアプランニングの現状．生命倫理，25 (1)：57-68．

第Ⅲ章　アドバンス・ケア・プランニング（ACP）の実践

化学療法

6 | 急な発症・手術のため深刻な病状を受け入れられず，治療方針決定で意思が揺れ動いた患者への支援

1. 概要

　Fさん，71歳，男性。非小細胞肺がん（腺がん）＊Ⅳ期（脳転移，肺内転移，縦隔リンパ節転移）。妻と2人暮らしで，子どもは長女（既婚），次女（未婚）。

　5月初旬からふらつきがあり近医を受診した。本人は，時々ふらつきがあったがアルコール摂取によるものと考えていた。頭部CTにて小脳出血を認め，5月中旬に当院脳外科受診。精査の結果，脳腫瘍からの出血であり，緊急手術となった。術中病理結果から原発は肺腺がんと考えられ，後日，肺がん外来を受診した。

2. 意思決定が必要な場面

1）初回診察時～治療入院

　肺がん外来を受診した際に，本人，妻，長女に対して，脳腫瘍の原因が肺がんである可能性が高いこと，精査が必要であることを医師が説明した。Fさんは診察室に入るときから無表情で，発語はなく医師や看護師と目を合わせることもなくうつむいていた。説明後に「可能性でしょう？　結果がまだ出ていないのになぜ説明しているのかわからない。手術で取りきってリハビリして退院なのに，原因が他にあるって何？」と言った。医師が説明を追加し，現在の病状の経過や今後起こり得ることなどを話したが，その後は発語はなく，話の途中で診察室を出て行った。

　後日，医師が検査結果を説明した。手術適応はなく，治療としては抗がん剤治療が中心となること，抗がん剤の効果は30％程度であるが，治療を希望するのであれば，現時点で開始しなければ治療ができなくなる可能性があること，今後は呼吸困難感や胸部痛，酸素吸入が必要な状況が起こる可能性が高いこと，腫瘍が気管支周囲および心臓に隣接していることから，腫瘍が大きくなれば急な心停止などの危険があることなどが説明された。

　Fさんは「肺がんなのはわかったが，今は何も症状がないのに効果が30％しかない治

＊非小細胞肺がん：非小細胞肺がんは腺がん，扁平上皮がん，大細胞がんに分類され，腺がんは肺野に発生するがんである。肺がんのなかで最も多く，症状が現れにくい。

療をして副作用で生活できなくなるようなことはしたくない。自分は数字を扱う仕事をしていた。30％という低い確率の治療はする必要がない」と話した。妻や長女は治療を受けてほしいとFさんに話したが，その後の話は聞かずに診察室を出て行った。妻と娘は医師に「治療をすぐにでも受けてほしいので，入院の予約をしてほしい。それまでに説得する」と話した。

その後の診察時に「入院して抗がん剤をすることに決めた」と話したため，抗がん剤開始目的で入院となった。

2）積極的治療に対する意思が揺れ動く時期

入院翌日，抗がん剤の同意のためのインフォームドコンセント（以下，IC）を行った。医師の説明が始まるとすぐにFさんは「抗がん剤はやらない」と言い，その場から出て行こうとした。家族は「あれほど話して決めたじゃない。今さらどうして」と言って泣いた。Fさんは「やらない」を繰り返し，その場を後にした。その後数日間，家族で話し合いを繰り返すが，本人の意思は変わらず，抗がん剤治療をせずに退院となる。その後は，外来での定期的な患者・家族介入となった。

3）症状が出現し，治療方針に悩む時期

同年8月中旬から，咳嗽，痰，嗄声が強くなる。それに伴い，胸部痛や息切れが出現した。これまでの外来では，あまり発言することのなかったFさんは「このままじゃ何もできない。自分のやりたいことができないので困る。どうにかしてほしい」と訴えた。薬物による症状緩和を開始するとともに，現状と今後起こり得る経過を説明し，患者の思いと希望を確認した。「自分の父は寝ているうちに死んだ。自分もコロッと死ぬつもりでいた。家族の世話になる気もない。家族の世話にならないと生活できないなら生きていても仕方がない。このまま病気が進行しても困るから抗がん剤治療をしてもよいと思っている」と話した。

妻と娘からも「今できる治療は何ですか？ 抗がん剤もできるなら受けてほしい。今からではできないですか？」と質問があった。

歩行は可能であったが，酸素吸入が必要な状況であり，さらに腫瘍は両肺野ともに巨大化しており，食欲低下（るいそう）も出現している状況であった。現時点での抗がん剤治療はメリットよりもデメリットのほうが高いこと，できる治療としては反回神経麻痺予防のため，根治ではなく症状緩和のための腫瘍縮小を目的とした放射線治療があることが医師より説明された。

2週間後の外来で「抗がん剤はやらないことにした。薬で今は症状も落ち着いているので，北海道の親戚に会いに行きたい。放射線治療は北海道に行ってから考えたい」と希望した。北海道に行くことを目標として，具体的に北海道で何をするのかを確認し，その行動に合わせた症状コントロールと在宅酸素療法の準備などを開始した。

4）旅行の帰宅後から最期の時期

11月上旬，北海道から帰宅後の外来で今後の希望を再度確認した。「声が出づらくなっているから，放射線の先生に相談したい。症状を和らげるためにできることがあったら受けたい」と希望し，1週間後に放射線治療・診察予定となった。

第Ⅲ章　アドバンス・ケア・プランニング（ACP）の実践

　数日後，妻から「ここ数日ふらつきが強く，最初に脳に腫瘍が見つかったときの様子に似ている」という内容の電話があった。すぐに受診し，頭部MRIにて小脳に転移が認められ，緊急で全脳および縦隔への放射線照射が開始となる。照射により，ふらつき，吐き気が改善し，自力歩行が可能となる。また，咳などの呼吸症状の改善も認められた。しかし，食欲低下の改善はなく，るいそうは進行した。

　Fさんからも積極的治療の希望はなく，自宅での生活を希望したため，訪問看護・診療の導入となった。

3. 本人・家族の意向

1）本人
　「だれの世話にもならず，つらいことなくコロッと死にたい。つらい思いはしたくない」「確率が低い治療をして治らないなら意味がない」との発言があった。

2）家族
　「できる治療は受けてほしい。頑固だから，本人が納得しなければどうしようもないが，治療してほしい」「コロッと死にたいとずっと言っていた」「介護をするようになるとは思っていなかった。仕事もあるので家族では介護できない」と話した。

4. 事例のポイント

①Fさんには，病状を受け入れられない，受け入れたくないという思いがある。
②積極的治療を希望するのであれば，症状のない時期に開始する必要があるが，症状がないことで必要性を理解できない。症状が出現してから治療したいという思いと患者の病期とのずれがある。
③Fさんと家族の意向が異なることによる対立がある。

5. 支援内容

　急な発症により，疾患や現在の病期（深刻な状況であること）の受け入れ，精査・治療について理解できない，治療を受けたくないという状況が続いた。医療者側は，治療を希望するのであればできるだけ早く行わなければ意味のない病期であり，そのためにも病状を理解し，選択してほしいと考え介入した。しかし，本人は説明の途中で席をはずすなどの拒否行動がみられた。

　筆者は，医師からの説明内容を，Fさんと家族が自宅でも読み返せるようにわかりやすく図などでまとめて毎回渡した。また，1回の外来受診で答えを出すのではなく，次回の外来を設定しそれまでに考える時間をつくった。診察の前には別室で患者・家族の話を聞き，事前に医師に患者・家族の意向を伝え，Fさんにどのような内容をどのように話すことが支援になるのかを医師と話し合った。

　ICでは，患者・家族の意向や質問を必要時代弁し，理解できているか確認していった。IC後は紙面を使用して内容を再度確認し，必要時追加説明の時間をつくった。また，不安や疑問があるときにはいつでも相談できるように，窓口として「がん看護外来」

や「がん相談窓口」を紹介した。患者にかかわる医師，看護師，ソーシャルワーカー，訪問看護師で，診療内容などの情報の共有と連携を図っていった。

6. 結果と考察

1）SPIKES法：悪い知らせ（バッドニュース）を伝えるコミュニケーション技法

Fさんは急な発症と手術によって混乱し，なかなか状況を受け入れられなかった。しかし，医療者はFさんの病状から一刻も早く治療選択をしてほしいと考え，紙面や何度も話をするという支援を行った。家族もまた「治療を受けてほしい」という思いから，患者に何度も病状が深刻であることを伝えていた。こうしたかかわりは，悪い知らせ（バッドニュース）を何度も伝え，受け入れのできていない患者の思いをさらに強くしていったかかわりであった可能性がある。

がん患者における心理的反応として，「がんであることを告げられると，多くの人は死を連想して衝撃を受ける」[1] とある。この衝撃は通常，2週間程度で回復するが，一部の患者では衝撃が遅延することがある。原因として，情報が不十分で不確実であることがあげられる。しかし，一方で，率直に伝えることが，患者に将来の喪失を連想させ希望を失わせることになる。Fさんは「コロッと死にたい」と言い，ずっと実父の死のイメージをもってこれまで生活していた。また，これまで大きな既往症もなかったFさんにとって今回の急な発症・手術は大きな衝撃であり，その原因が脳腫瘍であり，さらに肺がんであるという次々と生命の危機といえる説明が続いたことで，孤独や不安，疎外感などの感情をもち，ますます受け入れることができない状況に追いやられていったと考えられる。

悪い知らせを伝える6段階プロトコールとして，SPIKES法がある（**表6-1**）[2]。そのなかでI：Invitation「患者がどのくらいの情報を知りたいと思っているかを確認する」，E：Emotions with empathic responses「すべての反応に共感的に対応する」「患者の気がかりを確認する」「患者の感情がわからないときは，患者の考えや気持ちを探索する」という段階がある。医療者も家族も病状にとらわれ，患者のこのような思いに対する配慮が足りなかったといえる。

理解を深めるために渡した紙面で，自宅でも話し合う時間をつくったことも，Fさんにとっては拒否や孤立を強めることになったかもしれない。患者個々の思いに寄り添

表6-1 SPIKES法

第1段階	S：Setting up the interview（面談の設定）
第2段階	P：Assessing the patient's Perception（患者の病状認識の評価）
第3段階	I：Obtaining the patient's Invitation（意思決定に関する患者の希望の確認）
第4段階	K：Giving Knowledge & information to the patient（患者への情報提供）
第5段階	E：Addressing the patient's Emotions with empathic responses（患者が抱く感情に共感的に対応）
第6段階	S：Strategy & summary（今後の方針とまとめ）

矢部正浩（2007）．内科プライマリ・ケア医の知っておきたい "ミニマム知識" コミュニケーション技法：悪い知らせを伝える．日本内科学会雑誌，98（7）：1512-1514．より引用

い，衝撃の段階を正常な経過でたどることができるように支援することがまずは必要であったと思われる。

　実際に，衝撃を受けた段階では，説明を繰り返し受けても内容が理解できず，症状が出現してから「抗がん剤などの積極的治療はできないか？」などの言動につながったと考えられる。医療者はこのような言動を「患者の理解力が乏しい」などと評価しがちである。患者のこれまでの生活歴によって個々に理解力の差があるのは確かであるが，説明の時期やそのときの患者・家族の心理的状況などへの配慮が足りないことも要因の一つと考える。病期によっては待つ猶予がない場合があるのは確かであり，医師は病期を最優先にする傾向がある。そのため，看護師のもつ患者・家族を擁護・代弁するという役割は大きい。

2）患者の意向の把握

　ACPの病状説明の際，事前に「患者がどこまで知りたいと思っているか」を把握することが看護師の役割として重要である。看護師は，患者・家族を取り巻く状況すべてをアセスメントしたうえで，患者・家族の意向を把握して介入していくことが重要である。そのためには，患者が表向きの意向ではなく，本心を話すことができる関係性が必要である。看護師は，自分のもつ価値観にとらわれることなく，まずは患者の言動を素直に受け止め共感する。そして，日々の会話のなかで患者が何を大切にしているのか，何に価値を置いているのか，アンテナを立てて察知していくことが大切である。

3）患者と家族の仲立ち

　介入を振り返ることで見えてきた改善点や反省点がある一方，Fさんおよび家族の思いを何度も聴く時間をもち，不安や質問にいつでも対応できる窓口をつくるなどのかかわりは有効な介入であったと思われる。

　Fさんは，もともとあまり自分の思いを相手に伝えることをしなかったが，最期には多くの思い（不安や希望）を自らの言葉で話せる関係性が，医療者との間にできていた。また，妻や娘の不安も強く，訴えも多かった。当初はFさんの思いを家族が理解できずいくどとなく対立し涙を流す様子がみられたが，最期には「本人が望んでいることを支えたい」という言葉が聞かれ，同じ方向を向いている家族の姿があった。

　医療者の介入が家族の不安の軽減とFさんと家族の思いを共有する場となり，互いを理解するきっかけとなったと感じている

文　献

1）がん緩和ケアに関するマニュアル改訂委員会，武田文和（2010）．がん患者によくみられる心理的反応．がん緩和ケアに関するマニュアル．改訂第3版，日本ホスピス・緩和ケア研究振興財団.
　〈https://www.hospat.org/practice_manual-6-1.html〉[2018. December 10]
2）矢部正浩（2007）．内科プライマリ・ケア医の知っておきたい "ミニマム知識" コミュニケーション技法：悪い知らせを伝える．日本内科学会雑誌，98（7）：1512-1514.

ICU緊急入院

7 急変により患者の意思が確認できない場合の代理意思決定支援

1. 概要

　Gさん，50歳代後半，男性。肺塞栓。妻，子ども1人（中学2年生），母親との4人家族。幼少期からてんかんの既往がある。

　外出先でてんかんによる痙攣発作を起こし，救急搬送され，気管挿管，薬物治療などで1週間入院した。てんかんの病状が落ち着いたため，管を抜去し翌日にかかりつけの病院に転院した。転院の日，Gさんの妻は自分の父親の通夜で付き添えなかった。転院のための救急車にはGさんの母親が付き添っていた。母親は，一般病棟に転院後，1時間ほどGさんに付き添い帰宅した。

　転院直後のGさんの意識レベルは清明であり，バイタルサインは安定していた。しかし，その2時間後に心室細動を起こし，心肺停止となった。心肺蘇生を行ったが自己心拍の回復がなく，経皮的心肺補助装置（percutaneous cardiopulmonary support：PCPS）*を使用する必要があった。

　PCPSを挿入し，検査の結果，肺塞栓と診断された。急変したため，医師が家族に電話連絡し，PCPSの挿入について説明し，すぐ来院するよう伝えた。母親が到着したのは，PCPS挿入術中であった。

　PCPS挿入後，GさんはICUに入室した。妻も，父親の通夜が終わり子どもとかけつけた。Gさんは，自力で循環・呼吸が保持できない状態であり，人工呼吸器，PCPS，大動脈内バルーンパンピング*，持続的血液濾過透析などの多くの機械を装着していた。医師は家族（妻，母親，子ども）に，Gさんがいつ急変してもおかしくない生命の危機的状況であることを説明した。

　救急搬送された病院に入院したときは，妻がキーパーソンとして様々な判断をしていた。しかし，妻は父親を亡くした翌日であることも重なり，憔悴しており判断力が低下しているようにみえた。母親は医師の説明について，質問を交えながら聞いており，

＊経皮的心肺補助装置（PCPS）：体外ポンプと膜型人工心肺を用いた人工心肺装置で，急性期の循環補助に用いられる[1]。
＊大動脈内バルーンパンピング：胸部下行大動脈に挿入した専用のカテーテルのバルーンを心拍に同期して収縮・拡張させる治療法[1]。

171

妻よりは客観的に事実を受け止めることができているようにみえた。また，母親が妻に声をかけて妻の理解を促していた。妻は「父を亡くしたばかりで，夫もいなくなっちゃうの？」とさらなる喪失への恐怖を語った。母親は「私がもっとそばについていれば。帰らなければよかった」と自責の念を語った。

その後，Gさんの病状は，急変のリスクはあるが，生命維持装置にて安定した。

2. 意思決定が必要な場面

翌日の夜，PCPS挿入部に血腫が生じ出血がみられた。出血はPCPSの最も多い合併症の一つであるが，PCPS使用中は抗凝固薬の使用が必須であるため一度出血したら止まりにくい状態になる。解決方法は，刺入部の止血を図るか，PCPSを抜去して抗凝固薬を中止するかである。

Gさんの出血は重篤であり，血腫が拡大し貧血が進行していた。輸血しても貧血が進行し，対症療法では追いつかない状況になっていた。

PCPSを挿入したままの止血は困難であり，出血への対処としてはPCPSを抜去するしかなかった。しかし，PCPSを挿入した翌日であり，機械の補助がなく心肺が機能するかはわからなかった。機能しなければ，Gさんは死に至る可能性が高い。

この状況でPCPSを抜去するかどうか，代理意思決定者である家族が，すぐに決断しなければならなかった。

3. 本人・家族の意向

Gさんは病状が急変しており，治療の選択について意向を確認することはできなかった。Gさんはてんかん以外の病気にかかったことはなく，いざというときのことについて家族で話し合ったことはなかった。Gさんは「子どもが20歳になるまではがんばらないと」と言い，真面目に働いていた。性格も真面目であり何事にも全力で取り組んできたということであった。

家族は，Gさんに生きてほしい，がんばってほしいという意向であった。

4. 事例のポイント

本人の意思が確認できない状況で，生命にかかわる重大な決断をすぐに下す必要があった。しかし，妻は判断力が低下しており，決断できる状況ではなかった。

家族が患者本人に代わって意思決定をする場面では，患者がどう思っているのかという推定意思が反映されることが大切であり，それを家族から引き出せるよう支援する。代理意思決定の結果がどのようになっても，家族が自分たちの選択に納得できるよう支援する必要がある。

5. 支援内容

医師は家族に，Gさんの現在の病状とPCPS抜去の必要性，リスクについて説明したが，その場での決断は難しかった。一度，家族で考える機会を設け，考えをまとめて

から15分後に医師と話をすることを提案した。

1）混乱している妻への支援

妻はキーパーソンであるが判断力が低下しているため，妻に意思決定をほかの家族に任せることを提案したが，自分も代理意思決定に参加したいと主張した。しかし，意思決定には支援が必要と判断し，看護師も家族の話し合いに同席した。

妻は，話しかけてもうなだれたまま目を合わせられず無反応であり，座っているのがやっとの状態であった。そこでまず，医師からの説明内容と，判断を迫られている状況について母親に言語化してもらった。母親は，現在の治療と合併症，その対処としてPCPSの抜去が必要であるが，抜去しても心臓が機能するかはわからないということを述べた。そして，心肺が機能することに希望を託しPCPS抜去を望んだ。妻はうなだれたまま，母親の言葉に反応することなく沈黙していた。しかし，ゆっくり考える時間はなく，早急に答えを出さなければならなかった。

2）患者の意向を聞き出すための質問方法

看護師は，Gさんはどのようなことを大切にしてきたのかと家族に尋ねた。母親が，Gさんは真面目な性格であり，何事にも全力で取り組んできたと語った。妻はうなだれて沈黙していた。

看護師は，ふだん大きな決断をするときは，家族でどのように決めてきたのか尋ねた。妻は，「今までは2人で話し合って決めてきた。子どもが20歳になるまではがんばらなきゃと夫と話していた」と語った。重ねて，Gさんだったらどのような決断をすると思うか尋ねると，妻は「夫ならばがんばると言うと思う」と答えた。母親もそれに同意し，「息子は強いからきっと心臓は動いてくれる」と希望を表現した。

看護師は妻と母親の考えをそのまま繰り返し，妻の考えを話すように促した。妻は，「夫にがんばってほしい」と意向を示した。

看護師は，Gさんの推定意思と，家族の意思をそのまま繰り返し，医師に何と伝えるか尋ねると，妻は「管を抜いてくださいと言います」と意思決定した。

医師を交えて話し合いを再開し，PCPS抜去という家族の意思を母親が医師に伝えた。すぐにPCPSが抜去され，その後Gさんの心臓は無事に動き，循環を保持することができた。

家族はPCPS抜去後，Gさんが循環を保持できたこともあり，代理意思決定をしたことを肯定的にとらえていた。Gさんは無事にPCPSを抜去できたが，今後，家族が何度も代理意思決定をすることが予測された。その結果，Gさんの状態が思わしくない方向に向かったとしても，Gさんの思いを反映した決断だと思えれば家族の心も救われると考え，「Gさんの思いを伝えられてよかったですね。Gさんはきっと喜んでいると思います」と伝えた。

6. 結果と考察

GさんはACPを経ていなかったため，本人の意思を確認することはできなかった。加えて，代理意思決定者である家族が，別の家族の喪失体験直後であり，意思決定能力

が極度に低下している状態であった。しかし，母親や子どもも含め，家族が協力し合えていたため，キーパーソンにこだわらず家族システムを生かせるよう支援した。Gさんがそれまで大切にしてきたことなどを問いかけることにより，家族でGさんの背景を共有することができた。そのことによりGさんの意思を推定し，そのときに意思決定能力がある家族が代わりに決定することができたと考える。

ICU緊急入院患者は，予期せず突然に生命の危機的状況に置かれるため，ACPを経ていないことが多い。「クリティカルケア領域の意思決定は，多くが患者不在の代理人による意思決定であること，意思決定までのプロセスに急を要すること，意思決定の問題が患者の生命に直結することにその特徴があり，困難な意思決定となりやすい」[2]とされる。代理意思決定者は，突然，患者の重篤な病状変化に遭遇し，強い衝撃を受け，放心状態や拒否，無反応などの状況に陥る。こうした緊急事態では時間的制約もあるなかで重大な判断をしなければならない。

看護師は，混乱する家族に対し，情報提供するだけでなく，状況をわかりやすく伝え，気持ちの整理を共に行うなど支援していく。患者本人の意思が確認できなくても，患者が大切にしてきたことや考え方を語り共有することで，代理意思決定者の重責を軽減することができると考える。推定した患者の意思をもとに代理意思決定をすることは，どのような決断をし，どのような結果になったとしても，家族の心のケアにつながると考える。

文　献

1）医療情報科学研究所（編）(2010)．病気がみえるvo.2 循環器．第3版，メディックメディア，p.70.
2）伊勢田暁子，井上智子 (2003)．延命治療に関わる家族の意思決定．家族看護，1 (1)：48-54.
3）西川満則，長江弘子，横江由理子（編）(2016)．本人の意思を尊重する意思決定支援—事例で学ぶアドバンス・ケア・プラニング．南山堂.
4）角田ますみ (2015)．日本におけるアドバンスケアプラニングの現状—文献検討と内容分析から．生命倫理, 25(1)：67-68.

ICU緊急入院

8 くも膜下出血を発症し 意思決定を行えない状態となった 患者・家族への支援

1. 概要

Hさん，40歳代，女性。夫と2人暮らしで，両親は健在。

Hさんは4年前にくも膜下出血（subarachnoid hemorrhage：SAH）を発症し，血管内治療を受け，当院脳神経外科外来に通院していた。また，4年前のくも膜下出血の治療・退院後から不妊治療を開始し，初めての妊娠で現在11週である。

Hさんは，起床後に身支度をしている最中に突然頭痛が起こり，その後吐き気も出現したため自ら救急要請し，当院へ搬送された。搬送時，妊娠11週であり，胎児への放射線被曝による影響を心配したHさんからCTなどの画像検査の承諾は得られなかった。

医師がHさんと家族へ脳神経外科治療と周産期管理が両方行える医療機関の情報や治療方針について説明した。Hさんと家族は，周産期管理が行える医療機関での治療を希望した。救急外来で転送準備中に，Hさんは突然痙攣および意識障害をきたし，緊急頭部CT検査にて左内頸動脈−後交通動脈（IC-PC）分岐部の動脈瘤破裂に伴うくも膜下出血と診断された。重症度はWFNS（World Federation of Neurological Surgeons：世界脳神経外科連合）分類でグレードⅣ*，フィッシャー（Fisher）分類でグループ4*であった。

2. 意思決定が必要な場面

1）頭部CT検査

Hさんは当院脳神経外科に通院中であり，妊娠11週であった。搬送時，症状からくも膜下出血が考えられたが，妊娠初期症状との鑑別が困難であり，頭部CT検査を行い，くも膜下出血を否定する必要があった。しかし，Hさんは胎児への放射線被曝に対する不安から「妊娠中であり頭部CT検査は受けたくない」と訴えた。

＊WFNS分類：くも膜下出血の臨床的重症度を判定するために用いられる分類。意識レベルをもとにグレードⅠ〜Ⅴに分類される。臨床的重症度は転帰に強く関連し，グレードが高いほど予後不良である。

＊フィッシャー（Fisher）分類：くも膜下出血の重症度分類で，CT所見によりグループ1〜4に分類される。

第Ⅲ章　アドバンス・ケア・プランニング（ACP）の実践

2）治療方針，医療機関の選択

　当院では周産期治療を行っておらず，治療方針や医療機関の選択について考慮する必要があった。Hさんは周産期管理ができる医療機関での検査，治療を希望し，転院となった。しかし，転院準備中に突然痙攣および意識障害をきたし脳動脈瘤の再破裂が疑われた。この時点でHさんへのACPは難しい状況となった。

3）家族による治療方針の決定

　妊娠中の患者の脳動脈瘤破裂に対する治療の基本原則は，母体の治療，すなわち脳動脈瘤に対する治療が優先される。家族に頭部CT検査を緊急で撮影する必要があること，また，再出血を予防するために鎮静管理が必要となること，しかし，薬剤の使用は胎児へ悪影響を及ぼす可能性があることを説明した。

　Hさんが外来経過中から子どもを望み不妊治療を受けていたことや，胎児のことを一番に心配していたことを考慮すると，胎児への影響が可能な限り少ない検査や治療を選択する必要があった。

3. 本人・家族の意向

1）本人

　搬送時，胎児への放射線被曝による影響を心配したHさんは「妊娠中であり頭部CT検査は受けたくない」と訴えた。また，妊娠継続と脳動脈瘤に対する治療を希望し，脳神経外科と周術期管理，周産期管理が行える医療機関での検査や治療を選択した。

2）家族

　Hさんと同様に，脳神経外科と周術期管理，周産期管理が行える医療機関での検査や治療を希望していたが，脳動脈瘤破裂により，母体の治療を最優先することを希望した。家族からは「本人が何と言うかわからないけれど，娘の命を第一に考えてほしい。ひどいかもしれないけれど，娘を助けてほしい」という言葉が聞かれた。

4. 事例のポイント

1）患者の葛藤，ジレンマ

　妊娠11週であり，自身の病状に対する検査の必要性と治療による胎児への影響の間でジレンマに陥り，最終的に頭部CT検査は希望しなかった。

2）家族の葛藤，ジレンマ

　家族は，数年にわたる不妊治療の経過のなかで，Hさんと共につらかったことやうれしかったことを十分に共有していた。不妊治療のストレスが多くあったなかでやっと授かった胎児を諦めたくないというHさんの思いを理解していたと思われる。

　しかし，現在の病状では母体の治療が最優先されることも理解しており，Hさんの希望と治療の必要性の狭間で苦悩し葛藤していた。

5. 支援内容

1）治療方針の説明

治療方針について脳神経外科医師，放射線科医師，婦人科医師，薬剤師，診療看護師*が協議し，患者の病状や治療から2つの問題があげられた。①妊婦の頭部CT検査による胎児の放射線被曝と，②造影剤使用による胎児の薬剤曝露である。胎児の放射線による催奇形性は妊娠8週までが特に高いといわれており，この時期の頭部CTや脳血管撮影による流産や催奇形性の可能性が指摘されている。妊婦はこうした検査を避けることが望ましいが，Hさんの場合，母体の救命を優先するためには頭部CT検査が避けられない状況であった。また，くも膜下出血の原因として，前回閉塞した脳動脈瘤から新たな瘤が発生していることが疑われた。そこで今後再出血を防止するために治療が必要であることを併せて説明した。

Hさんの治療の選択肢として，動脈瘤頸部クリッピング術（外科的開頭術）と，動脈瘤コイル塞栓術（血管内治療）があげられた。医師がそれぞれのメリットとデメリット（術後の再発リスク，術中の出血，造影剤や放射線による胎児への影響）を説明した。具体的には，動脈瘤頸部クリッピング術は術後の再発は少ないが，開頭術であるため侵襲が高く，術中の出血のリスクなどのデメリットがあること，動脈瘤コイル塞栓術は，前者と比較して侵襲は小さいが，放射線被曝や造影剤の影響があること，再発のリスクは前者よりも高いことなどを説明した。

2）治療方針決定への支援

家族の意思決定に向けて，内容を焦点化するため，診療看護師が病状に対する理解，治療に対する不安や疑問などについて問いかけた。このとき，Hさんと家族の間には胎児に対する思いなど，感情の共有がなされていることが確認できた。また，家族は，現在の病状では母体の治療が最優先であることも理解していた。

家族は「本人が何と言うかわからないけれど，娘の命を第一に考えてほしい」「もし本人が話を聞いていたのであれば，放射線の胎児への影響を気にするだろう」「再発のリスクは本人を苦しめるだろう」と語った。

以上のような話し合いの結果，家族はHさんの入院に至るまでの経過や思いを尊重し，動脈瘤頸部クリッピング術を選択することができた。

6. 結果と考察

家族は母体を優先した治療を行うことを了承し，当院で動脈瘤頸部クリッピング術を受けることとなった。術後は経過も良好で，独歩で退院となった。

1）救急医療・集中治療の現場におけるACP

救急医療・集中治療の現場では，患者や家族は状況が理解できない精神状態であることが多く，十分な情報が提供されないまま処置や治療が行われることもある。また，

---

*診療看護師（nurse practitioner）：大学院の修士課程を修了した看護師であり，医師の指示のもとで一定の範囲の診療行為を提供することができる，診療と看護の能力を併せもつ看護師。

急変する病状に合わせて，治療方針が随時変更されることも急性期医療の特徴である。

　本事例のように，妊娠中に発症したくも膜下出血患者においては，母体の治療が最優先となるため，患者の意向が尊重されることは難しい場合もある。しかしこのような状況においても，家族から患者の価値観や人生観を聞くことで，思いに寄り添うことができる。また，患者が意思決定困難な状況に陥っても，「こんなとき，本人ならば何を望むだろうか」と家族や医療者が共に考えることで，患者の意向に沿った医療が実践できると思われる。

2）プロセス，ターニングポイント，タイミング

　そもそもACPにおいて重要なことは意思決定支援ではなく，患者の価値観を知り意向を共有すること，それをもとに話し合うことであり，その先々にそれぞれの意思決定が存在する。そのため，「プロセス」「ターニングポイント」「タイミング」が鍵となってくる。

　本症例のACPについては，以下の2点がポイントであった。

①4年前の脳動脈瘤に対し血管内治療後に不妊治療を行い，妊娠中であったこと（プロセス）。

②患者の意思を尊重し治療を進めていた途中に病態が急変し，患者自身によるACPは難しい状況になったこと，患者の望む意向は困難と判断し，家族と協議のうえで治療方針を選択したこと（ターニングポイント，タイミング）。

　集中治療室（ICU）などの急性期医療において，緊急度や重症度の高い患者では，診断がつくまでの間，蘇生などの処置が優先されることが多い。また，本症例のように突然の発症や致命的な状況が生じ，病状が刻々と変化するため，患者が自分の病状について理解する時間は限られており，治療の意向を医療者に伝えることが困難な場合が多い。しかしながら，このような急性期医療の現場においても，家族と医療者とが共に患者の意向を考慮し，治療についての情報を十分に理解し同意することが望ましい。そして，こうしたプロセスを経て意思決定された選択を医療チームが共有することが重要である。

　看護師には，限られた時間のなかで患者や家族との信頼関係を築き，病状の理解を助け，患者の意思決定を支援することが求められる。特に筆者のような診療看護師は，看護的視点に加え，診療的視点を併せもつため，急性期医療におけるACPにおいて重要な役割を果たせるものと考える。

▎文　献

1）Khandelwal N, Kross EK, Engelberg RA, et al（2015）. Estimating the effect of palliative care interventions and advance care planning on ICU utilization：a systematic review. Critical Care Medicine, 43（5）：1102-1111.

2）Myers J, Cosby R, Gzik D, et al（2018）. Provider tools for advance care planning and goals of care discussions：a systematic review. The American Journal of Hospice & Palliative Care, 35（8）：1123-1132.

3）Sudore RL, Lum HD, You JJ, et al（2017）. Defining advance care planning for adults：a consensus definition from a multidisciplinary Delphi panel. Journal of pain and symptom management, 53（5）：821-832.

4）Sullivan DR, Slatore CG（2015）. Advance care planning. Does it benefit surrogate decision makers in the intensive care unit. Annals of the American Thoracic Society, 12（10）：1432-1433.

認知症ケア

9 軽度認知症で患者の意向が わからないまま胃がん治療の選択を 迫られた家族への意思決定支援

1. 概要

　Iさん，87歳，男性。進行性胃がん，気管支喘息，認知症。妻が他界し，長男と2人暮らしである。長女は家庭をもち，近くに住んでいる。

　Iさんは倦怠感があり，家族は受診を勧めたが拒んでいた。そのうち脱力感も出てきたため説得し受診したところ，重度の貧血があり，精査のために初めての入院となった。

　Iさんの認知症は初期で，買い物や洗たくなど身の回りのことはほとんど自分で行っていたが，短期記憶障害があり，その自覚もあった。入院後，認知機能低下が進み，数分前に言ったことを何度も言ったり同じ質問を繰り返すことが増え，落ち着かない様子がみられた。また，病院を友達の家と勘違いするなど場所の見当識障害がみられ，点滴を抜去することがあった。そのため，認知症看護認定看護師（認知症ケアチーム）に相談があった。

　検査によってステージ3の進行性胃がんが見つかった。主治医が長男に病名を告知し，長男は長女と話し合い，本人には告知しないことになった。Iさんには重度の閉塞性換気障害があり，高齢であることと認知症を考慮すると手術をするにはリスクが高く，内科的治療を行うことになった。

　長男は父親に，貧血があるから治療しなくてはいけないと簡単に説明し，Iさんは「専門の病院はないのか？ 多くの人の意見を聞きたい」と言った。長男は，セカンドオピニオンとしてがん専門病院にて話を聞いたところ，手術の成功率は9割で，手術をするなら早いほうがよいと言われ，長男は手術を希望した。医療者がIさんに病状をどのように聞いているか尋ねると「息子が知っている。息子に聞いてください」と答え，Iさんの意向をなかなか聞くことはできなかった。

　そうした状況のなか，Iさんの栄養状態が低下し，菌血症になり，体力が低下した。より手術のリスクが高く，長男も治療選択への迷いがあった。

　病名が本人に告知されていないため，病状や治療などについては医師が長男に説明し，長男と長女は話し合いで治療を決定した。

第Ⅲ章　アドバンス・ケア・プランニング（ACP）の実践

2. 意思決定が必要な場面

　内科医は「胃がんのために貧血が進行しており，幽門部狭窄があることで常に吐き気がある。リンパ節や他臓器への転移はないが，幼少期からの気管支喘息と長い喫煙歴により呼吸機能が低下しており，手術後肺炎などのリスクがある。高齢で認知症もあり，手術後は抑制せざるを得ない状況になる」と伝え，ステント留置，放射線治療，ポート留置での輸液を提案した。

　外科医は「手術は合併症のリスクは高いが，消化管出血と幽門部狭窄への根本的な治療であるため，患者と家族が強く希望するのであれば手術を行う」という判断であった。

　セカンドオピニオンでは，手術の成功率は高く，行うならば早期がいいと言われた。

　Ⅰさんは吐き気が強いため食欲がなく，経口摂取しても嘔吐を繰り返し，アルブミン（Alb）が1.6g/dLまで低下した。また，精嚢炎を発症し，体力低下が進んでおり，長男は治療の選択に迷っていた。

3. 本人・家族の意向

1）本人

　今まで大きな病気をしたことがなく，治療の選択をする場面がなかったこともあり，家族との間で今後はどこまでの治療をするのかなどについて話し合ったことがなかった。

　食事摂取できない時期に「おなかがすいたので，ご飯が食べたい。聞いてみてください」と何度も訴え，看護師が説明するということが繰り返しあった。また，何が食べたいかを問うと「寿司」と答え，治療をして食べられるようになることを目標としていた。

　Ⅰさんに，病気についてどのように聞いているかを何度か問うと，毎回「息子が聞いています。息子に聞いてください」と答え，自分から疾患について質問することはなかった。長男が治療について話をした後も覚えていない様子があり，「息子に任せてある」と言い，Ⅰさん自身がどうしたいのかを聞くことはできなかった。

　長女は「父は息子を信頼しており，昔から息子に判断を委ねることが多かった」と話した。

2）家族

　長男は外科医と内科医の見解，セカンドオピニオンの診断から「可能ならば手術をしてほしい。手術によって亡くなる可能性が高ければ，見送りたい」と言ったが，内科医から，手術後の合併症のリスクや抑制が必要になる可能性が高いことを再度説明され，決断しかねていた。

　長女は「私はステントのほうがいいけれど。でも，お兄ちゃんの悔いがないようにして」と長男の決断を重要視していた。

　Ⅰさんは低栄養状態が続いていたため，経腸栄養が開始され，チューブの抜去予防と

して抑制されていた。長男は「入院で父の認知症が進まないか心配。抑制されるとより認知症が進んでしまうのではないか」と，抑制をはずしてほしいと訴えた。仕事後は毎日面会にきており，テレビ電話で会話もしていた。認知症と診断されてから，長男は認知症が進行しないように努力しており，手術後の抑制で認知症がさらに進むことを心配していた。

4. 事例のポイント

　本事例では，患者がどのような治療を受けたいのかではなく，家族が患者にどのような治療を受けてほしいのかということで治療方針が決定されている。ACPを進めるなかで，患者の意向が重要視されていないと思われた。

　Iさんは元大学教授で，入院中も自分でできることは自分で行おうとして，看護師の介助を拒むことがあった。こうしたIさんの生活史を考慮し，ACPを進めるうえで，Iさんには質問の方法やタイミングを考えて介入すると，意思を引き出すことができるのではないかと考えた。Iさんがどのように思っているのかを推測するためには，どのような発言が多いのかを知ることが大切である。また，本人に胃がんが未告知のままであることについて，Iさんには短期記憶障害はあるが，繰り返し伝えることで記憶に残すことができると考え，治療を選択するには告知をしたほうがいいのではないかと考えた。

　長男は，Iさんの認知症が進行しないように会う時間を増やし，また自分でがん治療の情報を収集していた。長男とIさんとの間でどのような話し合いがなされたかは不明であるが，家族が悩んでいる状況が推察され，家族支援の必要があった。

　Iさんは低栄養や発熱，吐き気や倦怠感などの症状が生じ，認知機能の低下が進行していた。ふだんから不満などを訴えない性格であり，調子が悪いときは人との会話も好まない様子がみられた。Iさんの認知機能は一日のなかで良いときと悪いときがあり，良いときは説明を理解しているため，Iさんに治療についての意向や思いを聞くタイミングをみていたが，症状は悪化していき聞くチャンスを逃していた。

　また，Iさんの「息子に任せてある」という言葉については，「自分には話が難しくてわからないため息子に任せる」のか，「息子を信頼しているので息子の判断であればよい」ということなのか，明確な答えは得られなかった。

5. 支援内容

　認知症看護認定看護師と病棟看護師とで，以下の支援内容について話し合った。

1）本人の意向を引き出すための家族への支援

　家族に対しては，家族の思いを確認するとともに，家族からIさんがどう考えているのかを問うように働きかけた。病棟看護師が，Iさんへがん告知をしないことについて，家族にはどのような考えがあるのかを聞くと，長男は「父への病気の宣告については，妹と相談して決めようと思います」と答えた。

　また，Iさんがどのように考えているのかについて，本人から聞いていることがない

第Ⅲ章　アドバンス・ケア・プランニング（ACP）の実践

か尋ねた。手術かステント留置かについて，医師から判断するように言われたときに，長男はIさんに聞こうとしたが，「父はうとうとしていたので，意思表示ができるような状況ではなかった」と話し，Iさんの意思をくみ取ろうとしていたことがわかった。

2）本人の意思決定能力を引き出すための支援：リアリティオリエンテーション（現実見当識訓練）*

Iさんの意思決定能力を引き出すために，Iさんの調子が良さそうなときや自分の症状についての質問などがあったときに時間をつくり，Iさんの意向を聞くよう努めた。

Iさんの認知症は初期であり，オープンクエスチョン（開かれた質問）*を心がけた。また，リアリティオリエンテーションのなかで，日時や場所を伝えるだけでなく，症状につながる病状のことを繰り返し伝え，Iさんの記憶に少しでも残るよう介入した。

ACPの過程でも，認知機能が保たれるようにかかわることを提案した。また，せん妄を予防することで，Iさんが意思決定できる状況を継続できるよう注意した。

6. 結果と考察

長男は長女とも相談し，ステント留置を決断した。

検査当日，医師から簡単な説明があり，Iさんは「がんばります」と答えた。ステント留置後に食事が開始され，Iさんが好むものを提供し，おかゆを7〜9割ほど摂取できるようになった。

その後，Iさんに受けた治療に対してどう思うかを聞いたところ，「自然に任せようと思っていた。手術はしたくなかった。でも自然と治ったからね」と，ステントを留置したことは忘れていたが，手術の話があったことは覚えていた。「自然に任せる」とは，長男や医師が手術をすると決めたのであれば，それに従うという意味だった。

ACPを行ううえで，認知機能が低下している患者は，本人の意思決定ができないと判断され，医師も看護師も安易に家族に意思決定を委ねがちである。インフォームドコンセントにも本人が加わらず，家族だけに行われている現状が散見される。初期の認知症患者は短期記憶障害があり，自分の置かれている状況がわかりにくく，専門的な医療用語を理解することや，難しい治療選択を迫られる場面で総合的に判断することは困難である。しかし，本人に合わせた説明やタイミングを考慮することで，意思を聞き出すことは可能である。

医療同意能力評価としてMacCAT-T（MacArthur Competence Assessment Tool for Treatment）があるが，現場に浸透するにはまだ時間がかかりそうである。また，入院前に，認知症患者にどこまでの治療をしていくのか，話し合いがなされていたケースはわずかであった。

＊リアリティオリエンテーション（reality orientation）：見当識障害を解消するための訓練で，1968年，精神科医フォルサム（Folsom JC）によって提唱された。当初は戦争の後遺症によって脳に損傷を受けた軍人に用いられた療法であった。現在は認知症を改善させるリハビリテーションの一つとして広く取り入れられている。

＊オープンクエスチョン（open question）：「はい」か「いいえ」で答えられる限定的な質問（クローズドクエスチョン）に対し，「どう思いますか？」と問うなど，相手に自由な発言を求め，考えを明確にしていく質問。

認知症患者のACPを行っていくうえで今できることは，認知機能が低下していても本人の意向を尋ねること，患者の発言をそのままの言葉で記録すること，治療への思いを発言したときには，より深く聞き取り，患者の真の思いを考えていくことである。また，認知機能を保つケアを継続し，1日のなかでも認知機能が良いときに介入すること，そのチャンスをうかがうこと，聞くタイミングを考慮し，様々な場面で何回か同じ質問をすることが必要である。

家族も同様に，認知症患者の意思決定に困難を感じており，決断した後もこれで良かったのか戸惑っていることが多い。入院中の患者の発言や様子をこまめに家族に伝え，家族の決断の後押しとなるようにする。そのために，医師，病棟看護師，認知症看護認定看護師，他職種と話し合いの場をもち，情報を共有していくことが必要である。

文献

1）成本迅（編著）(2016)．認知症の人の医療選択と意思決定支援—本人の希望をかなえる「医療同意」を考える．クリエイツかもがわ.
2）加藤佑佳 (2017)．医療同意能力評価の実際—多忙な現場でいかに運用するか．看護管理, 27 (6)：444-447.
3）西川満則, 長江弘子, 横江由理子 (編)(2016)．本人の意思を尊重する意思決定支援—事例で学ぶアドバンス・ケア・プランニング．南山堂.

第Ⅲ章　アドバンス・ケア・プランニング（ACP）の実践

認知症ケア

10 | 心不全により意識が混濁した認知症患者の意思をくみ取り，治療継続を選択した家族への支援

1. 概要

　Jさん，83歳，男性。感染性心内膜炎，大動脈弁閉鎖不全，心不全，混合型認知症。妻と2人暮らし。長男，長男の嫁，姪とも仲が良く頻繁に会っている。

　Jさんは認知症で短期記憶障害はあったが，家事を行い，内服も自分で管理できるなど，日常生活動作（ADL）も手段的ADL（instrumental ADL：IADL）も自立していた。高学歴で社長をしていたこともあり，家族はJさんを「几帳面で自分のことは自分でやる。一本気な性格だから，決めたことは貫きとおす」と話している。

　今回，発熱が継続していたため，精査目的で入院した。検査で感染性心内膜炎が見つかり抗菌薬を投与したが，大動脈弁に膿瘍ができ，症状はないが脳梗塞も発症していた。炎症が治ってからの大動脈弁形成術が予定され，長期入院になることなどを，主治医がJさんと妻に説明した。Jさんは「よろしくお願いします。手術は受けたいです」と言っていたが，翌日は手術の話を覚えていなかった。

　入院後，場所の見当識障害がみられ，点滴を抜針することが何度もあり，酸素マスクもはずしてしまうなど，治療が中断されることが多く，感染性心内膜炎と心不全の治療がなかなか進まなかった。感染性心内膜炎は，治療によって炎症が治まったため自宅に退院予定であったが，検査で大動脈弁輪部に4×2mm程度の菌の塊が見つかり，大動脈弁の破壊もあった。また，脳梗塞も発症していたため大動脈弁形成術が予定され，手術まで入院継続することになった。

　入院してから認知機能が低下し，せん妄を起こし点滴を何度も抜いてしまい治療が進まないことと，駆出率66％と心機能は悪くなかったが，大動脈弁閉鎖不全，大動脈逆流による低拍出症候群のために心不全が増悪した。

　心不全の改善がなく，全身に浮腫がみられ，末梢からの点滴挿入が不可能になり，心不全が悪化したため，中心動脈カテーテルを挿入したが，せん妄のなか自分で抜去してしまった。そこで認知症看護認定看護師（認知症ケアチーム）への介入依頼があった。心不全の改善が見込めず，手術は中止となった。医師は，「今後は心不全がコントロールできないことが予測されるため，患者が希望しているように自宅に帰ることがよ

いと思われます」と妻に話した。

血中尿素窒素（BUN）91mg/dL，クレアチニン（Cr）3.44mg/dLと腎機能も悪化し，血圧の低下，尿量の減少，肝機能の低下，腸管の浮腫もあり心不全の治療に難渋した。肺うっ血により胸水が貯留し，呼吸困難感が持続した。点滴はJさんにとって苦痛であり，また点滴で薬物治療しても効果が見込めず，内服薬も飲み込めない状態であった。

2. 意思決定が必要な場面

妻は医師から薬物治療の継続が困難と説明を受けた。Jさんは心不全の回復が見込めない状況であり，可能な限りの内服治療を行い自宅に退院するか，病院で治療を継続し症状を緩和するための薬を使用するかの選択が必要であった。

近くに長男と姪が住んでおり協力体制はあるものの，それぞれ仕事をしているため，自宅に退院しても80歳代の妻が主に介護することになる。妻は「夫が家でせん妄を起こして暴れたり，歩き出して転んだりしたらと思うと不安になる」と話していた。

3. 本人・家族の意向

1）本人

Jさんはこれまでにどこまでの治療をするかについて妻と話し合ったことがなかった。入院当初医師が検査について説明すると，Jさんは「いつ頃帰れるのですか」「検査が終わったら何をするんですか」と質問した。妻もJさんのことを「自分のことは自分でやる。一本気な性格だから，決めたことは貫きとおす」と話していることから，疑問に思うことはすぐに解決し自分で選択するという意思がうかがえた。しかし，短期記憶障害があり，手術を同意した翌日には手術の話を忘れるなどもみられた。Jさんの理解に合わせた説明をすれば，その場では，意思決定する力が十分にあると考えられた。

入院当初は，歩行の付き添いや着替えの際の介助を拒み「自分でできますからさせてください。放っておいてください。お願いします」と言い，見守りの姿勢で援助した。付き添いの必要性を伝えると同意し協力することもあったが，「自分でできることはする」「自分で決める」という意思を感じた。

一方で，Jさんは急性心不全発症後のせん妄によって意識の混濁，認知機能の低下が進行し，座位でも呼吸困難感があり普通の会話もできないほどの状態であった。看護師が治療の継続を望むか質問したが返答がないことがほとんどであり，Jさんが治療を継続したいのかについて意思を聞くことはできなかった。意識がもうろうとするなか，医師に「結果はどうなったんですか？ 自分のことは自分で決めます」と発言したこともあった。

入院してから，何度も「家に帰りたい」と繰り返していたが，心不全が悪化してからは「帰りたい」と言わなくなり，家に帰れない状態であるという病状を認識しているとも思われた。こうした状況のなかで初めて家族や医療者に「つらい，情けない」と訴え，また，「わけがわからない」「苦しい」「もういいよ」「仕方がないんだよね」と

言うことが多くなった。それらから，呼吸困難感などの苦痛の緩和を望んでいることが考えられた。

2）家族

手術の説明のとき，妻は「助からないという見込みならば，人工呼吸器などは本人の苦痛になると思うのでつけないでほしいと思うし，やめてほしいと思います」と言った。また，心不全が悪化したときは「わたしたちは，延命治療は本人を苦しめそうだと思います。苦しんだらかわいそうだと思っています」と，息子や姪たちと家族間で統一した意見であった。

毎日，家族の面会があり，だれかが常に付き添っているなかで，Jさんは「苦しい」と訴え，身の置き所がないような落ち着けない状態や頼るような言動がみられた。家族は「何もしないと，苦しくて暴れるような状態になります。もう少しできることはないのですか」と呼吸困難感への緩和治療を希望した。

自宅に帰るか病院で治療を受けるかについて，妻が何度もJさんに聞いたが返答はなく，Jさんが帰りたいのかどうかわからなかった。しかし，自宅に退院しても妻に介護できる自信がないこと，病状が不安定なこともあり入院の継続に至った。

4. 事例のポイント

入院当初は，Jさんに意思決定能力が十分にあったと思われるが，その段階で意思を聞くことをしていなかった。Jさんの意識が混濁するようになってから，治療選択の意思決定をしなくてはいけない状況になり，Jさんの明確な発言がないまま，繰り返す言葉やその変化により意思を予測した。そのため，本当にJさんにとって良い選択をしたのかという葛藤がある。

家族も同様で，家族はJさんならどうしてほしいのかを考え，Jさんを中心に置いて意思決定していたが，Jさんの発言が少ない状況から，代理意思決定を求められ迷いも多かった。

5. 支援内容

認知症看護認定看護師として，病棟看護師にJさんが何を望んでいるのかについて，家族と共に考えるように伝えた。本来なら，入院直後の認知機能の低下が少ない段階に，状態が悪化したときに，どこまでの治療を望むのかを聞くべきであった。しかし，Jさんには点滴の抜針や安静の制限が守れないなど，治療の妨げとなる危険な行動がみられ，危険の回避，安全への配慮ということがかかわりの中心となり，治療に対する考えなどを聞くことにつながらなかった。また，当初は状態が悪化するという予測もできなかった。

Jさんの状態が悪化してからの認知症看護認定看護師の介入であったが，家族と直接話をして，Jさんの生活史，性格や思考の傾向を聞き，家族にもJさんならどうしたいのかを考えてもらうようにした。

鎮静中のJさんから明確な返答は得られなかった。また，認知機能が低下していたた

め，簡単に「一番してほしいことは何ですか」や，「苦しいのをとる薬を使いますか」のようにうなずくだけでできる質問をし，沈黙も使い，Jさんの返答を待った。

病棟看護師には，時折発するJさんの言葉や表情，しぐさを観察・記録してもらい，Jさんの思いをくみ取るように促した。

Jさんは，初めは「帰りたい」としきりに訴えており，家族も本人の気持ちを考えると自宅に帰ったほうがいいのではないかと考えていたが，呼吸が苦しくなってからは帰りたいという発言がなくなったことなど，Jさんの言動の変化も観察し，家族と状況を伝え合うことを提案した。

医師と病棟看護師，慢性心不全看護・緩和ケア認定看護師と共に，病棟で話し合いを重ね，患者の苦痛を最小限にするためにどのような治療をするのかなど話し合った。

6. 結果と考察

Jさんは最期まで病院で過ごすことが決まり，Jさんを苦しめていると考えられる点滴での薬物治療はやめ，酸素投与や内服についてもできそうなときにだけ行い，緩和ケアとしてモルヒネの投与が始まった。その数日後，家族に見守られながら亡くなった。

認知症患者は，入院することで混乱し，治療をスムーズに行うことができない場合がある。急性期病院では治療が優先され，患者の安全を守ることが重要視されるため，せん妄がある患者は，その改善に重点が置かれ，患者の治療過程でのACPが軽視されがちである。

Jさんは入院期間が長く，入院当初は認知機能の低下がそれほど少なく，自分の意思を伝えられる機会は多くあったが，介入していなかった。それは，せん妄発症のためでもあるが，問題なく治療が経過しているときには，本人の意思を確認しなくても治療が進んでいくことが多いからである。本人の意思が確認できなくなって，ACPで介入していなかったことに初めて気づかされるという場合が多い。

認知症患者は，入院によってよりいっそう認知機能が低下するため，入院早期から患者の意思を聞き出すよう働きかけなくてはいけない。言葉での明確な返事がないときも諦めず繰り返し尋ね，しぐさや表情など非言語的メッセージを観察する。また，何気ない会話から患者の意思をとらえ，患者の性格や生活史から患者がどう考えるのか，患者を一番知る家族と共に考えていくことも，ACPを行ううえで大切である。

文 献

1）成本迅（編著）（2016）．認知症の人の医療選択と意思決定支援―本人の希望をかなえる「医療同意」を考える．クリエイツかもがわ.

2）佐藤晶子，桑原美香（2017）．聖隷三方原病院の取り組み　認知症患者の意思決定支援に向けた組織的活動―老人看護および急性・重症患者看護専門看護師の実践から．看護管理，27（6）：464-470.

3）西川満則，長江弘子，横江由理子（編）（2016）．本人の意思を尊重する意思決定支援―事例で学ぶアドバンス・ケア・プランニング．南山堂.

第Ⅲ章　アドバンス・ケア・プランニング（ACP）の実践

慢性心不全

11 | 治療の中断を希望する心不全患者の在宅療養へ向けた支援

1. 概要

　Kさん，60歳代，男性。虚血性心疾患，僧帽弁閉鎖不全，末梢動脈疾患，糖尿病，腎不全。独居であるが，近隣に姉が在住し，家事や入院時の身の回りの世話をしている。両親は他界。自営業だが体調悪化に伴い休んでいる。

　40歳代で糖尿病と診断されたが，受診，内服ともに自己中断している。

　60歳代で心筋梗塞を発症し救急搬送された。冠動脈バイパス術を勧められるが，本人の希望でカテーテルによる経皮的冠動脈形成術のみ施行した。

　数年後，再閉塞に伴い開胸による冠動脈バイパス術を施行している。その後徐々に心機能低下を認め，心不全の急性増悪に伴い1年に数回緊急入院している。入院中は点滴で強心薬や利尿薬を投与するが，治療中に帰宅を希望し，点滴を中断して退院することを繰り返していた。

　致死性不整脈もみられるため，心臓再同期治療除細動器（cardiac resynchronization therapy-device：CRT-D）*挿入を勧められたが，「まだ入れなくてよい」と断っていた。

　心不全の急性増悪で入院後，非侵襲的陽圧換気療法（non-invasive positive pressure ventilation：NPPV）*を一時的に使用し，離脱した。強心薬を使用し，減量を試みるが，心不全の再増悪があり減量は困難となる。心臓リハビリテーションを開始予定であったが，血圧が低下しベッドサイドから動けない状況が続いている。

2. 意思決定が必要な場面

　数年前に移植について説明を受けていたが拒否した。根治治療はなく，できる治療の一つとしてCRT-D挿入を提案した。心機能改善については効果があるかどうかは挿

＊心臓再同期治療除細動器（CRT-D）：両心室ペーシング機能付きの植え込み型除細動器で，両心室ペーシングにより収縮タイミングのずれを補正し，心ポンプ機能を改善させる目的で挿入する。致死性不整脈による突然死予防の機能がある。

＊非侵襲的陽圧換気療法（NPPV）：呼吸不全時に，気管切開や気管挿管などをせず，マスクを用いて陽圧をかける換気法。

入後の経過をみる必要があること，実施時期が遅れると心機能改善への効果が低下する可能性があることについて説明し，理解している。

入院し，心不全の治療をする必要性は理解しているが，症状が改善している状態で安静にすることや病院での生活に耐えられないこと，仕事があることなどから，早期退院を希望していた。

3. 本人・家族の意向

1）本人

「自宅に帰りたい」「仕事の整理をしたい」「好きなテレビをみて，好きな食べ物を食べたい。それができなくても家で過ごしたい」「CRT-Dを入れるのはよいが，NPPVはもう付けたくない。苦しい思いも，苦しい治療もしたくない。痛い思いもできるだけしたくないから移植も断った」との発言があった。

病状の認識については，「そこまで悪くなっているとは思っていなかった。長生きはしなくてよい。苦しくなったら病院にちゃんと来る。苦しくならないように気をつけているのになってしまう。運動や減塩のことは聞いていたが，間違えて理解していたことがあったから，今回は大丈夫だと思う。少し動けるようになったら帰りたい」と話している。

在宅療養については，「家に人が来るのはよいが，往診や訪問看護は，今は不要だと思う」と話している。

2）姉

姉は「できるだけ本人の希望をかなえたい。家での生活も，自分が手伝いに行ける。ある程度好きなことをすると思うが，加減すると思います」と話した。

CRT-D挿入について「何度も調整してもらっているのに，拒否してしまったり，治療の途中で退院してしまったり，我慢ができない性格で周りに迷惑をかけてしまう。今回はCRT-Dを入れて家に帰れるようにしたい」と希望を述べた。

また，「最期のときは苦しくないように薬を使ってもらえるならお願いしたい」との発言もあった。

4. 事例のポイント

病期の説明を繰り返し行っているが，理解が得られていない。「今すぐ自宅に帰る，CRT-D挿入はまだ不要」という本人の希望に沿うことは，疾患の増悪・生命の危機，CRT-Dの効果が低下する可能性など，本人にとって不利益となることが予測される。また，痛みや苦しみがないことを優先すると，侵襲のある心不全治療やCRT-D挿入は行えない。

深刻な病状から食事制限や運動療法など生活習慣の管理の継続が必要だが，本人の希望を考えると，在宅において厳格な制限が行えるのか不安が残る。

5. 支援内容

1）病期認識の修正と，治療の重要性の説明

　Kさんには，ICUでのせん妄状態の記憶と，夜眠れないことへの恐怖感があった。夕方になるとそわそわと落ち着きがなくなり，消灯頃に帰宅の希望を訴えることがあった。どうしても帰りたいと強く訴えたときには，医師，看護師が共に数時間，話を聞き付き添った。安全に帰宅する方法がないか話し合うなかで，強心薬を中断することで生じる症状について説明した。また血圧低下し，体動困難になった状態で，帰宅は難しい状況であることを納得してもらうこともあった。

　病期の確認として予後曲線を利用し，本人が思う位置と医療者の考える位置のずれを照合した（図11-1，心不全ステージ分類は第Ⅱ章の図7-1，p.120参照）。Kさんは自分の状態を中間地点程度と考えているが，医療者は終末期手前と予測していることを説明した。同時に，症状がなく安楽に過ごせる時間をなるべく長くするために，治療に加え，自宅での生活管理や筋力を維持する努力が必要になることを伝えた。また，心機能を低下させないことと再増悪予防のため，現在入院して治療することが重要であることを説明し，現状の努力を認める場とした。

2）心不全治療に対する援助

　退院日をおおよそ1か月後に決めたうえで，CRT-D挿入の予定日を決め，それまでに心不全の治療をすることを目標に設定した。

　入院中は，1日にジュース1本，デイルームや売店への散歩など，日々の楽しみをつくった。リハビリテーションを実施できていることを称賛し，つらい気持ちは傾聴するように，看護師間で話し合い，取り組んだ。

　また，緩和ケアチームへ依頼し，睡眠の改善，下肢の症状コントロール，精神面のフォローアップを一緒に行った。せん妄対策として，夕方にリスペリドン，消灯時にラメルテオンを内服した。不眠時は，追加でスボレキサントを内服し睡眠を確保した。

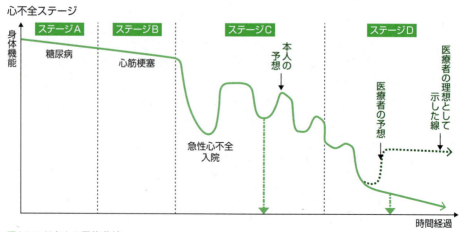

図11-1 Kさんの予後曲線

臥床時や睡眠時に生じる足のむずむず感がつらいと訴えがあった。足のマッサージでは症状は改善しなかったが，足を下げることや歩くことで症状が改善すると感じていた。下肢虚血に加え，心拍出量低下があること，貧血もあり循環不全が生じていると予測され，輸血を実施した。下肢の不快感とともに倦怠感などの症状も改善された。

3）緩和ケアチームのかかわり

緩和ケアチームの回診では，これまで表出がなかった「治療や通院での努力，ICUでの症状やせん妄のつらさ」を話すようになった。医師や看護師，薬剤師など多職種が傾聴し，これまでの苦労が認められることで，表情が明るくなった。また，帰りたい気持ちと治療を受けたい気持ちで迷っている状況を整理し，身近な目標が設定できていること，治療を続けていることがよいことであると繰り返し伝え，入院生活を継続することができた。

Kさんは「今までは帰りたいと言えば家に帰れた。今回はみんなが話を聞いてくれて，治療をするといって止めてくれた。ここでがんばろうと思う」と話し，CRT-D挿入を延期せず治療を受けることとなった。

4）CRT-D挿入に向けての援助，退院に向けての援助

CRT-D挿入前に，パンフレットを使用して説明した。不安が軽減できるよう，挿入時の疼痛管理のため，鎮静薬を利用することとし，術日を迎えられるよう調整した。

退院に向けては，通院の負担や自宅での心不全コントロール，看取りも考慮し往診医，訪問看護を導入することとした。「今回は不要，まだいらない」と拒否することもあったが，一度導入し不要になったらやめられると説明し，導入の準備を進めた。

退院前カンファレンスの開催時，往診医，訪問看護師，退院支援スタッフの間で患者情報を共有し，患者・家族に安心してもらえるよう，カンファレンスで本人への声かけを行った。リハビリテーションや生活調整に加え，終末期の対応についても言及した。呼吸困難感が出現したときには，モルヒネ使用も可能であることを伝え，本人・家族共に，使用を希望すること，最期を過ごす場所についても相談していくことを確認した。

生活面については，糖尿病に対する指導やスポーツジムで糖質制限の説明を受けていたこともあり，低心機能の身体には合わない療養行動をとっていた。運動量が多くなり過負荷になっていた。糖質制限を学び気をつけていた。減塩についても本人なりに気をつけてはいたが，知識不足から塩分の多い食べ物も摂取していたことがわかり，「がんばっている，できていると思っていたことが，今の心臓には合っていないことがわかった。話を聞けてよかった」と答えた。

6. 結果と考察

1）本人と医療者との間のずれの修正

心臓リハビリテーションを進めながらCRT-Dを挿入した。徐々に強心薬を減量していき，自宅退院となった。在宅サービスを利用しながら過ごし，通院もできており，心不全増悪を起こすことなく過ごしている。

本人の考える希望は，「長生きはしなくてよいが，苦しい思いはせず，家で過ごしたい。制限されず好きに過ごしたい」であった。入院した時点では，「症状が改善したと思える時点での退院，自宅で制限されず好きに過ごし，増悪した場合は救急搬送，自分が限界と感じた時点でCRT-D挿入」と考えていた。移植のことや心機能低下，不整脈に伴う急死のリスクなどについて繰り返し説明していたが，Kさんは入院し症状が改善するため，治っていると感じている部分があったと話している。

医療者側は，治療の途中での退院により数時間～数日での再増悪・病状のさらなる増悪や急死，また強心薬の点滴を減量・終了することが困難な状態であり，入院の長期化または急性増悪の可能性を予測していた。

予後曲線（**図11-1**）を利用し，医療者の予測する現在の状況と本人の考えのずれを視覚的に照合し，互いのずれを理解したうえで話し合うことができた。循環器疾患の特徴である「急性増悪が生じても，治療による症状改善を繰り返すことにより，患者・家族が危機感をもてない状況になること」と「予後がはっきりとは伝えられないこと」「右肩下がりに増悪していくが，生活習慣の改善などで予後が長くなる可能性があること」を確認した。今後増悪したときに，心不全に対する治療を行うことが症状の緩和のためにも必要であり，延命にもなること，また，治療開始後は途中でやめることができず自宅に帰ることが困難になる可能性があることを説明した。

2）本人の希望をかなえる在宅医療の選択

在宅医療の導入により，症状緩和の治療を優先して自宅で過ごすことができることを説明した。最期の場所については，入院中は決定できず，往診医，訪問看護師とかかわりながら話し合うこととなった。説明後はショックを受けている様子がみられたが，時間をおき，看護師や緩和ケアチームがかかわることで思いを表出する場面をつくることができ，受容し自分なりに考えをまとめることができたと考える。自宅で制限なく好きなように過ごすという希望についても，現在の心機能に合わせ減塩や過負荷を避ける生活にすること，往診や訪問看護の介入を受けるという生活の変化は許容している。

苦しくないようにできる限りの治療を受け，本人の一番の希望である自宅で過ごすことを目標にすることを，Kさん，家族，医療者間で共有した。現時点でのKさんの最終段階における医療やケア，ACPを考えることができた。

今後の緊急時対応や最期の迎え方については，在宅で過ごすイメージができていないため，在宅医療を受けながら相談することとなった。

3）話し合いのポイント

話し合いには時間と様々な配慮が必要になる。本人の思いや努力，つらさを表出する場面があること，家族や医療者と話し合う場を設けること，そのつど状況を整理し，本人の思いが重要であることを伝え聞き出すこと，医療者の考えるベストの選択肢をわかりやすく提示することなどである。

説明後には理解度を確認する。また，決断までの時間をとることや，決断を支援するための介入，ある程度の期限を設定することも必要であった。治療については，本

人の希望どおりかと迷うこともあった。医療者間で互いの考えを共有し整理するとともに，考えを勝手に予測するなどのレッテルを貼らず，考えを引き出す質問をすることも大切である。

また，たとえば「できる限りの治療を望む」患者の場合，治療を続けても効果のない段階での治療選択について話し合う必要もでてくる。患者にとって最善の治療は何か，医療者間で十分に話し合い，患者・家族へ情報提供をする。

在宅療養では危機感が薄れやすく，たとえ「次の増悪時，最期のときの対応」について考えておくように伝えてはいても，家族で話し合うことができない事例を経験する。そのため，外来や在宅支援チームでも継続して介入し，定期的に確認の場をつくることや，状態変化時に確認し，情報共有する。

急性増悪時には，緊急対応のため，短時間での意思決定が必要となる。意識レベルが低下することや，認知症やせん妄により本人の明確な意思がわからなくなることもあり，代理意思決定者が決断を迫られる場面も多い。そのため，循環器疾患をもつ患者については，万が一のときに残される家族のため，また自分が望む治療を受け，最期のときを迎えるために，自分の希望を話せる段階からACPについて話し合う場を設ける。代理意思決定者を決め，一緒に話し合い，患者にかかわる皆が共通認識をもち，患者の希望を聞き話し合っていくことを大切にすること，そしてそれを伝え続けることがACPの実践になると考える。

文　献

1）日本循環器学会，日本心不全学会，他 (2017)．急性・慢性心不全診療ガイドライン (2017年改訂版)．
　〈http://www.j-circ.or.jp/guideline/pdf/JCS2017_tsutsui_h.pdf〉[2018. December 10]

第Ⅲ章　アドバンス・ケア・プランニング（ACP）の実践

慢性心不全の終末期

12 心不全患者の希望が不明ななかで 代理意思決定を行う家族への支援

1. 概要

Lさん，76歳，男性。肺炎および心不全，肺腺がん。

妻は30年前に他界し，長女と２人暮らしのため，仕事に出ている日中は独居生活をしていた。認知症症状の出現（時間や場所が曖昧になる程度）と家での転倒などを理由に，長女との生活から長男家族（妻，３歳と１歳の孫）との同居に変更した。

５年前，急性心筋梗塞を発症し，他院で冠動脈バイパス術を施行した。治療後，近医で通院治療を行っていた。１年前にも呼吸困難感があり，他院の救急外来を受診した。しかし，精査を希望せず，数日で退院し，そのまま様子をみていた。

入院の１か月前から，長男家族と同居するため県をまたいで転居した。同居後，１〜２週間経って呼吸困難感が悪化し，自立歩行困難となり，当院へ近医から紹介受診となった。

受診後，肺炎および軽度の心不全の加療目的で入院となった。入院後，肺炎は改善傾向にあったが，腎機能の増悪により尿流出量が保てず，心不全が悪化したため，心不全治療が中心となっていた。その間に，腫瘍マーカーの上昇や，難治性の胸水の原因を検索するため，胸水を細胞検査したところ，肺腺がん（リンパ節転移あり）によるがん性胸水と診断された。

入院中，食欲がなく，食事摂取量が少なかった。不整脈，頻脈も頻繁にあり，尿出流量も少なく，利尿薬や抗不整脈薬などで調整していたが，心不全治療の効果は乏しい状態であった。肺腺がんは，診断された時点で手術や化学療法，放射線療法などの治療の適応ではない状態であった。

主に面会に来ていた長女に対し，検査結果と病名，今後の治療方針についてインフォームドコンセント（以下，IC）を行ったが，長女は一人で決められず，長男と相談してから決めたいと希望した。後日，長男も同席して今後の希望を確認することとなったが，ICの当日，家族が来院せず，電話にて状況を確認した。

状態は厳しく，早急に今後の方針を決めたい意向を伝えると，長女は兄と相談し，「痛みや侵襲性の高いことは本人にとって良いとは思わない」と，積極的治療を望まず，

194

症状緩和への移行となったため，緩和ケアチームに介入を依頼した。

2. 意思決定が必要な場面

入院前の情報で駆出率は50％であったが，入院時は30％で，腎機能障害が出現していた。最大限の治療を行っているにもかかわらず，心不全症状が改善せず，ステージCがDに移行している状態と考えられた（心不全ステージ分類は第Ⅱ章の**図7-1**，p.120参照）。循環動態の変動が激しく，不安定な状態であり，心不全末期の状態だけでなく，肺腺がん，がん性胸水の貯留もあり，全身状態を評価して，生命予後的に時間がない状態であり，看取りの場面と判断した。

また，入院前から認知機能の低下があった。入院をきっかけに，心不全の増悪，貧血，薬剤による影響，低酸素状態などの様々な要因から，せん妄が出現し，また薬物療法の効果も不十分で，特に夜間にせん妄が出現・増強し，帰宅願望が強まった。認知機能の低下，せん妄によって安静が守れず，心負荷をかけ，状態の悪化を招いていた。そのため，介入時には，鎮静し，身体抑制も行われた状態で，入院から3週間経過してからの初回訪問となった。

苦痛に対する訴えや程度，最期をどのように過ごしたいのか希望を確認したかったが，本人から話を聞くことは難しく，カルテの情報と日頃からかかわっている病棟看護師から情報を得ることで，患者の希望，意向を推察するしかなかった。また，認知機能の低下やせん妄によって，苦痛を正しく伝えることができていない可能性があった。

3. 本人・家族の意向

本人の意向については，持続的な点滴で鎮静状態のため，介入開始時には直接確認することができなかった。病棟看護師からは，認知症があり，きちんとした訴えを聞き取ることができない状態であると申し送りがあった。しかし，数日前の別の病棟看護師の記録で，「もう十分生きたからね。それで構わない」と発言した記録が残っていた。入院中，Lさんはしきりに帰宅したいと訴えていたが，なぜ帰りたかったのか，理由を介入時点では知ることができなかった。また，家に帰るという希望をかなえるには困難な状況であった。

長女は，挿管などの苦痛や侵襲性の高い治療は希望せず，自然な形で最期を迎えさせてほしいという意向であった。長男は，面会では確認できなかったため，医師が電話で意向を尋ねたところ，妹と同じ意見であることを確認した。

4. 事例のポイント

1）鎮静の必要性の検討

心不全は，寛解と増悪を繰り返すという病の軌跡（第Ⅱ章の**図3-1**，p.87参照）をたどる疾患である。予後予測が困難なため，治療のための鎮静については，最期になる可能性も考慮し，慎重に行う。また，鎮静を行うことが習慣化しないよう，患者を全人的に評価し，鎮静の必要性を検討する。

2）緩和ケア

心不全末期の緩和ケアについては，近年，積極的に行われるようになってきたが，いまだ確実な方法はない。原疾患の治療と並行して，症状緩和とACPを早期から導入できる環境づくりが早急に求められている。

循環器疾患がある患者の場合，どの時期にACPを開始するのか，十分な検討が必要である。現状では，心不全を繰り返し，治療効果が乏しく，意識が低下している状況下で，今後の方針を患者の代理である家族が急に迫られるという場面が少なくない。

もっと早期にLさんの苦痛が緩和されていたら，認知機能の維持・改善ができ，良質な睡眠の確保や安楽な時間をもつことができたかもしれない。そうすれば，Lさんの意向や希望を聞き，療養環境について家族と検討できたかもしれない。Lさんにとってかけがえのない人生の最期のときを，大切な家族と穏やかに過ごせたかもしれないと思うと，緩和ケア認定看護師である筆者の後悔は増すばかりである。介入時，鎮静がかかっている状況では，Lさんの本当の苦痛がどれくらいかわからず，症状緩和も慎重に行わざるを得ない状況であった。

5. 支援内容

介入開始時，主治医から「頻脈を繰り返しており，駆出率も30％と良い状態ではなく，心不全の末期であり，がんの状態からみても看取りの時期である。終末期の状態の対処方法がわからないが，家族の意向もあり，苦痛なく過ごせるようにしてほしい」との依頼が緩和ケアチームへあった。

代理意思決定をした家族の意向では，「本人は苦痛を伴う積極的治療は望まず，なるべく苦しまず過ごすことを望んでいるので，そのようにお願いしたい」とのことであった。入院中に，Lさんの希望や思いなどの表出があったかの情報は得られなかった。

そこで，なるべく負担が少なく，痛みを伴わない方法を検討した。現在行われている治療の必要性，輸液量の調整と投与経路の検討，活動型のせん妄となっていた裏には，心不全増悪や肺がんによる呼吸困難感で，パニック状態となっていた可能性も推察された。呼吸困難感に対し，腎機能障害があることを考慮し，モルヒネを微量から開始することにした。また，症状をコントロールすることで，鎮静の必要性がなくなる可能性も考え，鎮静を徐々に切っていくことにした。予後はごくわずかととらえ，少しでも残り少ない時間を苦痛が少なく，一人の尊厳ある人間として死を迎えられる状況を整えることに努めることとした。

循環器病棟は，モルヒネ投与に関する知識や経験がないに等しい状況であったため，持続皮下注射の開始時は，筆者が手技を代行して行った。その際，鎮静をかけられて閉眼しているLさんに「苦しいですか」と尋ねると，閉眼したままゆっくりうなずいた。続けて，つらさをとるための薬剤を投与するため，一度だけ注射針で腹部を穿刺すること，一瞬痛みを伴うがすぐ終わるので協力を得たいことを耳元で伝えた。すると，Lさんは再度，閉眼したままでしっかりうなずいた。穿刺の際，痛みがあったと推察したが，払いのけるなどの拒絶もなく，終始協力が得られたように思えた。持続皮下注

射の投与準備が整い，Lさんの協力に対して再度ねぎらいと感謝の言葉をかけて肩に触れた。すると，Lさんは再度そっとうなずいてくれた。

結局，微量の持続皮下注射でのモルヒネの投与と症状増強時のボーラス対応，鎮静薬を減量している途中で，Lさんは翌日の深夜に心室頻拍を起こし，その後心停止し，亡くなった。

6. 結果と考察

1）心不全のたどる病の軌跡を考慮したACPのあり方

鎮静がかかっている状態であり，Lさんの本当の苦痛の程度を理解することは難しい状況であった。ただ，状態が悪く，臨死期であることは判断できたので，少しでも苦痛なく最期を過ごしてもらうための方法を早急に検討しなければならなかった。

症状の程度は不明であったが，腎機能障害があることや全身状態が悪く，臨死期が迫っていることを考慮し，少量の医療用麻薬を慎重に使用するしかなかった。

結局，緩和ケアチームの介入の翌日に亡くなったLさんは，亡くなる間際，落ち着かない状態で，最期を迎えている。「もうだめだ。苦しい！」と，訴えることができたときから介入していたら，つらい症状を抱えながら過ごす時間が少なく，もう少し違った状態で最期を迎えられたかもしれないと考える。

大森は「心不全は寛解と増悪を繰り返し，その病態も心筋症・弁膜症・不整脈・冠疾患など多様であることから予後予測は困難である。そのため，心不全患者に対する緩和医療介入の時期を悩み，結果として手遅れとなっていることも多い」[1]と述べている。寛解を期待し，必要な際には鎮静を行い，心臓への負担を軽減しながら適切な治療をすることが重要である。ステージDまで進行していても，心移植や補助人工心臓（ventricular assist device：VAD）によりステージB〜Cまで回復することもある循環器疾患領域では，緩和ケア医療の導入のタイミングは難しい課題である。がん患者でさえ，いまだ緩和ケアと聞けば終末期と誤解する状況であるのに，心不全患者に早期から症状緩和のための緩和ケア導入の話をするには，タイミング，内容，話をした後のサポート体制など，時間をかけて十分に検討しなければならない。

2）ACPのタイミング

今回のように，心不全の末期状態とがんの発症が影響し合い状態の悪化が進む患者や，慢性疾患の増悪または他の病気を発症することで，心不全の増悪をきたし，全身の状態の悪化をたどる患者も増えていくと思われる。状態が悪化し，もうろうとする意識のなかで正しい判断や思いを引き出し，患者の意向を確認することは困難である。心不全患者では急変のリスクがあることを考慮し，心不全を発症した時点から信頼関係を築き，何度も話し合いを進め，ACPを行っていくことが求められる。

心不全治療の効果が得られないときがきたときに慌てないために，また患者の意向に沿わない最期を迎えないためにも，心不全の寛解と増悪を繰り返すたびに，意向の修正や変更はないか，医師だけでなく他の医療者とも連携しながら，何度もACPを進めていくことが大切である。たとえ認知機能が低下していても，最期の時間をどのよ

うに過ごしたいのか，可能な範囲で患者の意向を確認し，その意向を支えるために検討・調整していく。

　治療や生活状況によって医療機関が転々と変わったとしても，患者の意向が伝達され，連携できる環境をつくることが，ACPを継続的に行うために必要と考える。そうすることで，患者が思いもよらない医療を受け，希望していなかった最期を迎えることを避けられると考える。事前に話し合うことで，最終的に代理意思決定をしなければならない家族の負担も減る。

　Lさんは興奮状態で安静が守れず，必要な治療の協力がなかなか得られない状態であった。抑制し鎮静を行うことで，点滴の自己抜去や転倒・転落などを防ぐことはできる。しかし，患者が抑制や鎮静を望んでいなかったとしたら，残された時間を過ごす患者の人としての尊厳が保たれたことにはならない。苦痛をとることで鎮静が不要となり，その人らしく穏やかに過ごせる時間を増やすことができる可能性があると筆者は考える。心不全患者のACPについて，具体的な開始時期や内容などを早急に検討していく必要がある。

文　献

1）大森崇史（2017）．がんとどこが違う？ 心不全のACP．治療，99（6）：764-769．
2）大石醒悟，高田弥寿子，竹原歩，他（編）（2014）．心不全緩和ケア─心不全患者の人生に寄り添う医療．南山堂．
3）木澤義之，矢野和美（編）（2017）．特集/心疾患 COPD 神経疾患の緩和ケア─がんと何が同じで，どこがちがうか．緩和ケア，27（6月増刊号）．

人工透析

13 透析導入を拒否する患者と 希望する家族への意思決定支援

1. 概要

　Mさん，67歳，女性。糖尿病腎症。夫（内縁）と2人暮らし。

　11年前から糖尿病で近医に通院中であったが，糖尿病腎症の進行のため2年前から当院腎臓内科に通院を開始している。

　Mさんは，糖尿病網膜症による視力障害を認めるが，家事や料理などに支障はなく自宅での日常生活動作（ADL）は自立している。糖尿病壊疽により左第3趾を切断しているため，長距離の移動時は車椅子を利用していた。車椅子介助は夫が行い外来受診時も必ず付き添っていたため，医師からの病状説明やMさんの治療内容についても夫は理解していた。夫は家事（買い物など）にも協力的であり，2人で外出や旅行することを生活の楽しみにしていた。

　当院初診時の推算糸球体濾過量（estimated glomerular filtration rate：eGFR）は13.6mL/分/1.73m^{2}で慢性腎臓病（chronic kidney disease：CKD）ステージはG5A3（末期腎不全）であった。

　当院外来通院後も腎機能障害は徐々に進行し，1か月前から尿毒症症状である下肢の浮腫が増強し，食欲低下も認めた。外来主治医が腎代替療法*について説明したところ，透析導入は拒否した。そこで，病状に対する理解や思いの確認，腎代替療法についての説明を目的に看護介入の依頼があり，Mさんと夫に対して面談を実施した。

　当院初診時から末期腎不全（end-stage kidney disease：ESKD）の状態であったが，看護介入を依頼された時点の採血結果は，総たんぱく（TP）6.4g/dL，アルブミン（Alb）2.8g/dL，血中尿素窒素（BUN）79mg/dL，クレアチニン（Cr）7.28mg/dL，カリウム（K）5.5mEq/L，ヘモグロビン（Hb）9.6g/dL，eGFR 4.9mL/分/1.73m^{2}と，尿毒素の蓄積，K値の上昇，残腎機能の低下で腎機能障害はさらに進行していた。

＊**腎代替療法**（renal replacement therapy：RRT）：腎機能が10％以下になった際に選択されるRRTには，透析（血液透析，腹膜透析），腎移植（生体腎移植，献腎移植）の2つがある。

2. 意思決定が必要な場面

透析導入時期の判断は，検査結果だけでなく，「腎不全症候，日常生活の活動性，栄養状態を総合的に判断し，それらが透析療法以外に回避できないときに決定する」[1] とされている。Mさんに認められる下肢の浮腫は体液過剰による症状であり，食欲低下による低栄養（低アルブミン血症）により増悪することが予測できる。さらなる体液量の増加は心不全を招く可能性があり，高カリウム血症による重篤な不整脈と併せて生命の危機的状況の要因である。腎機能障害の進行と尿毒症症状が増悪している状況から，生命を維持するために腎代替療法が必要となるまでの期間は短く，早急に意思決定支援を行い，患者・家族の意向に沿った生活が送れるように準備を進めていく必要がある。

3. 本人・家族の意向

Mさんに病状の理解を確認する目的で，「医師からどのように説明を聞いていますか」と問うと，「透析が必要なくらいに腎臓が悪くなっていると聞いている」と答えた。また，Mさんは年齢的に腎移植が困難であり，視力障害などの身体状況から腹膜透析を行う自信がなく，「腎代替療法＝血液透析」という認識でいることがわかった。

透析を希望していない思いについては，「透析をやらないで老衰で亡くなることが理想です」「小さい頃から血管が細く，採血や点滴のたびにつらい思いをしてきました」「前に入院したときに薬が合わなかったのか，のどの調子が悪くなって，つらい思いをしました。入院することが合わないみたいです」と話した。

Mさんに「生活のなかで楽しみと感じていることや大切にしていることなど"生きがい"を教えてください」と問うと，「今年の1月に母親が亡くなり，それまで介護をしていたのでようやく自分の時間ができたところです」「今は彼がいろいろな所に連れていってくれるので，すごく楽しんでいます」と話した。

夫は面談中，Mさんの後ろでメモをとりながら，じっと会話を聞いていた。夫に思いを確認すると「私なりに透析を始める年齢や5年生存率を調べたことがありました」「体調が良くなるのであれば，元気でいてほしい。だから，私は透析を受けてほしいと思います」と話し，「透析するのは心配ないから」とMさんに語りかけていた。

4. 事例のポイント

腎代替療法は，著しく低下した腎臓の機能を補いながら生活していくための方法であり，腎代替療法を選択しない（見合わせ，非導入）ということは死を選択するということである。Mさんは糖尿病腎症によるESKDの状態であり，生命維持の方法として腎代替療法の説明を医師から受けていたが，治療の見合わせ（非導入）の意思を表明していた。

Mさんが病状や腎代替療法をどのように理解したうえで治療の見合わせ（非導入）を希望しているのかを知り，提供された情報を正しく理解したうえで自分のライフス

タイルに適した選択をしたのか確認する必要がある。生活を支えてきた夫の思いを確認したところ，Mさんの意思とは異なり透析を受けてほしい（生きてほしい）という希望を表出した。今まで夫婦間で腎代替療法について話し合ったことはなく，面談は夫が初めて自分の思いを表出する機会となった。また，夫婦間で腎代替療法に対する意思決定に相違があったことがわかった。

5. 支援内容

1）腎代替療法選択のための援助

CKD患者にとって腎代替療法は避けたいことであり，できるだけ開始時期を引き伸ばしたいという思いがある。そのため，療法選択の説明は，患者の病状理解や受容段階によっては聞きたくない内容ととらえられることがある。さらに，ここでの看護介入の難しさは，初対面で信頼関係を築けていない看護師が，短時間で患者・家族の思いや病状理解を把握して，わかりやすく療法選択について説明することである。まずは，看護師の役割が透析を勧めることではなく，患者・家族と思いを共有し，これから望む生活が送れるように支援することであると伝えることが大切である。

石垣は「医療者は病気の状態や治療法についての専門的な知識や技術をもっており，一方患者もそれぞれが固有の人生（物語られるいのち）を生きている存在であり，これからどう生きたいかについての想いや期待がある。立場の異なる両者が目標を共有し話し合いを重ねるなかで，いまどうすることが最善なのかについて合意するプロセスが重要」[2]と述べている。この医療現場における意思決定のプロセスを「情報共有-合意モデル」として図13-1に示す[3),4)]。

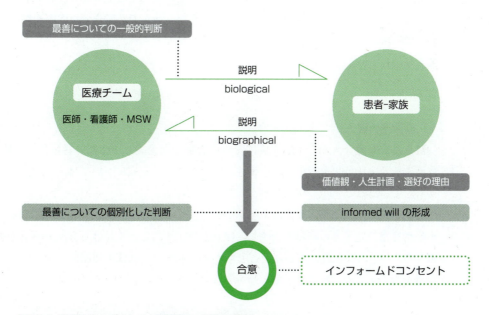

図13-1 意思決定のプロセス（情報共有-合意モデル）
清水哲郎（2012）．臨床倫理エッセンシャルズ2012年版．東京大学大学院人文社会系研究科 死生学・応用倫理センター 臨床倫理プロジェクト，p.11．より引用

第Ⅲ章　アドバンス・ケア・プランニング（ACP）の実践

Mさんは自身の病期（CKDステージ）や腎代替療法の種類や方法の一部を理解したうえで意思表示をしていた。透析を始めると生涯続けなければならない，時間的拘束があり透析が生活の中心になってしまうという思いを抱いていることがわかった。このことから，治療の内容や導入後の生活をイメージできるように説明し，時間的拘束は避けられないが，体調が改善することで外出や旅行といった楽しみをこれからも継続できることを伝えた。

2）不安軽減のための援助

Mさんから聞かれた不安の「血管が細くて…」は，血液透析を行う際にバスキュラーアクセス（vascular access：VA）*に穿刺することへの不安であったため，疼痛管理として局所麻酔のテープを使用することや，VA造設時に穿刺が困難とならない方法（造設部位やVAの種類）を選択できることを説明した。

「入院することが合わないみたい」については，尿毒症状が強くなり通院が困難になる前に計画的な導入ができれば，外来通院でも可能であることを説明した。

夫は外来通院時には必ずMさんに付き添い，医師からの病状や治療についての説明も一緒に聞いていた。そのため，夫婦間で常に話し合いが行われ，今日に至っていると思い込んでいた。実際には，夫は透析について自分でも調べ，Mさんの意思（透析をしない）とは違って透析を受けてほしいという思いでいたことを，第三者である看護師を介して，初めて伝えることができた。夫の発言に対してMさんは，しばらく無言で考えている様子で「そうだったのね」とだけ話した。

この場で意思決定の確認はせず，互いの思いが共有できたことはとても大切なことであり，この面談をきっかけにこれからの生活（どのように生きていくのか）について話し合っていくことを提案した。また，意思決定は変更が可能であり，思いが変わったときや悩んだときには相談できることも伝えた。2人で話し合った内容や結果については，次回の受診時に主治医に伝え，意思決定がなされた後も方針に沿って看護介入を継続していくことを説明した。

6. 結果と考察

1）血液透析導入

Mさんは看護介入から1週間後に腎臓内科を定期受診し，2人で話し合った結果，血液透析導入の意思を表出した。事前に聴取していた不安については，主治医と情報共有していたので，以下の対応を行うことができた。

計画導入の事前準備として内シャントを造設する際に，心臓血管外科医にも本人の不安や意思決定までの経緯を伝達し，穿刺が難渋することを避ける方法での造設を依頼した。Mさんの血管が細かったこともあり，本来であれば手関節付近（末梢側）で血管を吻合するが，肘部付近での吻合となり，導入後は穿刺トラブルもなく経過している。

---

*バスキュラーアクセス（VA）：血液透析を行う際に脱血，返血を行うために造設したルート。自己血管使用皮下動静脈瘻（内シャント），人工血管使用皮下動静脈瘻，留置型カテーテル，動脈表在化がある。

実際に透析導入となったのは面談から2か月後で，自宅から夫が車椅子介助にて外来通院しての導入となった。

Mさんは，透析開始後は尿毒症症状が軽快し，体調の改善を自覚することで透析の必要性を理解できていた。近医で維持透析を継続して3か月後に2人そろって来院し，「旅行に行ってきました」との報告があった。

導入前の看護介入を振り返り，面談後に思いが変わった経緯を問うと，「彼が透析をしてほしいと言ってくれたし，怖いイメージしかなかったけれど，いろいろと説明を受けて，今までどおりに楽しみながら生活したいと思ったから」と，夫は「あの日，帰ってからすぐに透析について話し合うことができました。ありがとうございます」と話した。

2）介入のタイミング

「腎代替療法の準備を始めるために情報提供をするタイミングはCKDステージG4（eGFR 15～29mL/min/1.73m^2）」[5]が望ましいとされている。それは，説明を受けてから意思決定するまでに時間が必要なためである。今回，Mさんに面談を実施したのはCKDステージG5で，尿毒症が出現していることから，介入のタイミングとしては遅い時期であった。その後，症状の増悪はなく，計画導入をすることができたが，情報提供のタイミングが遅延した場合には患者の意向に沿った治療選択がなされないばかりでなく，緊急導入による生命の危機的状況を招くリスクがあることを考慮しなければならない。

看護介入を行ったことでMさんは透析療法についての正しい知識を得ることができ，導入後の生活をイメージすることができた。さらに，治療や入院に対する不安を共有したことで可能な対応について提示することができた。ここでのかかわりは，情報不足により抱いていた不安の軽減につながったと考えることができる。

看護師が夫に思いを確認したことで，夫は今まで表出することのなかった思いを伝えることができ，面談の帰宅後に夫婦間でこれからの生き方について話し合う機会を提供することができた。意思決定に相違のあった患者・家族が，共に納得のいく意思決定をするまでのプロセスにおいて，看護師の役割は重要であるといえる。

文 献

1）日本透析医学会（2013）．維持血液透析ガイドライン—血液透析導入．日本透析医学会雑誌，46（12）：1134．
2）石垣靖子（2012）．受け手と担い手との共同行為が成立するために．日本看護倫理学会誌，4（1）：61-62．
3）石垣靖子，清水哲郎（編著）（2012）．身近な事例から倫理的問題を学ぶ 臨床倫理ベーシックレッスン．日本看護協会出版会，p.18．
4）清水哲郎（2012）．臨床倫理エッセンシャルズ2012年版．東京大学大学院人文社会系研究科 死生学・応用倫理センター 臨床倫理プロジェクト，p.11．
5）日本腎不全看護学会（編），杉田和代（2016）．腎不全看護．第5版，医学書院，p.146．

第Ⅲ章 アドバンス・ケア・プランニング（ACP）の実践

人工透析

14 | 腎不全の認知症高齢者に透析導入の見合わせ（非導入）を決断した家族への支援

1. 概要

Nさん，86歳，女性。慢性糸球体腎炎の疑い（腎生検未施行）。長女と2人暮らし，次女は近隣に在住。

8年前に慢性腎臓病（chronic kidney disease：CKD）を指摘され近医に通院中であったが，かかりつけ医の異動に伴い，2年前に当院腎臓内科に紹介受診となった。その時点で，血中尿素窒素（BUN）71mg/dL，クレアチニン（Cr）5.4mg/dL，推算糸球体濾過量（estimated glomerular filtration rate：eGFR）6.3 mL/分/1.73m^{2}でCKDステージはG5A3（末期腎不全）で最も重症度の高い状態であった。

その後，当院に通院開始となったが，認知機能の低下がモザイク状（まだら認知症[*]）の状態であったため，長女が付き添って受診していた。通院開始後も腎機能障害は徐々に進行し，2か月前から尿毒症症状である下肢の浮腫，倦怠感を認めるようになった。そこで，Nさんと長女に対して腎代替療法についての説明を目的に看護介入（面談）の依頼があった。

当院初診時から末期腎不全（end-stage kidney disease：ESKD）の状態であったが，看護介入を依頼された時点の採血結果は，総たんぱく（TP）7.2g/dL，アルブミン（Alb）3.4g/dL，BUN 86mg/dL，Cr 7.72mg/dL，カリウム（K）4.8mEq/L，ヘモグロビン（Hb）9.8g/dL，eGFR 4.3mL/分/1.73m^{2}と，尿毒素の蓄積，残腎機能の低下で腎機能障害は進行していた。

2. 意思決定が必要な場面

Nさんは，尿毒症症状である下肢の浮腫と倦怠感を認めていたが症状の程度は軽く，杖歩行が可能で自宅での日常生活動作（ADL）は自立していた。そのため，CKDステージG5A3であったが生命を維持するために透析療法が必要となるまで時間的余裕はある

---

[*] まだら認知症：脳血管性認知症にみられる，できたりできなかったりする症状。脳梗塞や脳出血などによって発症する脳血管性認知症では，物忘れが目立っても，判断力や理解力などは比較的低下せず，同じことでもできたりできなかったりするなど症状に波がある。

と判断できた。しかし，尿毒症症状が軽度であっても急激に腎機能障害が進行し生命の危機的状況を招く可能性はあり，腎代替療法の準備を進めていく時期である。

NさんのADLは自立していたが，手段的ADL（instrumental ADL：IADL）である家事全般や内服管理を行うことが困難であり，長女のサポートが必要な状況である。長女に介護の負担を確認すると，「介護保険の申請をしているがサービスを利用するほどではない」「妹が近くに住んでいて，週末は家事を手伝ってくれるから助かっています」と話した。今後，病気の進行を視野に入れ，社会的資源の利用も検討する必要がある。

3. 本人・家族の意向

Nさんは，認知機能の低下がモザイク状で記銘力が低下していたため，腎臓が悪いことで受診していることは理解しているが，現在の病状や腎代替療法については理解できていない状況であった。これからも生活を続けていくためには，新しい治療が必要になる可能性があることを伝えると「痛いのは嫌だね」と話した。

長女に，医師の説明を聞いてどのような思いでいるのか確認すると「透析の必要性はわかりましたが，苦痛を伴う治療をずっと続けてまで生きてほしくない。母に痛い思いや苦しい思いはさせたくない」「透析をしないでいけるところまでいきたいけれど」と言葉を詰まらせながら話した。

認知機能が低下する前のNさんと将来（腎臓の働きが悪くなった場合や認知機能が低下した場合の本人の希望や思いなど）について話したことはないということであった。近所に住む次女はどのような思いでいるのか問うと，「つらい思いはさせたくないと言っています。透析についてはっきりとは言いませんが，そばにいる私に任せるという感じだと思います」と答えた。

4. 事例のポイント

Nさんは現在，認知機能の低下により病状の進行や生きるための治療である腎代替療法を理解することができず，本人の意思確認ができない状況である。また，過去（意思表示ができていた頃）に将来の病状変化時の対応について，思いを家族間で共有したことはなかった。

キーパーソンである長女は，病状の進行により生命を維持するためには腎代替療法が必要であること，治療を見合わせる（非導入）ということは死を選択するということを理解している。Nさんからの意思確認ができないため，母親の生命維持の判断を自分が決定しなければならないことに強く責任を感じ，葛藤している。

意思確認できないNさんと意思決定を迫られた家族に対して，医療チームとしてどのような対応が合意形成の援助となるのか，さらに意思決定後のサポートをどのように行うのかが本事例のポイントである。

第Ⅲ章　アドバンス・ケア・プランニング（ACP）の実践

5. 支援内容

1）意思確認ができない本人の気持ちの尊重

　日本老年医学会の「高齢者ケアの意思決定プロセスに関するガイドライン」では，医療・介護における意思決定プロセスのなかで本人の意思確認ができないときの解説で，「認知症が進んで，理性的に自らの将来を見通しつつ，選択をすることはできなくなっている方も，不快なことは嫌であるといった気持ちは残っている。それを無視して，家族とだけ話し合えば良いというものではないだろう」[1] としている。Nさんの場合も，透析療法や治療を見合わせる（非導入）ことの意味を理解してはいないが，「痛いのは嫌だね」という認識をもっていた。透析療法により体調の改善や生命維持といった効果が得られる反面，治療ごとに穿刺による疼痛や治療中に安静を強いられることも事実である。Nさんが治療による効果や苦痛をどのように感じるのかはわからないが，痛みに対する不安という気持ちを尊重しなければならない。治療自体に疼痛を伴わない腹膜透析については，カテーテルを触ってしまう可能性や，導入のために入院することで認知機能が低下することを懸念して選択肢から除外されている。

2）意思決定をする家族への支援

　Nさんの意思が明確ではないため家族の役割が重要となってくるが，意思決定を託された長女は責任を重く感じていた。実際に行われる治療や透析導入後の生活について家族がイメージできることは，意思決定に必要な情報である。そのため，説明だけでなく，実際の血液透析の様子を見学してもらい，透析患者と話す機会を設定した。透析についての説明を行った後も葛藤している様子が明らかであったため，時間的な猶予はあるので決断を急ぐ必要はないことや，意思決定がなされた後も変更することができることを説明した。さらに，一人で考えるのではなく近隣にいる妹（次女）や相談のできる親戚などと話し合うことを提案した。

　看護介入（面談）から2週間後に家族から希望があり，次女を含めた3人に対して2回目の看護介入（面談）を行った。次女にも透析の治療内容や導入後の生活変化について説明してほしいという要望があったため，血液透析に関することを中心に説明した。

　さらに，治療を見合わせる（非導入）場合に出現が予測される症状として，①体液の貯留による呼吸困難感，気道内分泌物の増加，②高カリウム血症による不整脈，突然の心停止，③尿毒素の蓄積による悪心・嘔吐，せん妄，抑うつ，④死期が近いことを自覚することによるスピリチュアルペインについて説明した。

　それぞれの症状への対応方法と在宅医療スタッフとの連携による在宅緩和ケアが行えることも情報提供した。長女から「まだ，どうしたらいいのかわからないけれど，苦しんでいたら透析をお願いするかもしれないので，準備（内シャント造設）だけはできますか」という発言があった。次女も同意見の様子でうなずいていたことから，内シャント造設については事前に話し合っていたことと理解できた。

　このときの長女の表情や話し方が，前回会ったときとは違って落ち着いている印象

を受けた。内シャント造設は，局所麻酔で行われるが疼痛を伴う治療であり，Nさんに「家族から希望のあった手術を受けますか？」と意思確認すると，「娘が決めたことなら」と不安の様子はなく答えた。面談の結果を主治医に報告し，1週間後に手術のために心臓血管外科を受診予定となった。

　手術の2日前に長女から電話があり，面談後も家族内で話し合い，手術による痛みも避けて自宅で看取りたいという意思を話した。家族間で意思決定がなされ，連絡があったことを主治医に伝え，自宅での看取りができるように在宅医療スタッフ（往診医，ケアマネジャー，訪問看護師など）との連携をとる準備を進めた。

6. 結果と考察

1）血液透析見合わせ後のケア計画

　家族による意思決定がなされてから約4か月後に，Nさんが自宅で亡くなったという連絡があった。幸いにも呼吸困難や嘔吐などの症状はなく，苦しむ様子はなかったということであった。

　日本透析医学会は，維持血液透析見合わせ後のケア計画について「医療チームは維持血液透析を見合わせた患者の意思を尊重したケア計画を策定し，緩和ケアを提供する」[2]と提言している。Nさんの状況については往診医からの情報提供であったため，家族の思いを確認するには至っていない。しかし，穏やかに最期を迎えられるように在宅緩和ケアが行われたことは，家族が患者にとって最善の方法を選択できたと実感するための一助になっていると考えられた。

　透析療法は，腎臓の働きが著しく低下して生命を維持することが困難となった際に腎臓の働きを補う，延命治療の一環である。このことから，腎代替療法を見合わせる（非導入）場合には，終末期医療へのシフトが必要となる。

2）認知症患者の尊厳ある生き方への支援

　「よりよい人生の最終段階における医療・ケアには，第一に十分な情報と説明（本人の心身の状態や社会的背景に鑑み，受ける医療・ケア，今後の心身の状態の変化の見通し，生活上の留意点等）を得たうえでの本人の決定こそが重要」[3]である。日本老年医学会は，「ある問題をめぐる意思決定プロセスは，その問題が起きることが予想された段階で，開始する」[1]としている。このことから，終末期において尊厳のある生き方を実現するためには，患者が望む医療やケアについて意思が伝えられるときから話し合いの機会をもち，患者・家族・医療スタッフ間で意思を共有していくことが重要であるといえる。

　Nさんの場合，当院初診時から認知機能の低下を認め，看護介入として面談を実施した時点では意思確認することは困難であった。慢性疾患であるCKDに対しては，治療を開始したときから腎代替療法についての情報を提供し，繰り返し意思の確認をすることが望ましいと考える。Nさんの場合も，通院中からかかりつけ医が情報提供し，当院受診時に患者の意思が共有できていれば，意思確認ができなくなった際にNさんの意思を推測することに役立ち，家族の葛藤や苦悩は軽減できたと思われる。

意思が確認できないNさんと同居をしている長女は，母親の生命にかかわる重大な意思決定を自分がしなければいけないと思い込んでいる状態であった。そのことを感じたのは，初回の看護介入時に次女の思いを長女に確認したときの「そばにいる私に任せるという感じだと思います」という発言であった。そのため，次女や相談のできる親戚との話し合いを提案し，家族でNさんにとっての最善の生き方を考えられるように働きかけた。

2回目の看護介入時の長女の表情からは，葛藤や苦悩の表情はうかがえなかった。さらに，透析導入となる場合も想定して内シャント造設を予定していたが，手術の疼痛もNさんにとって望まない苦痛であり，透析導入を見合わせる（非導入）という意思決定がなされた。

この事例の意思決定のプロセスとして，以下のことを実践した。
①患者の思いや認識を尊重する。
②家族間で繰り返し話し合い，意思を共有することができた。
③医療チームは患者・家族の状態や心の動きを把握して，常に支持的態度で対応する。
④腎代替療法の選択・見合わせ（非導入）にかかわらず継続的に支援する。

その結果，Nさんは尊厳のある生き方を実現することができ，家族はNさんにとって最善の生き方を選択することができたといえる。

文　献

1）日本老年医学会（2012）．高齢者ケアの意思決定プロセスに関するガイドライン―人工的水分・栄養補給の導入を中心として．p.6, 14.
2）日本透析医学会血液透析療法ガイドライン作成ワーキンググループ（2014）．維持血液透析の開始と継続に関する意思決定プロセスについての提言．日本透析医学会雑誌，47（5）：281.
3）人生の最終段階における医療の普及・啓発の在り方に関する検討会：人生の最終段階における医療・ケアの決定プロセスに関するガイドライン解説編．
〈https://www.mhlw.go.jp/file/04-Houdouhappyou-10802000-Iseikyoku-Shidouka/0000197702.pdf〉
[2018. December 6]

退院支援

15 | 自宅退院に向けた栄養経路変更と生活の見直しへの支援

1. 概要

　Oさん，84歳，女性。誤嚥性肺炎にて入院。夫と死別し，都内の一戸建てで長女，次女と3人暮らし。要介護5。

　60歳代で関節リウマチ，70歳代で脳出血（右片麻痺，失語，脳血管性認知症），右上腕骨骨折，右大腿骨頸部骨折。

　入院前から日常生活全般において介助が必要な状態であり，本人の脳出血を機に長女が退職し自宅介護に専念していた。リハビリテーションやデイサービスなどの介護保険サービスを利用していたが，訪問診療や訪問看護は導入せず，複数の病院へは毎回タクシーに車椅子を積み，通院している。

　2～3年前から誤嚥性肺炎での入退院を繰り返すようになり，今回も同様の診断で入院となった。肺炎治療を行い，状態が落ち着いた段階で経口摂取が再開できるか嚥下機能を評価することになった。誤嚥性肺炎を繰り返しており，再入院を予防する必要があることや，今後の退院に向けて地域との連携が必要になることが予想され，退院支援のために介入することになった。

2. 意思決定が必要な場面

1）経口摂取困難による栄養経路変更の検討

　肺炎の治療後，嚥下機能の評価のためゼリー食を開始したが，間もなく誤嚥性肺炎を発症し，再び治療が行われた。娘たちは経口摂取を強く希望していたが，唾液すら誤嚥する状態であり，経口摂取だけで必要な栄養量を保持することが困難な状況であった。今後の見通しは"お楽しみ程度"の経口摂取になると判断された。

　まずはその現実を娘たちに受け入れてもらい，今後どこでどのように生活していくかを踏まえたうえで栄養経路変更の検討が必要となった。

2）状態の変化による生活の見直し

　栄養経路を変更する場合，点滴や胃管，胃瘻などの選択肢があるが，家族が自宅で管理するには手技を習得する必要がある。また，自力で痰が出せず，吸引も必須であっ

209

た。誤嚥性肺炎を繰り返すリスクも高く，自宅で安定的に生活するためには訪問診療や訪問看護の利用など，自宅への医療の介入が必要であると思われた。Oさんの状態の変化により，入院前と同じ生活を送ることが難しく，変化に応じて生活を見直す必要が出てきた。

娘たちは介護に対するこだわりが強く，医療に対する要望も高かった。それは母親を大切に思う気持ちがあるからこそであり，こうした思いに寄り添いながらも，今後の生活にどのような医療の介入が必要か評価し，希望と現実をすり合わせていくための意思決定支援が必要となった。

3. 本人・家族の意向

1）本人

脳出血後の後遺症（右片麻痺，失語，脳血管性認知症）があり，他者へ意向を伝えることが難しい。意思決定能力が不確かな状態である。

2）家族

キーパーソンの長女は，「母は専業主婦をしていて，いつも穏やかに自分たちを育ててくれた。今の母は自分たちにとって子どものような，宝物のような存在。母の希望をかなえてあげたい。介護を負担には感じていない」「母は食べることが楽しみだったので，少しでも食べさせてあげたい」「肺炎の治療や栄養摂取をどうするかが決まったら自宅退院したい。母にとっては自宅が一番落ち着くと思う」との意向を示しており，家族にとって，母親がとても大切な存在であることがうかがえた。

4. 事例のポイント

本事例では，Oさんと家族にとって2つの大きなターニングポイントがあった。それは，栄養経路の変更と，Oさんの状態の変化による生活の見直しである。2つのポイントで共通して重要なことは，Oさんと家族が現状を理解して受け止め，どのような状態でどこへ退院するのかを自己決定できるように支援することである。

Oさんの意思決定能力は不確かで，意向をくみ取ることが困難なため，家族をとおしてOさんの意向や価値観を確認する必要がある。退院支援を進める際には，Oさんと家族と共に退院に向けての目標を立てていくが，介護に熱心に取り組む家族であるため，あまり非現実的な目標とならないように注意する。実現可能な目標かつOさんのQOLの最善を考えて支援する。

5. 支援内容

1）栄養経路の変更を決定するための支援

経口摂取が困難な現状については，医師が医学的な観点から説明し，また摂食・嚥下障害看護認定看護師など専門家も立ち会い，家族の理解を促した。実際の様子を確認できるよう，娘たちにも嚥下機能の評価の場面に立ち会ってもらった。できないことだけでなく，嚥下訓練を継続すれば"お楽しみ"程度の食事が可能なことや，家族で

行える口腔ケアの方法も説明した。そして家族が説明をどう受け止めているか，そのうえでどのように生活していきたいと考えているか，病棟看護師や退院支援看護師が確認した。

経口摂取が困難であることを説明した後に，医師が栄養経路の種類，それぞれのメリットとデメリットについて説明した。実際の生活に合わせた選択ができるよう，入院前の詳細な生活の情報を確認し，家族へ写真や実物（経管栄養に使用する道具など）を示し，退院後の生活をイメージしながら栄養経路の選択ができるようにかかわった。

2）状態の変化に合わせて生活を見直すための支援

日々変化するＯさんの状態を，そのつど医師や病棟看護師が家族へ伝え，現状理解を促した。家族の理解度を確認しつつ，状態の変化に対する思い，生活のなかに医療行為が加わることへの不安の有無，自宅で看取ることも含めてＯさんや家族が何を大切に過ごしていきたいかなど，細かな意向の確認を進めた。

また，退院後に起こり得る誤嚥などのリスクを説明し，急変時に自宅でも速やかに対応できる体制づくりの必要性を伝え，訪問診療や訪問看護の導入を提案した。ケアマネジャーとも情報を共有し，家族の意向に沿って，自宅でできる対応を検討し，療養環境を整える準備を進めた。

6．結果と考察

1）栄養経路の選択

Ｏさんは，住み慣れた自宅に帰りたいと自宅への退院を希望した。「胃瘻ならずっと管につながれることがなく，消化管を使って栄養吸収ができると聞いた。胃瘻にしたい」「誤嚥して肺炎を起こすかもしれないが，食事を楽しませてあげたい。なるべく入院せずに自宅で長く過ごしたい」という家族の意向のもと，Ｏさん，家族，在宅支援チーム，病院スタッフにて，退院前カンファレンスを実施した。

家族は胃瘻管理や吸引の手技を覚え，誤嚥のリスクを理解したうえで，Ｏさんにできる限り好きなものを味わってもらえることを目標とし，自宅で看取ることを前提として退院となった。

自宅では"お楽しみ"の経口摂取という目標に向けて，言語聴覚士や訪問歯科による嚥下機能評価および訓練を行った。通院については外出の機会ととらえ，継続していくこととなった。

退院から現在まで，Ｏさんは再入院することなく，在宅支援チームとも良い関係を築きながら自宅で生活している。当初の希望どおり，プリンやゼリーは少量摂取できるようになり，退院直後よりも栄養状態が改善し，外来通院時に会うと穏やかな表情をみせている。

2）患者・家族の意向を大切にした退院支援

退院支援の対象となる患者は，程度の差はあれ，病気や障害によってこれまでどおりの生活が送れなくなるという現実を受け止め，生活を見直していくことが必要となる。退院支援におけるACPでは，患者や家族に現状理解を促しながら，どこでどのよ

うに過ごしたいかという意向を大切にし，それを実現するための方法を考えていく。

　本事例では，OさんのQOLに配慮しつつ意向を実現するため，栄養経路の変更と生活の見直しを支援した。Oさんは意思決定能力が不確かな状態であるため，家族との話し合いを中心に置き，家族の「自宅で過ごしたい，少しでも食べさせたい」という思いに寄り添いながら，希望を否定せず，適切なタイミングで適切な説明・指導を行い，現状理解を深めた。退院前カンファレンスにおいて，ACPにかかわる全員がOさんと家族の意向を共有したことで，退院後も途切れずに在宅支援チームへと引き継ぐことができた。

　退院支援におけるACPでは，どこへ退院しても本人・家族の意向がかなえられるように検討を重ね，在宅支援チーム（時には施設など）と連携し，意向をつないでいくことが重要である。

退院支援

16

短期間で治療方針の選択を迫られたがん患者・家族への意思決定支援

1. 概要

　Pさん，80歳代，女性。膵臓がんステージⅣ，肺転移，骨転移。

夫と次男との3人暮らし。夫は障害があり松葉杖歩行，次男はうつ病（通院中であるが症状は安定している）で休職中。主な介護者は次男である。病院の近隣にある一戸建てに住んでいる。長男は別世帯。

　以前から左大腿骨に痛みがあり，自宅の丸椅子を押しながら歩行していたが転倒し，家族の救急要請で当院の救急外来へ搬送された。当初は，左大腿骨の骨折を疑ったが，画像にて骨転移によるものと判明し，全身精査目的で緊急入院となった。

2. 意思決定が必要な場面

　緊急入院時に，医師がPさんと家族（夫，次男）に，大腿骨の痛みは骨折と悪性疾患の疑いがあり，全身精査の必要性があることを説明した。検査後，医師がPさんと家族（夫，長男，次男）に，精査の結果，膵臓がんステージⅣで，肺転移，骨転移があるとの診断を伝えた。左大腿骨の痛みは，膵臓がんが骨に転移しているためと判明した。医師は治療方針として，切除不能な膵臓がんであるため，完治の治療ではなく化学療法で経過観察し，緩和ケアチームの介入による苦痛の症状緩和を並行して行っていくことを伝えた。また，骨転移しているため，荷重をかけるとさらに骨折する可能性があり，自宅退院を考えるのであれば社会資源などのサービスが必要であることも伝えた。

　Pさんと家族は，病名および病状の説明と今後の療養場所に二重の衝撃を受け，受け止める間もなく，早急に治療を選択しなければならない状況となった。

　入院前はPさんが家事全般から家族内の決定権をもち，常に家族の中心であった。そのため，退院後の療養生活についても再構築を迫られている状況である。

3. 本人・家族の意向

1）病名告知，病状説明時

　医師の説明を聞き，Pさんは「何もしないでこのまま死にたい。もう80年も生きたか

ら，もうけものよ」「余命を隠されるのは嫌。ちゃんと知りたい」「化学療法を受けたら起き上がれなくなるのでしょう。治療を受けても長生きするとは限らない。何にもしたくないから入院していても意味がない」と話した。

医師と看護師は，Pさんの化学療法への誤った理解を修正するために，紙面に書きながら化学療法の効果とデメリット，治療をしない選択肢もあることなどを追加情報として説明した。

長男は，「化学療法を受けてほしい。何もしないのは考えられない。東京オリンピックを一緒に見ようよ」と話した。家族の言葉に時折涙を浮かべる場面もみられた。夫はうつむいて，「今は痛みを和らげるしかない。余命はどのくらいか」と聞き取れないほどの小声で話した。次男は沈黙したままであった。家族にとっても突然のことであり，Pさんの治療拒否という予想もしていなかった言葉に驚いている様子がみられた。

医師は化学療法と緩和ケアを提案したが，Pさんは積極的治療は行わず，症状緩和のみを希望した。医師，Pさん，家族の意向がまとまらず平行線のままであったため，看護師はPさんと家族の思いを尊重し，家族間で一緒に考える時間をもつことを提案した。看護師は「わからないことがあればいつでも聞いてください。Pさんとご家族にとってどうすることがよいことなのか十分に話し合って今後のことを決めてください。2～3日後にお返事を聞かせてくださいね」と，期限をつけて説明した。

2）告知から3日後

3日後，Pさんは「化学療法は受けない」と，決意の固まった言葉で返答した。

長男は「手段がないわけではないのに何もしないなんて考えられない。本当に治療をしなくていいのか。母が自分で決めたことなので，尊重してあげたいが家族としては切ない。自分たちは週に1回ならば手伝いに行けるが，それでは役に立たないのか。看護師さんからも治療するように言ってもらえませんか」と穏やかな声であったが，必死さが伝わってきた。夫と次男は告知後より面会に来ることはなく，連絡のない状態が続いた。

4. 事例のポイント

1）Pさんと家族の思いの表出

看護師は，医師の説明を受けた際の夫と次男の言葉や表情，視線，しぐさなどが気になり，抱えている思いを表出できずにいるのではないかと感じた。Pさんと家族のそれぞれの思いがすれ違っている状況で，お互いにどのように伝えればよいのかわからない状況であることが推測できた。

看護師は，Pさん，家族のそれぞれの思いを橋渡しし，Pさんが最も大切にしていることに基づいて意思決定ができるように話し合う場が必要と判断した。治療やケア，退院後の生活などについて，医療者の支援体制などを交えて大切にしたいことを共有し語り合える場をもつことを提案し了承が得られた。

2）生活の再構築

退院後のPさんの病状変化を把握し，先を見据えて療養生活をサポートするのは夫と

次男である。実際の介護者になる2人については，病状の理解と心構え，今後Pさんの代理意思決定者になれるのかという不安があった。Pさんが「どのように生きていきたいか」を理解し，今後起こり得る病状の変化や今後の生活の構築，家族の不安に対して共に考え，それぞれの立場で協力して支援していける関係性を早急に築く必要があった。

5. 支援内容

1）Pさんの思いの表出のための支援

　Pさんと家族間の思いを橋渡しするため，病棟で退院支援を行っている退院支援看護師は，まずPさんと面談し，思いを語ってもらった。そして，Pさんに，医療者も一緒に話し合いに加わり，その思いを家族に伝え，Pさんと家族にとって最善のことは何かを話し合う場をもちたいと提案し了解が得られた。その後，家族にも連絡し了解が得られた。

　話し合いの場で，Pさんは「化学療法は受けない」と語り，決意は変わらなかった。退院支援看護師が，面談で聴いたPさんの思いを家族に伝えてほしいかと尋ねた。するとPさんは，うなずいて自ら語り始めた。「自分の家に早く帰りたい。自分の家で普通に最期まで家族と過ごしたい。若いときから働いて苦労して少しずつ土地を買って家を建てた。大変だったけれど，私の成功であり生きた証。自慢できるような立派な家ではないけれど，大事な家族とたくさんの思い出のある場所だから帰りたい」「よけいな治療をして寝たきりにさせないでほしい。車椅子でも最期まで普通に生活がしたい。みんなに迷惑をかけるかもしれないけれど，家で死にたい」「義母が自宅で自然な形で亡くなった姿を見て，いいなと思っていた」と，これまで家族に表出しなかった思いを一気に語った。

2）家族の思いの表出のための支援

　Pさんの言葉を聞き，少しの沈黙があった後，これまで一言も語らなかった次男が話し始めた。「母には少しでも長く生きていてほしいと思っている。でも，どうしたらいいのかわからなかった。今も，これからどのようになっていくのか想像できない。不安もあるがやらないといけない」。続いて長男が「週に1回は，嫁と家に行って手伝いたいと思います」と語った。夫は，「次男がやるというなら」と答えた。それぞれが抱えていた思いを少しずつ語り合い，Pさんの大切にしたい思いを共有することができた。看護師は，病状の変化を見据えての体制づくりなど，不安や疑問がある部分には安心できる対応をする旨を伝えた。

　これまで思いを表出できなかった家族が思いを語り合い，Pさんの意向を尊重し，「積極的な治療はしない。苦痛は緩和する。最期まで普通に生活する」と，同じ方向を向くことができた。退院支援看護師もPさんと家族の意向に同意し支援を惜しまないことを伝え，医師に結果を報告した。

3）在宅療養に向けての退院支援

　話し合いの場から数日後，Pさんは看護師に「がんに対しての治療は何も受けないことに決めました。夫は頼りないから，これまでも自分のことは自分で決めてきた。でも

第Ⅲ章　アドバンス・ケア・プランニング（ACP）の実践

みんなで話し合えてよかった」「おなかと足の痛みは何とかしてもらいたい。痛いままでは家で過ごせないから，もうちょっと楽になりたい」「退院したら，外来に通院します。家から近いから，次男に車椅子を押してもらいます」と，退院に向けての願いや生活のイメージを語った。

　がん患者は，病状の変化を起こす場合があるので，意思決定でき目標が定まったならタイミングを逃さないようにスピードの速い調整が必要になってくることも踏まえ，様々な状況に対応できる体制づくりを患者・家族と共に考えていく必要がある。

　がん告知後に短期間で治療をしないという選択をし，終末期を想定した今後の療養と看取りの場所の準備をすることになった。退院支援看護師は，病棟看護師や緩和ケアチームと共に，退院に向けて症状緩和を図りながら，具体的な退院支援を始めた。

　長男は別世帯であり，緊急時に駆けつけることはできても，訪問できるのは週に1回だけである。現実的な主介護者は，うつ病で休職中の次男になる。次男の心の安寧を図り，次男の意思決定をサポートしていく必要がある。Pさんには，退院後の生活手段の再構築を共に考えてもらえるよう支援した。

6. 結果と考察

　患者本人の意向を尊重した退院支援には，ACPが必要になる。退院支援でかかわる多くは，患者の人生の最終段階に向かい，治療を受ける受けないだけでなく，今後どのような場所で過ごしたいか，どのような生活を送りたいかなど，これからの生き方，生ききり方を考えていく。時に制度的な限界もあるが，患者の意向，家族の意向を尊重し，一緒にプランニングしていくことが必要である。

1）医療情報の提供

　急性期の治療の場においては，医療者主導の治療方針が進められることが多いが，人生の最終段階に向かっている患者の場合，個人の思いを中心に据えて考えていかなければならない。患者が自分の意思で様々な選択肢から決断していくためには，まず医療者側が，治療のメリットやデメリットなど，適切な医療情報を提示することが不可欠である。また，患者の病状の変化の際には，患者・家族が理解し判断できるよう，改めて説明する場をもち，ACPを再検討していく必要がある。終末期においては，患者の意思表示が難しくなるため，あらかじめ患者の代理意思決定者を検討しておくことも大切である。在宅療養などを希望している場合には，患者・家族の描く生活支援のため介護保険サービスなど社会資源の活用についても情報を提供する。

2）本人・家族の意向の確認

　本事例では，Pさんは自らの意思を率直に伝えることができていたが，治療についての誤解があった。また，家族の思いとの間でずれが生じており，家族には意思表示のできない現状がみられていた。ACPのポイントとして，まず患者・家族のそれぞれの意向を早い段階からていねいに確認することが何よりも大切になる。

3）治療方針と患者・家族の意向のずれの修復

　本事例のように，医療者が提示する方向性と，患者・家族の意向にずれが生じるこ

とがある。特に，病状が深刻な場合，当事者である患者は意思決定できる状況になく，代理意思決定者となる家族に意思決定を任される場合も多くみられる。患者・家族内のずれ，また医療者とのずれや隙間を早い段階から調整していくことも退院支援に必要なポイントである。小さなずれや隙間であったとしても，放置すると患者の意向が無視されたまま経過し，溝が深まって退院支援が滞ることにつながる。「だれのための支援なのか」を常に意識する必要がある。

　本事例では，思いを語ることができないでいた夫と次男の秘められた感情に焦点を当て，早急に対応する必要があった。そこでまず，Pさんの率直な言葉の裏にはどのような思いが隠れているのかを導き出し共有した。時には看護師が代弁者となり患者・家族，医師への橋渡しをすることも必要である。そのうえで関係者を同じ土俵にのせ，患者のACPについて話し合いを進めていった。

　医師が治療方針を伝え，患者と家族がそれぞれの感情を吐露し，お互いの思いを理解し，そのうえで患者のためにどのような選択が望ましいのか，それぞれが担える役割は何かを共に繰り返し考える。退院支援でよくみられる場面であるが，医療者が橋渡しとなって患者と家族がしっかりコミュニケーションをとり，早期に信頼関係を構築していくことが重要である。

4）在宅療養へ向けての支援

　本事例では，その後，地域包括ケアシステムにのっとり，ケアマネジャーや24時間対応可能な訪問看護師，他職種と退院前カンファレンスを施行した。退院前の患者・家族との顔合わせにより双方に安心感が生まれ，患者・家族の在宅での生活の希望を伝え，在宅療養の実現に向けて調整した。

　退院を間近に控えたPさんは「家に帰ってみないと，これからどうなるかわからない。まだイメージできない。痛みが出てきたら心配だけれど治療はしないと決めたし，家で死ねたらいいわね」と語った。

　退院後，数か月は次男と共に外来通院をしていたが，徐々にベッドで寝ている時間が長くなり，Pさんの希望で女性の訪問医を導入した。訪問診療も週に3回受け，最後の1週間は動けなかったが，それまではトイレに移動できていた。臨終の場に長男は間に合わなかったが，苦痛を訴えることもなく夫と次男に見守られての最期であったとケアマネジャーから報告を受けた。

　患者・家族の思いを大切に支援していくために，看護師としていつでも患者・家族の伴走者であり続けたいと願っている。

┃ 文　献

1）厚生労働省 (2018)．人生の最終段階における医療・ケアの決定プロセスに関するガイドライン．
　〈https://www.mhlw.go.jp/file/06-Seisakujouhou-10800000-Iseikyoku/0000197721.pdf〉[2019.
　January 5]
2）福井小紀子（編）(2018)．病院からはじまる在宅看取りケア―地域包括ケアシステムのなかで病院・在宅・施設を
　つなぐ．メヂカルフレンド社．
3）日本がん看護学会 (監)，渡邉眞理，清水奈緒美 (編) (2015)．がん患者へのシームレスな療養支援．医学書院．

第Ⅲ章　アドバンス・ケア・プランニング（ACP）の実践

糖尿病

17 長年の経験が治療の妨げになっていた１型糖尿病患者への支援

1. 概要

　Qさん，70歳代，男性。１型糖尿病。一人暮らし。

　18歳のときに１型糖尿病を発症し，約50年にわたりインスリン注射にて自己管理していた。両親は数十年前に他界し，妹は他県で生活しており，年に数回会う程度である。本人は未婚で独居であり，食事や身の回りのことは自分で行っている。職業は父親の代から鳶職をしており，現役で仕事を続けている。

　10歳のときに右足骨折を経験している以外，病気に罹患したことがない。ヘモグロビンA1c（HbA1c）は６％台で経過しており，今まで定期検診は中断歴なく受診継続している。使用している薬剤は，超速効型インスリンを毎食前に５〜10単位，持効型溶解インスリンを朝食前に10単位前後，自己調整して注射している。常用の内服薬はなく，たまにサプリメントを服用している。

　仕事中に動悸と息切れが頻繁にあり，また両足が太くなったと周囲に言われ，本人もおかしいと思い近医を受診した結果，虚血性心疾患と診断され，病院を紹介され造影剤検査を行った。

　検査の結果，左冠状動脈前下行枝に70％の高度狭窄を認め，冠動脈バイパス術の適応と診断され入院となった。入院時，身長162cm，体重60kg，BMI（body mass index）22.9，随時血糖値177mg/dL，HbA1c 6.8％，血圧166/98mmHg，単純糖尿病網膜症あり，糖尿病腎症１期（腎症前期），神経障害あり。

2. 意思決定が必要な場面

1）虚血性心疾患によるカテーテル治療の選択

　冠動脈バイパス術に対する拒否はなく，早く治療したいと前向きであった。しかし，治療当日の朝のインスリン注射を拒否した。Qさんは，「食事が出ないのに，なぜ打たなければいけないのか！」と怒鳴り声を上げた。

2）無自覚性低血糖

　冠動脈バイパス術から２年後に，長年付き合ってきた親友が急死したショックで過

218

食が続くなど食事のバランスが崩れた。以前から，低血糖よりも高血糖に対する恐怖心があり，低血糖（血糖値50mg/dL以下）になると安心すると話していた。そのため，Qさんは高血糖にならないよう食べる分だけ自己判断でインスリンを打ち，体重が1年間で約6kg増加した。また，食事や間食をするとき以外にも，高血糖の自覚症状があると血糖値を測定し，高血糖と自己判断すると超速効型インスリンを数単位打つことがあり，時間帯に関係なく頻回に低血糖を起こすようになった。

低血糖の自覚があるときは自分で補食を摂っていたが，夜間に無自覚性低血糖*を引き起こした。朝仕事場に現れないことを不審に思った同僚が家を訪ね，布団の上で意識がないQさんを発見し救急車で搬送された。数日間入院の後に帰宅したが，その2か月後，5か月後に再度，無自覚性低血糖を引き起こし，緊急入院を繰り返した。無自覚性低血糖を予防するために，生活指導を行うこととなった。

3. 本人の意向

Qさんには，死ぬまで仕事を続けていきたいという思いがあり，息切れや心臓の病気があっては仕事ができないと考え，心臓手術を受けたいと考えている。一方で，治療のために食事をしないときにインスリン注射を打つことに対しては不安があり納得していない。

1回目の無自覚性低血糖で緊急入院となったときに本人の話を聞くと，親友が亡くなってから虚無感を感じていると話した。生活の中心となっていた仕事に対してもやる気が出ず，無為に過ごしていると話した。「話をすることが好きで，昔は食べることに執着していなかった。今は一人でいることが多くて食べること以外にやることがない」と話し，食べる分だけ自己判断でインスリンを打ち，その単位が徐々に多くなった。

また，Qさんは「学生のときから，高血糖は恐ろしいものだと散々脅された。高血糖が続くと失明するとか，透析になるとか，足を切るとか。低血糖は甘いものが食べられていいけれど，高血糖はダメだと思う」「自覚がないまま低血糖を起こして，低血糖の怖さにやっと気づいたが，いまだに高血糖にこだわる気持ちが消えない。血糖値が300mg/dLになると，下げるためについインスリンを打ちすぎる。血糖は低ければ低いほど安心する」「仕事中に低血糖にならなくてよかった。妹にも心配をかけてしまって」と話した。

これからどのように生活していきたいと考えているかを聞くと，「さあ…もう十分生きたし。でも人様に迷惑をかけて死にたくないな」と話した。

4. 事例のポイント

医療者は，治療による侵襲（ストレス）によって分泌されるホルモンが高血糖を引

---

*無自覚性低血糖：血糖値が70mg/dL以下になると交感神経症状（汗をかく，脈が速くなる，手や指が震えるなど）が，50mg/dLに下がると中枢神経症状（頭痛，目のかすみ，集中力の低下など）が現れる。高齢者や自律神経障害が進展している人，低血糖がふだんからよく起こる人は，交感神経症状がないまま，①血糖値が60mg/dL程度まで低下している，②血糖値が50mg/dLより低く，中枢神経症状が出るなどの無自覚性低血糖になることがある。

き起こすため，インスリンの投与でそのリスクを低下させたいと考えているが，Qさんはこの治療のためのインスリン投与について納得していない。

　Qさんはこれまで大病を患ったことがなく，また1型糖尿病患者としての長い経験から医療者の説明がなかなか受け入れられない。自分の経験が意思決定に影響していると考えられる。

　また，Qさんの関心は手術中の状態にとどまり，将来のことを考えるには至っていない。高血糖により引き起こされるリスクが，この先どのように身体に影響していくのかをQさんが理解したうえで，治療選択できるような支援が必要である。

　Qさんの場合，1型糖尿病を発症した際に指導されたことや，今までの経験で培われた知識など高血糖を予防するための行動が低血糖を引き起こしている。Qさんは低血糖の予防方法は理解しているが，高血糖への恐怖心から低血糖になると安心するという思いをもっており，その結果インスリンを多く打ちすぎるという行動をとっている。こうしたQさんの思いを理解し，低血糖が続くことで起こる合併症や，今後の生活についても支援していく。

5. 支援内容

1) 合併症の説明

　Qさんは，現役で仕事を続けていくために冠動脈バイパス術を考えているが，インスリンを打たないことで起こる高血糖状態と，そこから引き起こされる合併症や感染症，創傷遅延による後遺症などのつながりを理解できていない。50年間1型糖尿病の治療をしながら生活してきているが，ほかに大きな病気に罹患したことがなく，糖尿病と糖尿病以外の疾患の治療を併行して受けた経験がないため，理解が乏しいと考える。

　Qさんは糖尿病の罹患年数が長く，糖尿病治療における自尊心も高いと考えられるため，Qさんの考えを尊重しつつ，冠動脈バイパス術や麻酔，血糖値などについての思いを詳しく聞いた。冠動脈バイパス術後も生きがいである仕事が続けられるために，後遺症なく過ごしていけるような支援を考え，まずは高血糖が続くことで起こる合併症について説明した。

　Qさんは，高血糖状態が続くことで引き起こされる慢性合併症についての理解は十分にあったため，手術前後に生じる急性合併症について説明した。さらに，急性合併症によって起こる後遺症についても説明した。その際，「高血糖を起こすことで仕事ができなくなる」といった否定的な説明はせず，全身麻酔と手術による侵襲で身体にストレスが加わり，血糖値が上昇することを具体的に説明した。

2) 無自覚性低血糖の認識と生活指導

　3回目の無自覚性低血糖での入院の際，本人の思いを聞くために数回本人と話をした。無自覚性低血糖は神経症状の一つで，長期間の糖尿病罹患により自律神経がうまく働かず低血糖状態であることを自覚できなくなる状態であること，繰り返し低血糖を起こすことで，低血糖を感知する力が鈍くなり低血糖症状が現れにくくなることを説明した。そのうえで起こり得る交通事故や転落事故，認知機能の低下リスクについ

て説明した。

Qさんは認知機能の低下および認知症の発症について関心が強く，質問があった。将来どのような状態で生活を送りたいかを聞くと，「認知症だけにはなりたくない」と答えた。そのためにはどうしたらよいかを一緒に考えた。

低血糖の回数を減らすことを目標にして，まず本人の生活状況を聞き，食べる量が多くなる時間やインスリンを多く打つ時間，低血糖になる時間がいつかを一緒に探した。起床時に頭痛がすること，そのときに血糖値を測定すると高血糖であるため注射を多く打つこと，夕食が終わって就寝前の22時頃に血糖値を測定すると高血糖であるため，注射を多く打つことを話した。Qさんが測定した血糖値は，食後に血糖値のピークを過ぎたときに測定した血糖値であり，これから下がってくるときにインスリンを打つことで血糖値が下がりすぎてしまうこと，夜間に低血糖が起こることでソモジー効果*が起きていることが予測された。そのことを説明しつつ，より具体的に理解できるよう，持続血糖測定器*を装着しての生活を提案したところQさんは了承した。

退院時に持続血糖測定器を装着し，2週間後に外来で評価することになった。また，退院後に無自覚性低血糖を起こす可能性についても確認し，その状態を理解してくれる人がいると安心であることを説明し，妹へ連絡をするように伝えた。

6. 結果と考察

1) 不安な気持ちへの寄り添い

冠動脈バイパス術前，Qさんは，急性合併症とその後遺症の説明については理解したが，低血糖への不安が強く，また手術直前で焦りを感じていたのか，説明しても「でも…」「だって…」という言動が多かった。Qさんが語る不安な思いを傾聴したが，結局，術前のインスリン注射については納得しなかった。

超速効型インスリンと持効型溶解インスリン両方の注射を拒否し，合併症リスクへの同意を得たうえでインスリンは打たず冠動脈バイパス術を施行した。手術は問題なく終了したが，治療直後の血糖値は475mg/dLであった。治療後はスライディングスケール法*で対応し，治療翌日から持効型溶解インスリン，超速効型インスリンの定時注射が再開となった。

手術後，Qさんは，「全身麻酔は自分の意識がなくなる状態だから不安だった。知らないうちに（低血糖発作が起きて）逝きたくない。やりたいこともたくさんあるし」「今まで病気をしたことがないから，自分のほうが正しいと思っていた。何年この病気にかかっていると思っているんだ，自分のほうがわかっているんだと。でも手術後に血糖値が475mg/dLと聞いて，そんな考えは吹っ飛んだ。あのときは手術のことで頭が

---

* **ソモジー効果 (Somogyi effect)**：低血糖の後に反動的に血糖値が上昇する現象。インスリンの過剰により低血糖が起こることでインスリン拮抗ホルモン（コルチゾール，グルカゴン，アドレナリンなど）の分泌が誘発され高血糖になる。

* **持続血糖測定器 (continuous glucose monitoring：CGM)**：皮下間質液中のグルコース濃度を連続測定し解析する機器。血糖値の日内変動をモニタリングすることができる。

* **スライディングスケール法**：測ったときの血糖値に応じて，あらかじめ決めておいたインスリン量を投与する方法。

いっぱいで，ちゃんと耳に入ってなかったのかな」と思いを語った。

　Qさんの身体への負担や不安な思いを軽減することができず，後悔と重荷を負わせる結果となった。Qさんの意に沿うように手術を行ったが，Qさんの納得のいく結果にはならなかったといえる。手術のための糖尿病治療についてもう少し重く受け止め，Qさんの自己決定に対する支援が必要であった。

2）持続血糖測定器のデータの利用

　持続血糖測定器を装着し，2週間後の外来診察の際，Qさんは妹と一緒に受診した。持続血糖測定器のデータとQさんの記憶やメモから，Qさんに起きていると予測される状態を説明した。数値と起きている症状を照らし合わせたことで，視覚的に血糖値の推移をみることができた。インスリンを打ちすぎていたことや，無自覚性低血糖を起こす時間を把握でき，予防するにはどうすればよいのかを医療者に相談することができた。また，血糖値の変動が激しいと脳に負担がかかり，認知機能低下のリスクが高くなることを説明した。説明後，「今後は低血糖を起こさないようにすることと，山をなくすことが目標だな」と確認する言動がみられた。また，「自分でちゃんと管理できる機械だね。これでもう人様に迷惑かけなくて済むかな」と笑顔がみられた。

3）将来を見据えた治療計画と意思決定支援

　糖尿病は，自覚症状が乏しいことや生活の制限があることから，長期的視点で血糖管理をしていくことが難しい。しかしその管理ができなければ，将来様々な障害を引き起こし，日常生活に支障が生じ，本人の望まない人生の最終段階を迎える可能性がある。そのため，将来を見据えた治療計画と意思決定支援が重要になる。

　Qさんには50年という長い罹病期間があり，食事や活動量における血糖値の変化については理解していた。試行錯誤を繰り返し，培われてきた感覚や経験してきたことを血糖管理に生かしていたため，自分の経験で判断する機会が多かったと考える。しかし，その経験が過信や治療の妨げになっていたという側面もある。長い期間自己管理を行ってきたことをねぎらうとともに，これから起こり得る合併症とそれに対応する予防策や生きがいを一緒に考えていく必要がある。

　はじめは不明確な将来像であったが，Qさんの思いを聞き，起こり得る症状を具体的に説明したことで，治療を続けながら生活を送るうえでの意思をくみ取ることができた。Qさんの望む将来像を実現するために，長い罹病期間で培われてきた「経験値」を尊重しつつ，やってはいけないことではなく，どうすればよいのかを共に考えていくことが重要である。また，Qさんは70歳代と高齢であり，今後は他者の支援が必要となる可能性がある。定期的に話し合う時間をつくれるよう医療者から提案していく必要がある。

| 糖尿病 |

18 2度目の糖尿病足病変をきっかけに，生活習慣の変更が必要となった患者への支援

1. 概要

　Rさん，55歳，男性。糖尿病。妻と大学2年生の娘との3人暮らし。鍼灸師として訪問診療を行っている。

　Rさんは糖尿病歴25年で，糖尿病合併症*である糖尿病神経障害と糖尿病網膜症の治療後，糖尿病腎症（第3期）を合併し，インスリン療法（1日約50単位）を行っていた。血糖コントロール不良のため教育入院を勧めたが仕事が休めないと延期していた。2年前には左下肢に潰瘍ができ，手術により3か月の入院治療の末，治癒していた。

　今回は右第1・2足趾に潰瘍ができ，第2趾は骨が露出し，滲出液は靴まで汚れるほどで，腐敗臭も強く骨髄炎の状態で受診した。糖尿病神経障害によって疼痛の自覚がなく，気づいたら現在の状態になっており37.8℃の発熱を認めた。骨髄炎から敗血症を起こすおそれがあることも説明するが，仕事に穴をあけられないと入院を先送りした。2週間後，手術により右第2趾の切断に至った。

2. 意思決定が必要な場面

　今後も仕事を継続するため，今は仕事を休み，糖尿病と足の治療に専念する必要がある。また，生活習慣の変更について，下肢潰瘍の一因と考えられた仕事の方法や消防団での活動，フットケア，食習慣の見直しなどを検討する必要がある。

3. 本人・家族の意向

1）本人

　「2年前の足の潰瘍のときには3か月以上の入院で，退院後もすぐに仕事復帰ができず勤め先を辞めざるを得なかった。その後苦労して現在の職を得て，ようやく軌道にのってきたので，今の仕事を大切にしたい。現在は担当制だから，長く休むと職を失

---

*糖尿病合併症：慢性合併症として，神経障害，腎症，網膜症が三大合併症（細小血管合併症）といわれる。そのほかの慢性合併症には，脳血管障害（脳梗塞，脳出血，認知機能障害），虚血性心疾患，末梢血管障害などの大血管障害（大血管合併症），足病変などがある。足病変は，神経障害を合併すると起こりやすくなる。

うことになりかねない。次の職を探すには年齢的にかなり難しく，大学生の娘もいるため困る」「消防団の大会があるため，訓練に出なければならない」と話している。

糖尿病のコントロールについては，「内服や注射は完璧にやっているし，3食を規則的に摂り，自転車移動だから身体は動かしている」と問題にしていない。糖尿病と足のことは別と考えている様子であった。

2）妻

「本人が頑固で私の言うことを聞かない。こんなことになっているなんて知らなかった。しっかり糖尿病の治療もしてほしい」と話した。

4. 事例のポイント

糖尿病の合併症として，2度目の下肢潰瘍を発症している。現在の生活を続ければ合併症がさらに進行し，下肢潰瘍は壊疽へと進行し足の切断ということにもなりかねない。ほかにも透析の導入，失明，大血管障害（脳血管障害，虚血性心疾患など）発症などのおそれがあり，仕事だけでなく日常生活にも支障をきたし，本人の望まない人生の最終段階を迎える可能性がある。

「仕事を大切にしたい」というRさんの思いを尊重し，今まで糖尿病の治療としてRさんなりに継続してきたことを認め，納得して入院することで治療に集中することができる。

まずは生活習慣を共に振り返ることにより，自ら下肢潰瘍の原因や糖尿病との関連を認識することが大切である。そのうえで，潰瘍を繰り返し起こさないためのケアや，合併症の進行を予防するための生活習慣を取り入れることで，今後の生活の再構築ができると考える。

5. 支援内容

1）思いの表出を促すかかわり

外来受診時に，右下肢を洗浄すると，足趾はもとの2倍以上に腫れ，骨が露出しており，洗い流すと皮膚や組織が脱落していく状況だった。Rさんは足から目を逸らさず，「結構においますね。全然痛くないです。それは骨ですか？」と質問があった。Rさんの言動は冷静で，不安を言葉にすることはなかった。

Rさんは，1週間前に第2趾が腐ってきているのに初めて気づいたと話した。Rさんの冷静さに違和感をもち，「驚かれたでしょう。1週間ご自身で大変でしたね。ご家族も心配されていますよね」と自身で処置してきたことをねぎらい，Rさんが不安を表出でき，どのように感じ，考えていたのか話すことができるように努めた。するとRさんは，痛みはなかったし良くなるだろうと考えていたことや，病院に行かなくてはと思いながらも，仕事があり今日になってしまったことを話した。さらに，徐々に傷が大きくなり，不安になっていたことも話した。

その後，傷ができたきっかけや，潰瘍の原因になることを一緒に振り返った。来院時に履いていた大きすぎるスニーカー，消防団で履いている小さい安全靴，鍼灸師と

して訪問する先で出される履物がきついこと，そうした履物が原因で傷をつくったことがわかった。また鍼灸の施術をする姿勢も，足に負担がかかり悪化の原因となっていた。Rさんは「そんなことくらいでここまで悪くなってしまうんですね」と振り返った。

　医師はRさんに，感染の悪化により急変の可能性があるため，すぐに入院が必要なこと，足趾を切断する可能性が高いことを説明した。さらに感染コントロールのため，足の治療とともに糖尿病の治療を行うこと，糖尿病腎症や大血管障害の可能性についても話があった。しかし，Rさんは仕事で入院はできないと話すため，次回は妻にも同席してもらい治療の相談をすることとなった。足の処置方法，仕事時の対処方法を具体的に説明し帰宅した。

　次の外来受診時，痛みや仕事への支障，困り事はなかったかなどを聞くことで心配していることを示し，Rさんが考えを率直に話せるように心がけた。するとRさんは前回の手術後，治癒経過もよく外来受診が終了すると足を意識しなくなったと話した。また，退院直後は食事に気をつけていたが，再就職し忙しくなると徐々に外食が増え，体重が増加し血糖値のコントロールが悪くなってきていたことも自ら語った。

2）治療計画の提案

　処置後に時間をとり，Rさん，妻，医師，看護師で治療について相談した。Rさんの仕事への思いを尊重し，仕事の調整がつく日を確認し，入院期間が最短となるよう治療計画を提案した。また，外来や自宅で処置を継続し，糖尿病の治療をしっかり行っていく必要があることを説明した。Rさんは「それなら，仕事を少し調整するだけで済むから大丈夫」と入院を決めた。

3）生活習慣の振り返り，改善策の提案

　手術後は，生活習慣を振り返り，より具体的に退院後の生活をどのようにしていくか話し合った。話を聞いていくとRさんなりに考えて行動していたが，継続できなかったことがわかった。Rさんのセルフケア能力に合わせ，Rさんが考えて臨機応変に解決していけるように改善策を提案した。そのため，なぜそうするのかという理由への理解を深め，方法は1つではなくいくつかあることを示した。また，継続できなかった場合，今後起こり得ることについて，検査データの経過を一緒に確認しながら説明した。

　退院後は，消防団の活動は足が改善するまでは休み，自分のサイズに合った安全靴の準備を依頼していた。診察時に靴の着脱を確認すると，時間をかけ正しい方法で履くことを実践していた。

　また，入院中に紹介したスマートフォンのアプリで，体重，血圧，血糖値の管理を始めており，その値に対するアセスメントを教えてくれるようになった。

　Rさんは，「本当に指1本で済んでよかったよ。腎臓の先生からも話を聞いて，透析になったら大変だとわかったから。とにかく血圧と血糖管理しっかりやらなきゃね。でも，仕事を始めると少しずついい加減になってしまう。だから，定期的にここに来てみんなの顔を見て，また気合を入れ直します」と笑顔で話した。

6. 結果と考察

1) 信頼関係の構築

　最初は自分の状況を冷静に話すRさんに，本当の感情を表出してもらうため，今までの自己管理をねぎらい，気持ちに共感する声かけや心配していることを伝えるなどコミュニケーションをとることに努めた。これにより足が心配な一方で，仕事や家計を支える責任感から，Rさんの優先順位は，「仕事，生活，身体」の順になっていることがわかった。足の切断や急変の可能性を理解しても，入院を先送りするほど，今は仕事が大切であるというRさんの思いも理解した。このRさんの不安や仕事への思いを共有できたことにより，医療者側は一方的に入院を勧めるのではなく，話し合いをもち，治療計画を共に立てることができたと考える。仕事の心配をせず安心して潰瘍や糖尿病の治療に向き合える環境を整えたため，Rさんは入院を決めることができた。これらはRさんと信頼関係を築くことにつながったと考えられる。

2) 生活の再構築

　生活習慣においては，情報収集により，症状の改善や環境の変化から継続できなくなったことがわかった。このため，1つの正しい方法を指導するのではなく，理解を深め，いくつかの方法を例として示し，環境が変化した際に，Rさん自身が判断し方法を検討することができるように提案した。これによりRさんの治療へのアドヒアランスは向上し，退院後も話し合いを繰り返しながら継続できている。

　今回のRさんとのかかわりは，ACPの第一歩である信頼関係の構築，入院治療を受けることの決定，生活の再構築の選択を支援したACPの最初の過程である。

　Rさんが自ら気づいているように，長年にわたる生活習慣を変えること，さらにその療養行動を継続することはとても困難である。今できている療養行動も，ライフイベントや一時的なつまずきなどにより逆戻りする可能性がある。糖尿病や合併症が進行するほど，治療の選択肢は限られ，Rさんが望む生活に支障が出てくることが予測される。

　この先は，今後起こり得る可能性がある透析の導入や大血管障害の発症をイメージできるよう情報を提供し，Rさんが自ら生き方を決定し，望む生活を送ることができるように支援を継続していく必要がある。

　糖尿病は自覚症状の乏しい疾患であるため，診断の初期から自身の病状を実感し認識すること，合併症や今後起こり得ることを自分のこととしてとらえることが難しい。しかし，診断初期からの積み重ねが将来に影響を及ぼすため，初期の段階から将来を見据えたACPが必要であり，長期的視点でかかわっていくことが大切であると考える。

文　献

1) 西川満則，長江弘子，横江由理子(編) (2016). 本人の意思を尊重する意思決定支援—事例で学ぶアドバンス・ケア・プランニング. 南山堂.
2) 川崎優子 (2017). 看護者が行う意思決定支援の技法30—患者の真のニーズ・価値観を引き出すかかわり. 医学書院.

神経難病

19 気管切開，人工呼吸器装着を最期まで望まなかった患者への意思決定支援

1. 概要

　Sさん，60歳代，男性。筋萎縮性側索硬化症（amyotrophic lateral sclerosis：ALS）。

　Sさんは，妻と長男家族（長男，長男の嫁，孫）と同居している。長男は単身赴任中のため，実際には妻，長男の嫁と小学生の孫との4人暮らしである。長男家族は，Sさんの介護にあたるため他県からSさん夫婦宅に引っ越していた。妻はSさんが経営していた会社の仕事を引き継いでおり，日中は長男の嫁が主介護者，夜間は妻が介護にあたっていた。

　訪問看護を利用し，自宅療養のサポートを受けている。

2. 意思決定が必要な場面

　Sさんは徐々に呼吸筋麻痺が進行し，データからだけでなく，日々，介護を続けている家族が呼吸障害の進行を実感し始めていた。Sさんは発語によるコミュニケーションは難しく，アイサインと首振りでイエス，ノーを示していた。

3. 本人・家族の意向

　病名は，病院にて本人，家族に告知されていた。その時点から，本人の「気管切開も人工呼吸器装着もしない」という意思は明確だったと記録がある。

　家族の意思については曖昧であり，確認する必要があった。

4. 事例のポイント

　現在，家族間で明らかな価値の対立は起こっていない。訪問看護師の受けた印象として，本人と家族との間には温かな情緒的な絆があり，また介護力の高さからも，Sさんが人工呼吸器を装着したとしても自宅療養の継続は可能なのではないかと考えられた。もし，妻や嫁が人工呼吸器の装着を望んでいるとすると，ジレンマがあると考えられた。

5. 支援内容

1）話し合いの場の設定

ACPは医師を中心に進められることが多いが，その時々の状況に合わせて，本人や家族との信頼関係のより深い職種が，医療・ケアチームから裁量権をもらって話し合いの舵を取ることが有効であると考える。

本事例においては，Sさんの入院中から自宅への退院，さらに在宅訪問看護を一括して担当した訪問看護ステーションの看護師がその役割を担うことで医療チームは合意した。ACPで問われる内容は，心的な負荷を与えるものが多いので，患者・家族が感情を吐露し，それを受け止めることも聞き手の重要な役割であると考える。

2）感情の共有

意思決定は揺れるものであり，また家族の意思も確認し尊重したいと考え，妻が在宅していた日の訪問看護の帰り際，玄関で妻と話す時間をもった。

妻は「本人は気管切開もしない，人工呼吸器もつけないということで変わりないと言っています。私自身も，やっぱり同じような状況で生きていたいとは思えません。自分で動くことはできないし，人に迷惑をかけることになる。今は，嫁が本当に献身的にやってくれている。けれど，これをあと10年，20年とお願いすることはとてもできません。人生がまったく違うものになってきます。嫁が休めない。これをずっとということを夫は望んでいません」と涙ぐんだ。妻の背中をさすり，沈黙の時間を共有した。

3）情報の提供，意思決定内容の焦点化

妻の思いを受け止めながらも，多角的な決定を支援したいと考え，実際に人工呼吸器を装着して生活しているケースを情報として提供した。これに対し，妻は「人それぞれだと思います。どうやって進行しているかにもよるでしょう。まだ，動ける人なら呼吸器をつけて暮らしていこうと思うかもしれないけれど，あんなふうに動けないなら。私だったら，もっと早い段階で自殺していると思います。だから，夫の意見を尊重するしかないと思います。つらいけどね」と涙を浮かべて話した。

4）意思決定能力のモニター・情報の理解を支える患者・家族のニーズに基づいて可能性を見出す

Sさん本人の意思には変更がないことと，それを尊重したいという妻の意思が確認されたと同時に，妻から妻自身の考えやほかの家族への思いを引き出すことができた。意思能力には，①選択の表明ができる，②情報の理解ができる，③状況の認識ができる，④論理的思考ができる[1]という要素があるが，妻においてはつらい状況にありながらもこの4つの力は維持できていると思われる。

看護師は，Sさん本人にも直接，意思確認してよいかを尋ねたところ，「夫にはすでに私から聞いているので，それ以上は。つらいことですし」と拒否したため，その思いを尊重した。後日，長男の嫁にはSさんと妻の意思を再確認したことを伝えたところ，「私は両親が決めたことであれば，それに沿うだけです」と話した。

5）サポート体制の強化，治療・ケアの保証

妻，長男の嫁，そして妻を通じてSさんの意思を確認し，その内容を在宅の医療・ケアチームと，急変時には入院する病院にも文書で伝えた。できるだけ自宅で過ごしたいというSさんとその希望に沿いたい家族には，その意向を保証し援助することを伝えた。

6. 結果と考察

その後Sさんは肺炎で入院し，2か月後に自宅へ退院した。退院から数日後，呼吸苦が出現し，心肺停止状態となり永眠した。Sさんの意思を尊重した形で最期を迎えることとなった。

本事例では，最初の自宅への退院に向けてのサポートから関係づくりが始まっており，看護師がACPに関する話し合いをもつことが有効であったと思われる。病名告知は，入院中に主治医と病棟看護師の同席のもとに行われている。記録からだけではわからない反応やニュアンスが，時として重要な手がかりとなるが，訪問看護師は同じ施設内であることを活用して情報収集することができていた。療養場所が病院から自宅へと移り，かかわる援助者が変わっても，Sさんの意思が強固で明確であることをチームで共有できたことの意義は大きいといえるだろう。

悲しみながらもSさんの意向を尊重しようとしている妻の姿勢に対して肯定的評価を返し，サポート体制を整えたことは，家族の未来にとって重要になる。患者を主語にしてACPを進めることが，ひいては後の家族の負担感軽減につながるといえる。

文　献

1）大供孝（2018）．任意後見契約に必要な判断能力と診察上の問題点．脳卒中J-STAGE 早期公開2018年1月17日．p.1-5.
⟨https://www.jstage.jst.go.jp/article/jstroke/40/6/40_10591/_pdf/-char/ja⟩ [2018. December 5]
2）川村修司（2014）．人工呼吸器を拒否するALS 患者へのリエゾン精神看護．清水哲郎（監，著），教育・事例検討・研究に役立つ 看護倫理実践事例46，日総研出版，p.397-402.

第Ⅲ章　アドバンス・ケア・プランニング（ACP）の実践

神経難病

20 | 抗菌薬治療の拒否を表明した患者への支援

1. 概要

　Tさん，60歳代，男性。進行性核上性麻痺*。妻との2人暮らし。

　Tさんは自宅療養を続けていたが，4年前からC病院のレスパイト入院を利用するようになった。発症12年目に入り，嚥下障害が進行し食事摂取が困難となり，胃瘻造設を予定してD病院に入院した。D病院の医師は延命のための胃瘻造設に否定的な見解をもっており，話し合いの結果，Tさんは延命のための胃瘻造設を拒否した。D病院に入院中，Tさんは肺炎を繰り返し，嚥下機能の評価と胃瘻造設をしなかった場合の予後について，また在宅療養の選択肢について話し合うため，C病院に転院となった。

2. 意思決定が必要な場面

　Tさんは，抗菌薬の使用を差し控えるという意向を示しており，Tさんの意向を尊重することについて検討が必要である。

　C病院に入院4日目に発熱があり，誤嚥性肺炎の再燃と抗菌薬治療の適応について医師が説明したが，Tさんは抗菌薬の使用を希望しないと答えた。

　妻の介護負担や，Tさんが療養場所にはこだわっていないなどの情報から，自宅への退院は現実的ではなく，病院での長期療養方針となった。

　経済的には厳しい状況があり，親族が入院費を工面している。

3. 本人・家族の意向

1）本人

　人工呼吸器装着，胃瘻造設などの延命治療は行わない。誤嚥のリスクを承知したうえで経口摂取を継続し，不足する水分について経静脈的な補液は希望した。

---

*進行性核上性麻痺（progressive supranuclear palsy：PSP）：平均60歳代で発症し，核上性注視麻痺，歩行障害（転倒），無動，筋強剛を示す進行性の疾患である。発症原因は不明である。発症後2～3年で車椅子を必要とするようになり，4～5年で臥床状態になると報告されている。平均罹病期間は5～9年という報告が多い。死因は肺炎や喀痰による窒息が多い[1]。

2）家族

患者本人の意向に沿うとのことであった。しかし，妻から「私は，本当は夫に長生きしてほしい気持ちもある」との言葉が聞かれていた。

4. 事例のポイント

1）本人の意思能力

意思能力の要素である①選択の表明ができる，②情報の理解ができる，③状況の認識ができる，④論理的思考ができる[2] について，TさんはCO$_2$ナルコーシスにより意識が混濁していることもあるが，基本的にははっきりした判断ができるといえる。

2）人生の最終段階での抗菌薬治療の差し控え

人生の最終段階での抗菌薬治療の差し控えについて，欧米の医療先進国では一般的な考え方であるが，日本は他国と比較して遷延性意識障害状態にある患者の割合が突出して多く[3]，C病院もその例に漏れないという文化がある。Tさんのケースについて，十分に検討する必要があると考えられる。

5. 支援内容

1）臨床倫理カンファレンス*の活用

主治医から，Tさんの事例は日本では馴染みのないケースであり，他職種，外部委員も加わり話し合うことが必要であるとの考えが示され，臨床倫理カンファレンスを開くこととなった。その際に，臨床倫理の4分割表*を活用した[4]。

カンファレンスのテーマは，「進行性核上性麻痺患者の意思決定（リビングウィル）を尊重したケアを続けるために，もやもやすること，しそうなこと（あるいは危惧されること）について話し合う」とした。

今回は，患者の意思決定内容が明らかであるので，自律尊重の原則（医療の倫理原則は第Ⅲ章25，p.253参照）に則ることではおおむね合意できると考えている。しかし，医療者側には「治療をすることは良いことである（善行の原則）」という声もあるので，医療者側の思いの共有や，今後危惧されること（患者が選択した特定の治療を受けないことと，いわゆる緩和ケアを行わないこととはまったく相容れない）などを共有して，これからのケアにつなげることを目標とした。

2）4分割表の準備と活用

カンファレンスのファシリテートを担う看護師（倫理委員会に所属。所属は当該病棟ではない）が，主にカルテのなかから情報を収集し，4分割表を作成した（表20-1）。このようにすることで，医療者一個人の主観が入らず情報収集ができ，またカンファレンスの進行も円滑に行えるものと考える。

---

* 臨床倫理カンファレンス：治療を行ううえで倫理的なジレンマが生じたときに話し合って検討すること。当該部署のスタッフを含め5人以上，複数の職種が参加することが望ましいとされている。

* 臨床倫理の4分割表：1992年，ジョンセン（Jonsen AR）らが展開した論理的な症例検討の考え方である。4つの枠の中に問題点を入れて考える[4]。

3）グランドルールの共有

　　臨床倫理カンファレンスは，事例提供者や当事者にとって「詰問されるかもしれない」という思いを抱かせかねない。そうではなく，患者のために情報を整理して，不透明でもやもやした部分を打開する方策を考えることが目的であること，価値観がぶつかり合ったとしても他者を非難しないこと，カンファレンスの結果，上がった打開策に強制力はないことなどを最初に共有することが成功の鍵になると考える。

表20-1　カンファレンス用に準備した4分割表

医学的適応	患者の意向
1．**診断と予後**：60歳代，男性。進行性核上性麻痺。200X年発症（発症1X年目） 偽性球麻痺による嚥下障害→誤嚥性肺炎を繰り返している 予後については予測が難しく，肺炎からの回復次第と伝えられている 　　2X歳　急性リンパ性白血病 　　4X歳　腰椎椎間板ヘルニア 2．**治療目標（入院目的）の確認**： 実際の嚥下機能評価と胃瘻造設をしなかった場合の予後，および在宅療養の選択肢について話し合うべく入院 妻の介護負担を考え，本人は療養場所にはこだわっていない印象で，自宅は現実的ではなく長期療養方針となった 3．**医学の効用とリスク** ○月○日　嚥下造影検査実施→ゼリーやミキサー食は嚥下可能（とろみがないと嚥下反射が誘発されない） 4．**無益性**	1．**患者の判断能力**：HDS-Rは測定していない 2．**IC**： 「私の役目は終わった」（○月○日 MSW記） どんな人生を歩んできた人？ ほかに価値観を知る情報はあるか？ 現在，患者は意思を表明することができ，以下のように述べている ① 信仰に基づいて輸血は行わない ② 延命目的での経管栄養と人工呼吸器装着を差し控える ③ 食事と補液は続ける（誤嚥性肺炎と窒息のリスクは承知） ④ 呼吸苦など苦痛増強の際には緩和治療を受ける 3．**治療の拒否**： ⑤ 肺炎をはじめとする合併感染症に対する抗菌薬治療を差し控える 4．**事前の意思表示**： 上記2，3のようにリビングウィルを表明している 5．**代理決定（代行判断，最善利益）**： 流れからみると妻と思われる
QOL	**周囲の状況**
1．**QOLの定義と評価**： 運動障害が進行して臥床・全介助 食事は30〜40分程度かけて摂取 排泄はおむつ，機械浴 コミュニケーション方法は指で○×。発声はできるが会話によるコミュニケーションは難しい。○×の表出では細かい意思伝達ができないことにジレンマを感じている可能性がある **だれがどのような基準で決めるか** ・何が患者にとって最善か：本人の意思が尊重されることか（自律尊重の原則） 2．**QOLに影響を及ぼす因子**： 身長164.5cm，体重44.2kg，BMI 16.3 TP 6.8g/dL，Alb 3.4 g/dL，CRP 0.8，WBC11300/μL，Hb12.3g/dL（○/○） 食事は○/○昼から再開。粥ミキサー，ミキサー700kcal。食べる意欲はあり，30分程度で全量摂取。トロミなしでは嚥下反射が誘発しないので誤嚥のリスクは常にある 呼吸は浅表性で30回/分程度。咳嗽反射を促すことで痰の自己喀出ができている。SpO$_2$ 90％前半（体位や痰で変動あり） ○月○日 体圧を測定しマットレスをマキシフロート（体圧分散マットレス）に変更	1．**家族や利害関係者**：キーパーソンは妻。妻の本心としては少しでも長く生きていてほしいという思いがあり，でき得る治療をしないことへの罪悪感があると思われる 2．**守秘義務**： 3．**経済的側面，公共の利益**：経済的には厳しい。収入がなく親族から入院費の工面を受けている 4．**施設の方針，診療形態，研究教育**： 5．**法律，慣習，宗教**：信仰としてエホバの証人（キリスト教系の新宗教。聖書の神エホバを賛美する。聖書や神の王国について語る。いかなる生き物の血も，決して食べてはならない） 信仰はいつからか？ 変性疾患をもって生きる体としての死生観と結びついているとしたら強固な意志だと推測される 6．**その他（診療情報開示，医療事故）**：

20 抗菌薬治療の拒否を表明した患者への支援

表20-2 カンファレンスでの情報を加えた4分割表

医学的適応	患者の意向
1．診断と予後：60歳代，男性。進行性核上性麻痺。200X年発症（発症1X年目） 偽性球麻痺による嚥下障害→誤嚥性肺炎を繰り返している 予後については予測が難しく，肺炎からの回復次第と伝えられている 　2X歳　急性リンパ性白血病 　4X歳　腰椎椎間板ヘルニア **2．治療目標（入院目的）の確認**： 実際の嚥下機能評価と胃瘻造設をしなかった場合の予後，および在宅療養の選択肢について話し合うべく入院 妻の介護負担を考え，本人は療養場所にはこだわっていない印象で，自宅は現実的ではなく長期療養方針となった **3．医学の効用とリスク**： ○月○日　嚥下造影検査実施→ゼリーやミキサー食は嚥下可能（とろみがないと嚥下反射が誘発されない） **4．無益性**：食べる食べないは関係なく，胃瘻を造っても生命予後は数か月。抗菌薬は肺炎の程度にもよるが，予後はわからない（抗菌薬の治療の差し控えについてアメリカの文献等を参照） 　・自分の意思を表明できない場合でも，家族と話していくなかで使わないという決定もある。行うか行わないかのカギとなるのは，ケアの上限をどこにおくかである 　・国内の学会でも，抗菌薬治療の差し控えも治療の選択肢の一つであるといわれ始めている	**1．患者の判断能力**：HDS-Rは測定していないが，認知機能低下はきわめて軽度である（主治医と担当リハビリテーションスタッフ2名の共通した見解） **2．IC**： 「私の役目は終わったので胃瘻造設はしない」（○月○日MSW記）CMにも同内容を話していた 現在，患者は意思を表明することができ，以下のように述べている ① 信仰に基づいて輸血は行わない ② 延命目的での経管栄養と人工呼吸器装着を差し控える ③ 食事と補液は続ける（誤嚥性肺炎と窒息のリスクは承知） ④ 呼吸苦など苦痛増強の際には緩和治療を受ける **3．治療の拒否**： 輸血拒否と人工呼吸器装着の拒否は，以前のレスパイト入院のときから繰り返し話していたようである ⑤ 肺炎をはじめとする合併感染症に対する抗菌薬治療を差し控える 今回入院中にたまたま肺炎で熱発したため，血液検査を行った後，担当看護師に対して患者から「どのような治療を受けるのか」との質問があった。検査の結果，状態によっては抗菌薬を投与するかもと答えたら，患者がノーと言い，治療の拒否をしてきたのがきっかけである **4．事前の意思表示**： 上記2，3のようにリビングウィルを表明している **5．代理決定（代行判断，最善利益）**： 流れからみると妻と思われる。手続きはしていない
QOL	**周囲の状況**
1．QOLの定義と評価： 運動障害が進行して臥床・全介助 食事は30～40分程度かけて摂取 排泄はおむつ，機械浴 コミュニケーション方法は指で○×。発声はできるが会話によるコミュニケーションは難しい。○×の表出では細かい意思伝達ができないことにジレンマを感じている可能性がある 言葉はまったくしゃべれない。イエス，ノーが中心。わかったら手を上げてもらうことができる。意識は清明だが，閉じ込め症候群に近い状態ではある **だれがどのような基準で決めるか** 　・何が患者にとって最善か：本人の意思が尊重されることか（自律尊重の原則） 　・本人として一番いやなのは閉じ込め症候群が続くこと。それを自分としては耐えられない **2．QOLに影響を及ぼす因子**： 身長164.5cm，体重44.2kg，BMI 16.3 TP 6.8g/dL，Alb 3.4 g/dL，CRP 0.8，WBC11300/μL，Hb12.3g/dL（○/○） 食事は○/○昼から再開。粥ミキサー，ミキサー700kcal。食べる意欲はあり，30分程度で全量摂取。トロミなしでは嚥下反射が誘発しないので誤嚥のリスクは常にある 呼吸は浅呼性で30回/分程度。咳嗽反射を促すことで痰の自己喀出ができている。SpO₂ 90%前半（体位や痰で変動あり） ○月○日　体圧を測定しマットレスをマキシフロート（体圧分散マットレス）に変更 　・妻によれば，Tさんは穏やかでユーモアがある。趣味は音楽。若いときはビートルズなどの曲を楽器で演奏していた 　・妻と仲が良く，妻が甘い物好きだったから，自分も一緒に好きになったと話した 　・自宅では一人でいることが多く，肺炎になってからは寝たきり 　・今回入院したが，できれば散歩ができたらいいなと妻が話していた	**1．家族や利害関係者**：キーパーソンは妻。妻の本心としては少しでも長く生きていてほしいという思いがあり，でき得る治療をしないことへの罪悪感があると思われる。妻は，「こんなにできることがあるのに，先生に何もさせないでごめんなさい」と話した **2．守秘義務**： **3．経済的側面，公共の利益**：経済的には厳しい。収入がなく親族から入院費の工面を受けている **4．施設の方針，診療形態，研究教育**： 　・Eクリニックに通院していた頃の状況については未確認 　・救急受診時は，D病院やF病院などいろいろな所に行っていたが，将来的にACPを考えていけるような，しっかりした説明を受けていない。状態が良いときから，本来はACPの話をしなくてはいけないが，残念ながら受けてはいない 　・レスパイト入院時，飲み込みが悪かったが，妻の介護が良く，今日ここまできたが肺炎になってしまった 　・Eクリニックでは胃瘻を造るように言われ，G病院で胃瘻を造設する予定だったが，肺炎になりD病院に緊急入院した。D病院では抗菌薬を使うことについて本人に確認していなかったと思われる。D病院の医師は，胃瘻のデメリットを強調していたようである。そこでは本人も妻も葛藤があったと思われる **5．法律，慣習，宗教**：信仰としてエホバの証人（キリスト教系の新宗教。聖書の神エホバを賛美する。聖書や神の王国について語る。いかなる生き物の血も，決して食べてはならない） 信仰はいつからか？ 変性疾患をもって生きる体としての死生観と結びついているとしたら強固な意志だと推測される **6．その他（診療情報開示，医療事故）**：

233

第Ⅲ章　アドバンス・ケア・プランニング（ACP）の実践

4）臨床倫理カンファレンスの効用

　出席者が互いを非難しないことが保証された場を設けたことで，様々な意見が交わされ，Tさんのカンファレンスでは表20-1から表20-2のように，検討するうえでの貴重な情報が集まった。情報量の差は一目瞭然である。

　また，以下のようなやりとりもなされている。

　「呼吸苦などの苦痛が増大した場合は，モルヒネなどによる緩和治療を行い，医療者は苦痛の緩和に最大限努めるとあるが，具体的に現場のスタッフができることとして何が想定されますか」という問いに対し，「体位ドレナージで痰がたまるのを防ぐ。また，酸素投与は低酸素血症を改善するだけでなく，二酸化炭素がたまり，患者の苦痛を和らげることができます」との回答があった。

　このような話し合いにより，患者が選択した特定の治療を受けないことと，いわゆる緩和ケアを行わないこととはまったく相容れないということが共有できた。

6. 結果と考察

　本事例では，「人生の最終段階にある患者に対する抗菌薬治療の差し控え」について，四分割表を活用し，情報を共有した。

　患者本人が医療者側に伝えた「肺炎をはじめとする合併感染症に対する抗菌薬治療を差し控える」については，自律尊重の原則に則ることとなった。Tさんには信仰に基づいた死生観があることが推測され，疾患の進行による閉じ込め症候群を恐れていたことからも，患者の意思を尊重した医療を提供し続けることが望ましいと思われる。

　本事例では明らかな価値の対立が表面化していなかったが，C病院ではこれまでに経験のない内容であったこと，妻の思いや病棟看護師の「治療をすることは良いことである」に反するのではないかという考えなどから，話し合う場を設けることが望ましいと考えられた。

　結論として，患者の自律した意思を尊重することとなったが，欧米と日本の考え方の違いなどの知識が得られたこと，症状緩和にはこれまでどおりのケアがなされることが確認されたことも意義深い。また，多職種が集まることでQOLにかかわる情報が得られ，その後のケア（音楽レクリエーション，車椅子乗車の時間設定など）に生かされたことも，患者とその家族の満足につながったと思われる。

文　献

1）難病情報センター．進行性核上性麻痺（指定難病5）．
　〈http://www.nanbyou.or.jp/entry/4115〉[2018．December 5]
2）大供孝（2018）．任意後見契約に必要な判断能力と診察上の問題点．脳卒中J-STAGE 早期公開2018年1月17日．p.1-5.
　〈https://www.jstage.jst.go.jp/article/jstroke/40/6/40_10591/_pdf/-char/ja〉[2018．December 5]
3）厚生省大臣官房老人保健福祉部老人保健課（監）（1989）．寝たきりゼロをめざして—寝たきり老人の現状分析並びに諸外国との比較に関する研究．中央法規出版．
4）川口篤也（2014）．4分割法を活用したカンファレンス．清水哲郎（監），教育・事例検討・研究に役立つ 看護倫理実践事例46，日総研出版，p.78-82, 266-274.

地域包括支援センターの立場から

21 退院先として施設入所を決心したが，自宅での生活を諦めきれず苦悩していた家族への支援

1. 概要

　Uさん，80歳代，男性。妻と2人暮らし。長男と長女は近隣に在住。半年前に腎盂腎炎で入院，退院目前に脳梗塞を発症した。左半身麻痺と意識障害があり，嚥下障害のため胃瘻を造設している。要介護4。

　脳梗塞は急性期の治療後，リハビリテーション専門病院で6か月間の予定でリハビリテーションを行っている。入院前は脊柱管狭窄症により要支援1の認定を受け，デイサービスに通所していた。

2. 意思決定が必要な場面

　Uさんの退院先について，転院時から定期的に主治医，看護師，理学療法士，医療ソーシャルワーカー（medical social worker：MSW）と家族とで話し合いの機会をもった。自宅への退院か施設入所かで，家族の意思は何度も揺れ動いた末に，施設入所を決心した。退院先について，病院側から介護療養型医療施設か有料老人ホームのどちらにするか，数日中に回答するよう決断を迫られている。

3. 本人・家族の意向

1）本人
　脳梗塞発症前は，退院が決まり，自宅に帰ることをとても楽しみにしていた。

2）家族
　妻は，Uさんの意向を尊重し，当初は何とか自宅に帰したいと考えていたが，次第に無理だと思うようになり，施設入所を決めた。

　子どもたちはUさんを家に帰したいと思っていたが，悩む母親を苦しめたくないという思いで，施設入所しかないという結論に至った。

　退院先の候補として介護療養型医療施設や有料老人ホームをいくつか見学したが，家族は不安な気持ちをぬぐえなかった。しかし，施設入所を決めた以上，どちらかを選ぶしかないと互いに言い聞かせている状況であった。

第Ⅲ章　アドバンス・ケア・プランニング（ACP）の実践

4．事例のポイント

1）自宅への退院に対する子どもたちの思い入れ

　退院に向けたカンファレンスで，家族は，主治医，看護師，理学療法士などの医療者から口をそろえて自宅への退院（在宅復帰）は無理だと説得される形になっていた。また，入院前の担当ケアマネジャーに相談しても，病院側が無理だというならば自宅への退院は難しいとの意見であった。子どもたちは，Uさんの意向を尊重したい一心でいろいろと医療者に質問をするが，質問すればするほど気まずい雰囲気を感じるようになった。

　「家に帰りたい」というUさんの意思が明確であったため，子どもたちはどうしても自宅への退院が諦めきれず，担当ケアマネジャーに再度相談し，ケアプラン作成を依頼した。しかし，Uさんのためのケアプランの提案はなく，ベッドからの車椅子移乗さえ妻1人ではできない状況であるため，自宅への退院は無理であるという説明を受けた。

　また，子どもたちは，おむつ交換，胃瘻のケアを練習させてほしいと看護師に依頼したが，おむつ交換を一度練習しただけで，練習の継続は困難と判断され，以後，おむつ交換も胃瘻のケアも練習する機会が得られない状態であった。

2）施設入所を決心するまでの経緯

　妻は，子どもたちの思いをくみ取りたいと思っているが，医療者に家族の意見を伝えることについては申し訳ないことと恐縮していた。さらに，友人からも，高齢での介護は大変だからと施設入所を勧められた。子どもたちに迷惑をかけてはいけないという思い，自分が倒れては元も子もないという思い，医療者も担当ケアマネジャーも自宅への退院は無理と判断していることなどから，家に帰ることはできないと覚悟し施設入所を決心した。

　子どもたちは，次第に自宅での介護に自信を喪失し，自宅への退院を諦めていく母親の様子に不満を感じ，いら立っていたが，自分たちの思いが母親に大きな負担をかけていると感じるようになり，最終的には母親の決心を尊重すべきと考え，施設入所に同意した。

5．支援内容

1）自宅への退院に対する思いの傾聴

　地域包括支援センター*（以下，包括）には長女から電話があり，Uさんの退院先の施設選択について相談したいとのことであった。面談には長女が一人で来所した。長女はこれまでの経緯を淡々と話し始めたが，その言葉の端々から今でも自宅への退院

＊地域包括支援センター：地域住民の心身の健康の保持および生活の安定のために必要な援助を行うことにより，地域住民の保健医療の向上，福祉の増進を包括的に支援することを目的として，包括的支援事業等を地域において一体的に実施する役割を担う中核的機関として設置。責任主体は市町村と市町村から委託を受けた法人。事業内容は，介護予防ケアマネジメント，総合相談・支援などの包括的支援事業と介護予防支援業務がある。

を諦めきれない思いが伝わり，退院先の選択は切羽詰まった状況であることがわかった。

　長女の話を傾聴した後，自宅への退院に対する思いについて，「まだ施設入所を納得できていないのでは」と声をかけた。すると長女の表情が一変し，「そうなんです！本当にこれでよかったのか，これしかないのかと自問自答しては，諦めきれない思いをどうすることもできないんです！」と，強い眼差しを向けた。長女は，施設の選択が進むにつれて，父親の意向をかなえてあげられなかったという自責の念が強まり苦しんでいた。長女は「このままではいつか大きな後悔をすると思うんです。本当に家でみることができないのか知りたい。施設に行くことは決まったのですが，本当に家に帰すのは無理だったと納得したうえで施設に行きたいんです」と力強く訴えた。

　長女の言葉から，自宅への退院が可能かどうかの検討の段階で，現実的かつ具体的な在宅での生活について十分に検討できなかった点にわだかまりが残っていることがわかり，自宅へ退院した場合を想定したケアプランを一緒に考えることを提案した。長女は「（自宅に）帰れないのに，すみません。でも教えていただきたいです。よろしくお願いします」と涙を流した。

2）自宅への退院に向けての検討

　この時点では，Uさんの状態について詳しい情報がなかったが，家族がここまでUさんを家に帰したいと願っていたにもかかわらず，なぜ施設入所を決心したのかについて，退院先を決定するまでのプロセスを確認し，もう一度その選択について話し合う必要性を感じた。そこで，退院先の相談を受けて包括もかかわること，Uさんの状態に沿ったケアプラン立案のために病院のMSWと連携したいことを説明し，同意を得た。

　病院のMSWに連絡すると，「病院としてはやっと施設入所を決定できたので，これ以上家族を惑わすことはしないでください」と，この退院先の選択に包括がかかわることについて難色を示した。そこで，包括側に家族の決心を揺るがす意図はなく，長女の抱える葛藤について長女が納得できるための支援を行いたいと思っていることを伝えた。

　その後，包括の主任介護支援専門員に在宅でのケアプラン立案を依頼し，病院でのカンファレンスを設けた。その際，病院側に包括の立場を理解してもらうため，また，MSWから在宅サービスの種類や手段などの提案がなされたのかを確認したい意図もあり，MSWの同席を依頼し，了承を得た。

　カンファレンス当日，Uさんと面会の後，長女と妻，包括相談員2人，MSWで在宅での生活についてのケアプランを確認し合った。具体的なケアプランの説明を受けた長女は，「これならば家でもみることができそうです！」と母親の顔を見たが，母親は「こんなに皆さんにご迷惑をおかけして…本当にすみません。私も歳なので…先生方がおっしゃるように自宅介護は無理だと思います」と涙ぐんだ。

3）カンファレンス後の対応

　包括相談員は，カンファレンスでの病院側の反応と家族の様子，Uさんの状態から自宅への退院は可能であると考えたが，退院時期が迫っているため，退院指導に要する

十分な時間の確保が困難であると判断した。そのため，包括側で看護小規模多機能型居宅介護*施設（以下，看多機）に打診し，受け入れ体制の確認をとった。

後日，長女から「あの後，たくさん家族で話し合いました。喧嘩もしましたが，最終的にみんなでやってみようということになりました。やっぱり，施設に行かせたくありません。力を貸してください」と電話があった。さっそく看多機に面談の予約をとり，家族に同行し，詳細な説明をし，疑問点などを確認した。

妻は施設の様子に安心感をもち，職員の説明を受け，がんばれそうと笑みを浮かべた。長女は「こういうところがあるんですね。もっと早く知りたかった。心強いです」と，気持ちが固まったようであった。その日の夜，家族は自宅への退院を決断した。

6. 結果と考察

自宅への退院という家族の意向が固まり，病院側の懸念していた家族の介護力については，看多機を利用することで合意ができた。当初は泊まりを中心とし，家族は施設に通いながらおむつ交換や胃瘻の管理などの練習を重ねていった。今では自宅での生活が主になってきている。

1）本人・家族の意向を尊重し続けること

当初は，妻も子どもたちも自宅への退院の意思が明確で，退院に向けて介護の練習をしたいと希望していたが，病院側はUさんの重い介護度と家族の介護力を考慮し，負担がかからないように施設を提案した。病院側がいかにていねいに説明しても，家族には病院側の提案にさからってまで発言することへの緊張や戸惑い，遠慮など様々な感情が生じる。話し合いのたびに気持ちの揺れが生じ，結果的に，Uさんの意思を尊重したいという家族の意向は許されないものと感じるようになってしまった。もちろん，こうしたことは包括相談員も自らに問い続けなければならないことである。

包括に寄せられる相談は，この事例のようにすでに選択肢が限定された段階での相談が多い。包括相談員にできることは，まずはその相談内容をていねいに聴くことである。ここに至るまでのプロセスについて，本人の状態や家族の状況の変化の時々に，どのように感じ，考え，話し合い，ここまできたのかを語ってもらうことを大切にする。その際に，本人・家族がどのような暮らしを営んでいたのか，どのように家族の歴史を重ねてきたのかについても話せるように心がける。プロセスを追体験しながら聴いていくと，本人・家族の心の声を感じ取ることができる。そこをキャッチできると，本人・家族は本当の思いを語りやすくなり，包括は一緒に考えていくことを提案できるようになる。

ACPにおける包括の立場は，本人・家族の人生の歩みを踏まえたうえで，本人の望む暮らしに基づいた意思決定を支援することである。

---

*看護小規模多機能型居宅介護：以下のようなニーズのある人ができるだけ自宅を中心として日常生活を送ることができるよう支援するため，2012（平成24）年度介護報酬改定で創設されたサービス。
- 退院直後の在宅生活へのスムーズな移行。
- がん末期等の看取り期，病状不安定期における在宅生活の継続。
- 家族に対するレスパイトケア，相談対応による負担軽減。

2）病院との連携

　自宅退院へと方針を転換するうえでは，病院側の多大な協力が欠かせなかった。そのため，退院後，少し落ち着いた時期に病院の看護師長とMSW，包括相談員とで振り返りの場を設けた。その場で，本人・家族の意思決定支援について互いの立場での難しさ，今回連携してみての感想などを率直に話し合い，今後の連携のあり方について現状や課題を共有した。

　地域で取り組むACPのプロセスにおいて，包括は地域包括ケアシステムのネットワークを構築するための重要な役割を担っていると考える。

3）退院先決定プロセスにおける地域の重要性

　退院先の検討の段階で，Uさんの担当ケアマネジャーが家族からの相談を受け，病院からカンファレンスに召集されたにもかかわらず，Uさんのためのケアプランの提案ができなかったことは非常に残念であった。現在の介護報酬制度の制約はあるものの，包括と連携することで包括側がその部分を補うことは十分可能であるため，ケアマネジャーとの日頃からの関係構築とケアマネジャーへのACPの啓発が欠かせないことをあらためて痛感した。

　退院先の検討段階から，包括を含め地域の支援が加わることのメリットは，介護保険制度の枠組みだけでなく，地域の社会資源や多様なネットワークから情報提供できるという点にある。介護保険制度は全国共通であるが，それを担うサービス事業所は同じ自治体であっても多種多様であり，インフォーマルサービスはさらに多彩である。包括はこうした地域の社会資源など，それぞれの特徴を把握し，リアルタイムで情報を得ることができる。様々な情報と顔の見えるネットワークをもっていることが包括相談員の強みである。

　退院先の検討においては，本人・家族の意向を土台として築いたうえで，病院側の医療的な見解と，地域のもつ様々な情報や手段に基づいた提案を，同じテーブルで共有できる体制が必要であると考える。包括としては暮らしの場で本人・家族と対話を重ねていき，その時々の気持ちの揺れに寄り添い，主体的な意思に基づいて選択ができるように支援していくことが重要であると考える。

　筆者の所属する包括では，ACPの啓発を目的とし，「きらり人生ノート」を制作した（第Ⅳ章4，p.280参照）。また，連続講座を企画し，地域住民やケアマネジャーをはじめケアにかかわる専門職と共に学び合い，考え，語り合う参加体験型の取り組みを始めている。

第Ⅲ章　アドバンス・ケア・プランニング（ACP）の実践

地域包括支援センターの立場から

22 | 家族関係に複雑な事情がある独居高齢者への意思決定支援

1. 概要

　Vさん，80歳代，男性。Vさんの家庭を顧みない行動が原因で，4人の子どもたちが大学卒業後に妻と離婚。離婚後，連絡をとることができるのは長女のみで，ほかの家族からは絶縁されている。現在は生活保護受給中。

　脊柱管狭窄症，糖尿病，不眠があり，整形外科，内科，心療内科に定期的に通院している。

2. 意思決定が必要な場面

　Vさんは，年相応のもの忘れが気になり始めたことをきっかけに，おなかを壊したり眠れなくなるなどの体調不良が続き，一人暮らしへの不安が表出した。やがて，これまでできていた服薬管理，スケジュール管理，電化製品の使い方がわからなくなるなど，日常生活での困り事が急激に増えていった。また，得意だった書類などの管理についても，ファイリングした書類が見つけられない，役所から届く手紙の内容が理解できないなど，様々な困難を自覚するようになった。

　Vさんは，できないことに注意が向かうことで急速に自信を失い，やがて過去の離婚に至ったわが身を振り返り，自責の念にとらわれてはより暗澹とした思いで日々を過ごすようになっていった。「こうなったら，どこかの施設に入らないといけない」と考え，地域包括支援センター（以下，包括）に相談に訪れた。

3. 本人・家族の意向

1）本人

　「福祉のお金をいただいているので，これ以上，人様に迷惑をかけられない」と話している。

2）長女

　長女は，不安になりやすく寂しがりのVさんの性格をよくわかっているため，施設も選択肢として考えている。長女は，Vさんがまだ単身生活ができると思うが，Vさんが

望むなら施設を紹介してほしいという意向である。

4. 事例のポイント

Vさんは書店を営んでいたが，長年の経営悪化が続き廃業した。それにより，自宅兼店舗を手放し，生活保護を受給するようになった。そのため，「福祉のお世話になっているのは自分の行いが悪かったせい」と自分を責める気持ちをもっている。

Vさんの奔放な振る舞いが原因で妻と離婚しており，それ以来，家族で連絡がとれるのは長女のみで，ほかの家族とは一切かかわりをもてない状況である。長女は頼ることができる唯一の家族であるため，長女には自分のことで迷惑をかけられないというプレッシャーが強く，自ら連絡をとることは極力差し控えている。

社交的で近隣住民にも気軽に声をかけるような気さくなVさんであるが，一方で繊細なところがあり，漠然とした不安を感じたり心配事ができたりすると精神的に不安定になることがしばしばあった。その場合は自ら包括に足を運び，ひととおり話をして落ち着きを取り戻して帰ることができていた。

生活福祉課のケースワーカーは，Vさんが高齢であること，不安が強いこと，この1年で足腰が弱ってきていることなどから一人暮らしは難しい段階に入ってきており，施設への入所が妥当と考えている。

5. 支援内容

1）思いの傾聴

Vさんが「今，時間ある？ お忙しいのに，すみません」と，いつものようにふらりと包括を訪ねてきた。その表情は生気がなく，Vさんが悩みを抱えており，相談に来たことがわかった。

Vさんは，相談員と世間話をして帰ることができる場合と，じっくり話を聴く必要がある場合があるため，まずはVさんの本当の思いを探りながら，とりとめのない話を聴いた。すると，もの忘れを自覚したことと，下痢や不眠などの身体の不調から悲観的になっていることが読み取れた。Vさんは，もともと几帳面で繊細な性格のため，ちょっとしたもの忘れであっても深刻に受け止め，このままいろいろなことがどんどんわからなくなっていくのではないかと恐怖心を抱いていることがわかった。また，このような状況になったことを長女に相談できず，どうしたらいいか悩んでいる様子もくみ取れた。

Vさんは，「私は自分の行いが悪かったせいで，こういう人生なんです。世間の皆様は，こういうときに奥さんや子どもたちに悩みを話せるんでしょうね。私も娘に話して，『お父さん，そうなのね，悩んでいるのね。まだまだ大丈夫よ』と言ってもらえたら，くよくよした気持ちも吹き飛ぶんですけどね。娘に電話をすると，『しっかりして』と呆れられるんで，電話もできないんです」と心情を語った。唯一連絡をとることができる長女には，どんなことがあっても縁を切られないようにしなければという思いがあり，よほどのことがない限り弱音は吐けないと考えているが，長女と話したいという気

持ちがひしひしと伝わってきた。

また，「なんで私は離婚したんでしょうね。自分でまいた種だからこうやって，罰が当たっているんでしょうね。福祉のお金で生活させてもらって，申し訳ないし情けない。もう，早くあの世に行きたい」と自分の人生そのものを否定するような発言があり，気持ちが追い詰められている様子がうかがえた。

2）日常生活での困り事への対応

そこで，まずは直面している困り事について尋ね，カレンダーや電化製品の使い方の工夫などの解決策を一緒に考えた。そして，それらのやりとりのなかでもVさんの人生を傾聴し，離婚して家族と疎遠になってから今日まで一人でがんばって生きてきた道のりをねぎらった。

また，Vさんには，「長女に挨拶をさせていただきたい」とお願いし，電話連絡の同意を得た。長女にはVさんの今の生活の様子や心情と，長女との関係性を何より大切にしていることを伝え，今後も包括から連絡をとることについて了承を得た。

3）施設入所の検討，社会資源の利用

Vさんの今後の変化に備え，この時点で生活福祉課のケースワーカーとも情報を共有した。ケースワーカーからは施設入所を検討するよう提案があったが，包括も伴走するので，急がずに時間をかけて本人・長女の意向を聞き取りながら考えていきたいと伝え，今後の方針を共有した。

日常生活については，最近は腰痛が悪化し，お気に入りの喫茶店に歩いて通うのがつらくなってきていることがわかり，介護保険サービスの利用により心身の安定を図ることを提案し，介護保険を申請した。

また，もの忘れや不眠の症状について，うつ病や認知症などの疾患の可能性もあるため，長女に相談し，長女と共に同行して心療内科を受診した。主治医には，生活の様子の情報共有と，介護保険申請の主治医意見書の作成を依頼した。Vさんは，受診の際に長女が同行してくれたこと，また主治医から現在の安定剤の処方を継続し，しばらく経過をみましょうとの説明を受けたことで，安心することができた。

介護保険の申請をきっかけに，長女が認定調査に立ち会ったり，受診に同行したり，サービス担当者会議にも参加するようになり，Vさんは長女が自分を心配してくれていることに喜びを感じている様子が伝わってきた。要支援1の認定を受け，週1回のデイサービスに通う頃には次第に身体症状が減少していった。

6. 結果と考察

様々な身体症状が改善するとともに，Vさんの気持ちに変化が現れ，「不安になったり考えすぎたりすると，どんどんおかしくなる。そんなときに，少しでいいから話を聞いてもらえると落ち着けるのがわかった。本当はここで，こうやって皆さんに助けてもらいながら暮らしていきたい。慣れない土地に引っ越してきて寂しかったが，だんだん友達もできてきたし。だから，つらくなったら話を聞いてもらえませんか？」と話した。自分を客観視することができ，自分が望む支援を表現することができるようになった。

長女との関係性や自身の体調の変化によって孤独感や不安が募ることがあるが，一人で抱え込まず，そのつど包括に相談できるようになってきている。

最近は，「あと1年くらいかけてじっくり自分の行き先を考えたいと思うから，施設を一緒に探してくれないか」と相談があった。一方で，デイサービスで独居男性との出会いが増え，「結構，一人暮らしの男がいるんだよ。おまんじゅうを寂しく一人で食べるんじゃなくて，一緒においしいねと言って食べたりしたい。近所で男同士，茶飲み友達ができたらと思う」と，地域で暮らすことへの前向きな気持ちを話すようになった。そして，包括がまだ出会えていない人との橋渡しをすることも増えてきている。

1）人生の主役であり続けることを支える

Vさんは，自分の意向よりも長女に心配をかけたくないという家族への配慮を優先し，長女と話がしたいというささやかな希望さえも我慢する状況に自分を追い込んでいた。包括相談員が，Vさんのように生きる希望を失いそうになっている高齢者と出会うことは，決して少なくない。

その後，Vさんは落ち着きを取り戻したものの，やはりいずれは施設入所も考えなければと考え始めている。一方で，この地域で暮らし続けることを考えているからこそ独居男性との団らんを思いつくなど，自分自身にしか関心を向けられなかったVさんが，近所の独居男性と出会うことで次第に生きる意欲がわいてくる姿を目の当たりにした。

包括相談員は，Vさんが発した「だれかと一緒におまんじゅうを食べたい」というひと言をきっかけに生活支援コーディネーターと連携し，住民ボランティアと協働して独居男性向けのコミュニティカフェが誕生した。Vさんのひと言から生まれたカフェだと伝えると，Vさんは満面の笑みをうかべ，オープン初日には誇らしげに3人の友人を連れてきた。

高齢者は加齢に伴う心身の変化によって，様々な面で人の世話になっていくばかりと感じ，いつの間にか人生の表舞台から自ら退いてしまう心情に陥りやすい。包括が担うACPでは，相談場面に限定されず，暮らしの場で楽しみや喜びを共に体験し，分かち合う経験を共有しながら，その人の価値観や夢や希望を聴いていくことができることが強みである。

地域で取り組むACPのプロセスにおいて，包括相談員は，水平の関係性を保証した環境で住民と語り合うことを重ねながら，その人の人生の主役はほかならぬその人自身であるということを折に触れて実感できるようなかかわりが大切であると考える。

2）包括相談員が地域の様々な場面で住民と出会うこと

Vさんは人生の再出発としての転居をきっかけに，地域の通いの場に足を運んだことが包括との出会いだった。包括は相談者としての住民と出会うだけでなく，通いの場，無人野菜販売の店先，信号待ちの少しの時間など，暮らしの様々な場面で住民と出会うことができる。そうした暮らしの場での偶然の出会いが，やがていつかその人の人生を共に考えるきっかけとなることを，包括相談員は日頃から体験している。よって，一人ひとりの人生との出会いとなる，一期一会を大切にしている。

第Ⅲ章　アドバンス・ケア・プランニング（ACP）の実践

> ケアマネジャーの立場から

23 自分の病状が理解できず治療方針が確認できない利用者への意思決定支援

1. 概要

　Wさん，74歳，女性。慢性腎不全と診断されている（発症時期は不明）。知的障害があり，自分の名前を平仮名でしか書けない。介護保険申請時の医師の意見書によると，認知症があり，幻視や幻聴などの精神症状もみられる。集合住宅の2階にて独居である。戸籍上の夫とは死別し，内縁の夫がいたが現在は行方がわからない。戸籍で確認したところ，子どもはいるが所在がわからず連絡がとれない。実姉の住所は判明したが，姉はかかわりを拒否した。

　Wさんは，数年前から医療機関を受診していたが，継続して受診した記録はない。発熱や浮腫などで体調が悪化したときだけ受診したが，医師の指示に従わず医療機関から受診を断られたりした。Wさんはそれを理解できず，体調不良が生じるたびにタクシーや徒歩などで受診していた。腎臓専門病院に入院の記録があった。行政のケースワーカーが自宅の近くにある病院を紹介し，今後はそこを受診するように指示した。

　ケアマネジャーである筆者が依頼を受けた当時，Wさんの食生活は不規則で，服薬管理もまったくできていない状況であった。ケースワーカーからの情報では，以前からそれに近い状況であった。訪問介護や訪問看護などの導入を考えたが，Wさんには時間の観念がなく，決まった時間に訪問介護員が訪問するサービスは実現不可能であった。また，個別での柔軟な対応も難しい状況であった。

　その後，通所介護サービス（以下，デイサービス）へ毎日通うことで服薬はある程度継続してできるようになった。デイサービスは最初1か所であったが，職員の負担が大きいため，2事業所を利用することになった。

2. 意思決定が必要な場面

1）持病に対する治療の継続

　これまで，Wさんは状態が悪いときだけ受診していたので，継続的な受診歴がなかった。腎臓専門病院に入院歴があり，複数回の受診歴があった。受診の継続が可能かどうか常にWさんに確認する必要がある。

2）定期的な服薬

Wさんに服薬の拒否はなかったが，自発的に服薬はできない。継続して服薬ができないにもかかわらず，受診すると「薬は？」と尋ね，常に薬をほしがった。言葉では伝えられなくても，薬を飲むと状態が一時的に改善されることを感じていたものと思われる。服薬管理の方法を検討する必要があった。

3）透析治療への移行

筆者が担当するようになり，ほとんどの受診に同行していた頃から，医師は繰り返し，早晩透析は避けられないと告げていた。今後，病状の増悪に伴い，透析治療への移行も視野に入れておく必要があった。

4）介護保険，成年後見制度の申請

Wさんは身寄りがなく，障害もあるが，それに対応した支援を受けていなかった。年齢を考慮し，介護保険利用および成年後見制度の申請が必要と判断した。

地域包括支援センターの職員なども，早期の成年後見制度の申請を希望していた。Wさん自身への制度の説明は困難をきわめたが「安心して住める家と，何でも相談できる人を探します」と説明した。だれを申立て権者*とするのか，認知症の鑑定料をどの扶助から出すのかなど，細かい決め事に関しては各方面の専門家に相談して決定した。

また，Wさんは独居であり，支援にかかわる親族が一切いなかった。実際には実姉がいたが，姉はかかわりを強く拒否したため，成年後見人の申し立て権者にはならなかった。筆者と地域包括支援センターの職員は，当初から施設入所を視野に入れて成年後見制度を申し立てる状況であると判断した。

3. 本人の意向

Wさんは自分が置かれた状況をまったく理解していないようにみえたが，要求がないわけではなく，温かいものを食べたい，タバコを吸いたい，体がだるくてつらいから薬を飲みたい，熱があるから横になりたいなどと主張することができた。デイサービスに慣れてくると，洋服の好みを話したり装飾などに興味を示したりしていた。

Wさんは，人とのかかわりを完全に拒否していたわけではなく，気に入った相手に対しては従順な面もみせた。デイサービスに慣れてくると，外出しても戻ってくるし，徘徊した場合も自宅へ帰ることができた。

Wさんは，様々な生活上の課題を抱えていたが，その状況をどう改善したいのか，どのように支援してほしいのか，相談する相手がいるのか，その人に自分の意思を伝えられるのか，自ら語ることはなかった。また，Wさん自身が解決する手段や方法を思いつくことはできなかった。

居宅サービスの契約からサービスの導入，受診先の変更，薬や治療，検査の必要性などについては，一つひとつ説明して同意を求めてから次へ進むという方法で意向を確認した。そのため，時間がかかり途方に暮れることも多かった。筆者の所属する事

---

*成年後見申立て権者：成年後見の申し立てができる人は，本人，配偶者，四親等内の親族，検察官，任意後見人，本人の住所地の市町村長などであり，本人の状況に応じて，適切な人が申し立てることができる。

業所のケアマネジャーや地域包括支援センターの職員は，「Wさんはセルフネグレクトではないか」と言った。確かに生きる意欲をあまりみせないWさんのケースは，セルフネグレクトととらえられなくもなかった。だが，筆者はWさんには生きる力があると信じていた。様々な課題に対して判断ができないなどの問題はあったが，Wさんの行動を間近でみるうちに，Wさんの生活力に驚かされることもあったからである。

4. 事例のポイント

Wさんは知的障害と認知症があり，生活上の問題に対して意思決定ができず，自分で自分の生活を組み立てられない。また，もし持病が悪化すれば，透析に移行するか否かの決定が必要になる。あるいは，透析を回避し慢性腎不全の増悪を防ぐための支援が必要である。

5. 支援内容

1）居宅サービスの導入

介護保険制度内で受けられる居宅サービスについては，地域包括支援センターや生活援護課の職員と連携して導入した。サービス導入にあたり，Wさんに通所介護サービス事業所（以下，サービス事業所）との契約やサービス内容を説明し，事業所見学に同行した。どれもWさんの理解力を超えるものであったため，契約書の説明や押印にかなりの時間がかかった。

2）受診への同行

受診に際しての同行はサービス導入を考えていたが，Wさんの拒否があってなかなか実現しなかった。数回試したが，サービス事業所からヘルパーが訪問してもキャンセルが多く，中止となった。以後，特別養護老人ホームへ入所するまで，通院に関してはケアマネジャーが同行した。

3）服薬管理

処方箋の提出と薬の受け取り，通所介護への受け渡しもケアマネジャーが担当した。また，デイサービスは2事業所で管理した。

Wさんはデイサービスに週6日通っていたので，薬はデイサービスの事業所で管理するようになった。朝はデイサービスの職員が自宅前で手渡しして薬を飲むことを促した。昼の薬は昼食後，夕方の薬は帰宅前か自宅に送迎したときに手渡した。ところが手渡すだけでは服薬の確認ができなかったので，手渡して声をかけ，飲んでもらうようになった。また，医師に1日3回飲む必要性を確認し，調整してもらうなどして処方の複雑化を防いだ。

4）デイサービス，介護保険の利用

デイサービスの利用は，初期は1か所の利用であったが，1か所では事業所の負担が大きいということで，途中から2か所の利用に変更した。将来の施設入所を見据えてショートステイも利用し始めていたので，そのときは施設の看護師が服薬を管理した。

その後，Wさんは自宅で転倒し，腰椎を圧迫骨折したため生活に支障が出てきた。

歩行が困難になり，そのときまでの2階にある住居では生活が不可能となったため1階の住居に転居し，その近くにあるデイサービスを導入した。それまでは，慢性腎不全の持病や他の障害をもっていても，食事や身支度など，完全ではないが自力で何とか行っていた。しかし，骨折によって自宅での生活が自立できない状況になったため何らかの支援が必要となった。年齢的なことと認知症の症状が出現していたこともあり，介護保険でのサービス利用が必要と判断した。

6. 結果と考察

1）透析治療の必要性の検討

意思確認のための情報提供は困難をきわめたが，受診のたびに「このままの状態では入院になりますよ。いいですか？ 嫌ですか？」「薬を飲まないと1日おきに病院に通うことになるけれど大丈夫ですか？ 通えますか？」と一つずつ，繰り返し尋ねていった。透析治療の必要性については，本人が理解していないと思われ，透析治療を強く拒否することも予想された。拒否しているのに透析治療が必要かどうか，また透析治療を本人が受け入れたとしても，1日おきに治療に通うことに納得し同意するか懸念された。1か月に1度の通院も至難だったので，透析治療が継続するとは到底考えられなかった。

病状の改善がみられず，いつ透析治療に移行してもおかしくない状況であったが，デイサービス職員の根気強いかかわりによって服薬管理が徹底してくると慢性腎不全による症状が改善し，増悪することなく小康状態が続いた。このまま透析治療が回避できるのではと期待するほどだった。

その後，Wさんに後見人がついて施設に入所することができた。そして慢性腎不全を抱えながらも透析治療に移行せず終末期を過ごし，安らかな死を迎えられた。

2）ケアマネジャーによる代理判断

本事例では，透析治療についての検討が大きなポイントであった。Wさんの本心を理解する努力を続けながら，なるべくWさんの負担が少なく，施設入所までは医療行為が少ない状態に維持したいと筆者は考えた。つまり，ケアマネジャーがWさんの代理人として意思決定したということである。

透析治療を受けることで状態が安定して，自宅での生活が継続できる場合も多い。あるいはWさんがもっと早い時期から継続した医療を受けていれば違う結果になったかもしれない。しかし，ケアマネジメントは連絡を受けた時点からスタートするものである以上，できるかぎりの情報を収集して本人とかかわり，言葉にならない声を聞き，一挙手一投足に関心をもち，あらゆる手立てを探し，連携して支援していくことが仕事である。先の代理人としての意思決定も，本人とていねいにかかわって情報を収集し，他職種とも連携しての結果だったが，もしその裏づけとなる根拠を問われたらその答えは難しい。しかし，Wさんの生活の場面の一つひとつに時間をかけ，ていねいにかかわったことは筆者にとっても至福の時間であり，Wさんの意思や思いを受け止めて支援できたと思っている。

第Ⅲ章　アドバンス・ケア・プランニング（ACP）の実践

ケアマネジャーの立場から

24 持病についての病識がない利用者と家族への意思決定支援

1. 概要

　Xさん，78歳，男性。アルコール依存症があり，これまで慢性肝炎，糖尿病，白内障，前立腺肥大と診断されている。戸籍上の妻とは10年前に死別し，現在は内縁の妻と2人暮らしである。Xさんは15年前に事業に失敗して郷里を離れた。郷里に子どもが3人住んでおり，いずれも成人して所帯をもっているが交流はない。

　Xさんは以前から大酒家であり，糖尿病を発症していた。事業に失敗してから酒量が増え，15年前にアルコール依存症と診断された。一時期は断酒のためにアルコール依存症治療の専門病院に入院していた。退院後は併設の訪問看護サービスを受けながら自宅で妻と暮らしていたが，断酒が続かず，連日大量に飲酒し糖尿病が悪化し，肝炎も併発した。主治医と訪問看護師から再入院を強く勧められていた。

　Xさんは持病に関する病識が低く，医師と訪問看護師の助言を受け入れないばかりか暴言を吐いたため，看護師の訪問が中止となっていた。前任のケアマネジャーにも暴言を吐き，暴力行為に及ぼうとしたため契約が破棄された。この段階で地域包括支援センターから依頼があり，ケアマネジャーである筆者が担当となった。

　本来ならば，医師や看護師と利用者がトラブルになったときは家族が仲立ちしたり言動を諌めたりするのだが，妻はXさんの言いなりの状態であった。妻はXさん以上に医学的な知識にも一般常識にも疎く，Xさんの置かれている身体的な状況も理解していなかった。今回のことについても「看護師さんと喧嘩して困った」という程度の認識であった。

2. 意思決定が必要な場面

1）医療機関の選択

　Xさんには黄疸，倦怠感，吐き気，発熱など肝硬変の症状が出現しており，その治療を早急に開始する必要があった。一方で，Xさんはアルコール依存症であり，専門医との連携が必要と考えた。そこで，筆者はXさんに以前の医療機関を再受診しないかと相談した。しかし，Xさんは訪問看護師とトラブルを起こしサービスが中止になったこと

や，主治医との関係性の悪化で受診が途絶えていたことから，別の医療機関を希望した。

2) 治療方針の選択

次の受診先の医師からも断酒を迫られ，治療食への変更を指示された。Xさんは病識がなく治療に対し積極的ではなかったが，このままの状態ではよくないということは理解していた。しかし治療のためにいろいろな制約がある生活は我慢できず，服薬はできたが飲酒はやめられなかった。医師に説得されても飲酒がやめられないため，アルコール依存症治療の専門病院への通院も検討した。

このような状態のときに，Xさんの妻が入院することになった。妻は数年前から婦人科の病院に通院していたが，卵巣がんが判明し，緊急手術が決まった。生活上の主導権はXさんが握っていたが，家事全般が何もできないXさんは，妻の入院中に自宅に一人ではいられない。また，妻のことが心配で長期入院は嫌だと言い，医師の勧める入院治療を強く拒否した。

本人が入院を拒否したため，在宅で糖尿病と肝硬変に対する服薬管理，継続的な受診，食生活や断酒など生活上の改善を行うこととなった。しかし，Xさんも妻も改善への意欲がみられず，筆者の提案をことごとく拒否した。

3. 本人・家族の意向

1) 本人

Xさんは「自宅での生活を続けたい。入院は断固拒否する」と話し，自分の現在の病状をまったく認識していないことが推測された。しかし，妻の入院後に「妻の病気や手術が何より心配。自分のことは後回しでいい」との発言もあった。筆者はXさんの気持ちを測りかねた。

2) 妻

妻は，Xさんの病状が悪くなっているという認識はあるものの，何らかの手段をとり，その状況を積極的に打開するということは考えていなかった。妻は「夫が入院したら困る」「自分が入院したらXさんのご飯はどうするのか」というくらいの問題意識であった。これまで，生活のすべてがXさんの指示や決定で回っていた現状に慣れており，自分の意向を発言することはなかった。

また，妻の側に頼ることができる身内はなく，Xさん側の家族にも相談できないと妻は認識していた。

4. 事例のポイント

筆者が担当となった時点で，Xさんの身体的状況はかなり深刻であったにもかかわらず，受診も服薬も中断していた。早急に医療機関につなぐ必要があった。

当初は，以前と同じ医療機関に入院して，アルコール依存症，肝硬変，糖尿病を治療してはどうかとXさんに提案した。しかしXさんは「自宅で過ごしたい，入院はしたくない」と強く望んだ。妻を一人家に残しておくことが心配であったことも理由の一

つであるが，自覚症状を軽くとらえ，飲酒をやめなくても薬を飲みさえすれば死なないと判断していたためでもあった。

また，Xさんは，自らの暴言によって医療機関との関係が絶たれ，治療が受けられず薬も手に入らない状況であった。そして，服薬はするが断酒はできず治療にも消極的であるという矛盾を前任のケアマネジャーに指摘され，トラブルを起こしている。そうした経緯から，Xさんは，筆者に対しても当初は強い不信感をもっていた。初回の面談でも挑戦的に「どうせ，いろいろと押し付けるのだろう」「酒をやめろ，病院に行け，入院しろと言うだけだろう」と発言した。筆者も，Xさんの抱える矛盾点を認識していたので，それを改善しようと先のように提案したが拒否され，方針を変更することになった。

5. 支援内容

1）医療機関の選択

本人の拒否によって以前の医療機関につなぐことは断念し，新しい医療機関を探した。入院設備があることが第一条件であったが，Xさんが入院を拒否したため往診可能な医療機関を選んだ。

訪問看護については，精神疾患のケースを多く担当している事業所を探して紹介した。訪問看護師は，現実の困難さから逃れるために飲酒するXさんの内面の弱さを理解し，乱暴な言動に対しても忍耐強く話を聞いた。それは，これまで訪問看護師がアルコール依存症患者を多く受け持ってきたからであった。アルコール依存症治療では，本人の自覚がもちろん重要であるが，専門的な医療機関でないとチームケアが機能しない。服薬管理も必要なため，居宅療養管理指導の行える薬剤師も加わり，連携を図ることができた。

2）ショートステイの利用

妻の入院の際には，最初は訪問介護サービスの導入を考えたが，Xさんは，家事はもちろん，通っているデイサービスへ行く準備も自分ではできず，また妻が自宅に自分以外の女性が入ることを拒否したため断念した。細切れの訪問となる訪問介護サービスでは，Xさんの生活のすべてはカバーできなかったと思われる。Xさんは寂しいと朝から飲酒を始めるので，デイサービスの送り出しの時間にはすでに酔った状態になっている可能性もあったので，ショートステイを利用した。

筆者はいろいろな事態を想定して，Xさんにショートステイ利用の有効性を繰り返し説明した。Xさんはショートステイを利用する条件として，いつも飲んでいる量の酒を持ち込むことを希望した。ショートステイ先の相談員と何回も話し合い，タバコの量と持ち込む酒の量を調整して提案した。ふだんの飲酒量よりかなり少ないため本人は不満そうであったが，妻の入院中の限定的な処置であることで了解した。こうして，ようやくXさんと折り合いをつけることができた。

ショートステイ中にXさんは問題を起こすことなく，途中で帰されることもなかった。Xさんのショートステイ中に，妻は手術を終えて帰宅した。

6. 結果と考察

　ショートステイ終了から数週間後，Xさんは発熱が続いて食欲が落ち，酒を飲んでは吐くという状態になったと妻から連絡があり，筆者は往診を依頼した。Xさんの症状はひとまず安定したが，急変の可能性が高いため，往診医が入院できる医療機関を紹介した。しかし，Xさんは往診の翌日の朝に急変して死亡した。

　本事例では，前の医療機関との関係が途絶えた後，筆者はXさんの意見を受け入れ新しい医療機関を探した。つまり，Xさんが自分で意思決定をしたといえる。ケアマネジャーは，利用者の抱える課題に対して専門的な視点でアドバイスすることが必要とされ，ケアマネジャーの判断が優位に立つこともある。本人の意向と代理意思決定者の意向のバランスをとることはとても難しいため，利用者の意思決定は，どれだけ利用者と意見をすり合わせていけるかにかかっているといえる。

　Xさんのケースは，そのすり合わせの時間があまりにも短かった。Xさんが最後まで入院を拒んだ理由についても，自分の身体状況の変化に気づいていなかったためなのか，故人となったXさんの本心はわからない。身体的な状況ばかりに目を奪われず，Xさんがアルコール依存症になった背景や，医療を拒否するわけではないのに医療機関との連携がうまくいかなかった理由など，Xさんの抱えていた思いや生活上の課題をていねいにアセスメントし，受容しておけばよかったと思うのである。

第Ⅲ章 アドバンス・ケア・プランニング（ACP）の実践

高齢者ケア

25 薬剤耐性菌（MDRA）を保菌した高齢患者・家族の療養場所をめぐる意思決定支援

1. 概要

　Yさん，70歳代，女性。くも膜下出血。既往歴は特になし。夫（80歳代）と2人暮らし。娘家族が近隣在住。

　家族で海外旅行中に急性発症の頭痛を自覚し，現地の病院に搬送された。くも膜下出血と診断され，すぐにクリッピング術が施行され，そのまま現地の病院に入院となった。約2週間入院・治療をしたが，日本での治療を希望し，Yさんの自宅近くの当院に搬送入院となった。来院時，Yさんは意思疎通が困難でJCS（Japan Coma Scale）100，人工呼吸管理であった。

　入院後は早期から身体機能の改善を目指し，積極的に理学療法士，作業療法士によるリハビリテーション（以下，リハビリ）が行われた。人工呼吸器からの離脱（ウィーニング）を目指し呼吸訓練を実施したが，数分で呼吸促迫（頻呼吸）がみられウィーニングは困難だった。日常生活動作（ADL）は全介助，経口摂取や自力での喀痰喀出，体動などは困難だったため，胃瘻を造設し，経腸栄養による栄養管理を開始した。定期的な気管吸引，体位変換やおむつ交換などのケアが常に必要であった。急性期を過ぎた入院2か月目頃から，Yさんは全身状態の管理とリハビリによる機能回復が治療の中心となってきたため，転院調整を開始した。

　Yさんは，入院時に採取した喀痰の培養検査で，海外での入院中に感染したと思われる薬剤耐性菌の一種である多剤耐性アシネトバクター（multidrug-resistant *Acinetobacter*：MDRA）が検出された。MDRAは院内感染対策上問題となる菌種であるため，当院では個室に隔離し厳重な接触予防策を実施していた。転院調整の際，転院先にMDRAの情報を伝えると，「感染対策を十分に実施する自信がなく，院内感染が怖い」や「人手が足りない」「個室がない」などの理由で，Yさんの受け入れを断られた。調整範囲を広げ，約30か所の病院に打診したが，受け入れ先が見つからなかった。何とか1か所受け入れ可能な病院があったが，自宅からかなり離れておりリハビリができる病院ではなかった。

2. 意思決定が必要な場面

くも膜下出血発症3か月（入院2か月）が経過した。神経学的症状が大きく改善することは難しいと考えられ、合併症の予防、ADLの全介助、リハビリによる機能回復が治療の中心となってきたため、主治医は転院する方向で夫と話を進めた。今後の療養場所を夫に決定してもらうことになったが、転院先がほぼないため、結果的に自宅退院を迫る形となった。

夫は80歳代と高齢であり、全介助を要するYさんの介護を一人で担うことはかなり困難であった。夫には持病の腰痛もあったため、自身の身体も心配しており、初めから転院を強く希望し、在宅で介護するという選択肢はなかった。

娘は毎日面会に来ており家族関係は良好だったが、父親一人での介護は難しいと考えており、父親と同様の考えだった。

3. 本人・家族の意向

Yさん本人の意思確認は困難であった。Yさんの代理意思決定者である夫は、リハビリが継続できる病院への転院を希望していた。夫は高齢で一人暮らしであること、持病の腰痛があることから、「介護力が不足し自宅退院は無理です。希望しません」という意向を初めから医療者に強く訴えていた。また、回復するにはリハビリが必要であることを強調していた。

娘も同様の思いをもっており、「母は、寝たきりは嫌とずっと言っていました」「母はもともと活発な人なので、じっと寝ているのはきっとしんどいと思う」「呼吸器をはずした状態は、母にとって楽そうです」と、Yさんが活動的に生活していた様子を話した。また、Yさんが毎日一生懸命リハビリする姿を喜び、「母はよくがんばっています。きっと回復を望んでいます」とYさんの気持ちを代弁し、リハビリで回復させてあげたいという思いを看護師に話した。

4. 事例のポイント

本事例では、転院を強く希望している夫と、MDRA保菌を理由にYさんの転院を受け入れられない地域医療機関との間に対立があった。

夫が転院を希望することは、倫理原則*の「自律尊重の原則」「善行の原則」「公正、正義の原則」に則っている。一方で、転院後の感染対策については、急性期病院である当院とまったく同じように行う必要はなかったが、手指衛生や接触予防策といった感染対策は必要である。感染対策は患者の生命維持にかかわることから、すべての病

＊**医療の倫理原則**：以下の5つの原則がある。
　自律尊重の原則：患者が自己決定した内容を尊重し従うこと。
　善行の原則：患者に利益をもたらす医療を提供すること。
　公正，正義の原則：すべての患者に対し公平かつ適切に医療を配分すること。
　誠実，忠誠の原則：患者に対し正直であること，患者と看護師の間の信頼関係に内在する義務に対して誠実であること。
　無危害の原則：患者に危害を加えないこと。

第Ⅲ章　アドバンス・ケア・プランニング（ACP）の実践

院が実施する責務と責任がある。しかしながら，多くの病院や施設が「感染対策を実施する自信がない」「院内感染が怖い」「十分なマンパワーがない」「隔離するための個室がない」などの問題から，ジレンマを感じていた。

5. 支援内容

1）適切な説明と理解を促す支援

　夫と娘は，「菌がいるというだけで，どうして転院させてもらえないのですか？」「家庭でみられない人を助けるのがソーシャルワーカーだと人から聞いたが，療養型の病院には断られ，施設入所も100％無理と言われた。入院が長くなっているので，この病院を退院しないといけないことはわかっているが，あまりにも選択肢がなさすぎる」と転院できないことに対する怒りを訴えた。看護師は，夫と娘の怒りの言葉に耳を傾け，転院できないことに対して納得できない夫と娘に，適切な説明と理解を促す支援が必要と考えた。

　そこで感染症科の医師と連携し，夫と娘に説明する場を設けた。感染症科の医師は，これまで当院から転院した患者のなかに，Yさんと同じMDRAを保菌した患者がいなかったことを話し，転院が困難であることは予想できたが，どの程度困難であったかは実際調整してみないとわからなかったと説明した。そして転院はかなり難しいことを伝えた。夫は「前回の検査で痰から菌が消えたことをどうして転院先に伝えてくれなかったのか！」と怒り，不満を訴えた。医師は，MDRAは1回の培養検査で消失していたとしても再び陽性になることがあり，体内から消えたということではないため，今後も感染があるとして管理をしなければならないことを説明した。

　家族は医師の説明に納得ができずいら立っていた。夫と娘に混乱と怒りを与える結果になったことから，看護師は，家族の怒りを受け止め思いを傾聴するなど，家族の支援を続けた。

2）チーム医療によるサポート体制の強化

　Yさんには在宅退院の選択しか残されていない状況であったため，看護師は在宅療養の可能性を視野に入れて夫と娘を全面的にサポートした。

　初めに介護を担う夫の理解に努めた。夫は会社経営者として仕事に励み，Yさんと娘を養ってきた。Yさんが倒れたことで，これまであまり経験してこなかった家事をすべて夫自身が担うことになり，加えてYさんの介護の必要が出てきたため，今後の生活に対する強い不安を抱え込んでいると考えられた。そこで，夫に困ったことがあれば何でも相談に応じることを伝え，相談しやすいよう環境を整えた。また，退院支援看護師と連携し，在宅で受けられる支援や保険制度などの情報を提供し，社会資源が活用できることを伝えた。

　Yさんへのケアについては，必要なケアを記した予定表を作成し，夫の面会時間に合わせてケアを実践して見せた。夫と娘を交えてカンファレンスを数回開催し，看護師はケア内容などを統一した在宅療養指導を行うなど忍耐強く接した。

　Yさんの機能回復については，理学療法士，作業療法士と協働して家族がリハビリに

参加できる環境を整えた。そのほかにも様々な職種と連携し，Yさんと家族を支援した。

3）介護従事者へのMDRA感染対策の支援

MDRAが検出されたために，夫は訪問看護やデイサービスを受けることができるのか強い不安をもっていた。同時に，ケアを提供する介護従事者の理解と協力も必要であった。そこで，感染症科の医師，感染管理認定看護師と連携し，病棟看護師，退院支援看護師，訪問看護師，訪問介護員（以下，ヘルパー），デイサービス担当者を含めて家族との合同カンファレンスを開催した。

介護従事者それぞれにケア内容を聞き取り，介護側に求める感染対策が実施・継続できるかていねいに聞き取り，不安の軽減に努めた。感染対策を適切に実施することが感染症の伝播防止につながることを説明し，具体的な手技ごとに必要な手指衛生や手袋，エプロンなどの着用のタイミングを説明した。

デイサービス担当者は，通院している患者のなかに人工呼吸器を装着した2か月の新生児がいるため，MDRAを伝播させてしまうのではないかという強い不安を抱いていた。新生児は免疫機能が十分発達していないため易感染状態にあることを説明し，Yさんと新生児の担当者を分けることを提案した。また，困ったときにはいつでも相談にのることを保証し，自宅での介護体制を整えた。

6. 結果と考察

医療者との数回にわたるカンファレンスの開催，看護師の忍耐強い，統一した在宅療養指導，医師および感染管理チームから家族や地域へのていねいな指導，退院支援看護師の在宅支援など，チームで協力して支援した結果，夫はYさんを自宅で介護する意思決定をした。入院期間は約5か月であった。

1）チーム医療の促進

2018年に改訂された厚生労働省による「人生の最終段階における医療・ケアの決定プロセスに関するガイドライン」[1] では，患者の意思決定の場面においては，医療・ケアチームはていねいに本人の意思をくみ取り，関係者と共有することが重要であると述べている。本人の意思は，時間の経過や心身の状態の変化などによって変化する可能性があるため，繰り返し話し合うことが，意思の尊重につながる[1]。今回，Yさん本人の意思を確認することは困難であったが，家族が抱えている不安を理解し，看護師，退院支援看護師，主治医，感染管理チーム，リハビリスタッフが協働して家族の思いにこたえていった。こうした支援によって家族との信頼関係が促進され，気持ちが変化し，家族の力を引き出すことにつながったと思われる。チーム医療によるサポートによって，退院後に自分たちが担う具体的な介護の内容と負担をイメージすることができ，社会資源を活用しながら介護を担う意思を引き出す一助になったといえる。

2）家族への意思決定支援

医師や看護師による粘り強い説明の後，夫は「次の病院に行ったとしても，菌が原因で退院するように言われるかもしれませんね。個室で入院となると金銭的にも厳しいし」と話し，MDRAが今後ついて回る問題であることを認識することができた。そ

して「ずっと施設にお世話になるわけにもいかないし，最終的には自宅に連れて帰らないといけない日も来ますしね」という言葉が聞かれた。娘も，自身の家族からサポートが受けられることになり，「お母さん，家に帰ろうね」と，父親の意思決定を支えた。

3）介護従事者への支援

本事例では，退院後の介護従事者への支援も重要であった。医療チームには介護従事者が含まれており，ケアを提供する介護施設側の理解と協力が前提となっている[1]。感染管理認定看護師が感染対策についてていねいに説明し，その後の対応を介護側に任せるのではなく，困ったときにはいつでも相談してよいことを保証したことで，介護側，家族それぞれの安心につながったと考える。

倫理原則には，医療者が患者の利益になるように積極的に善い行為を行う「善行の原則」と同時に，害を為してはならないという「無危害の原則」がある[2]。本事例では，この原則に従って誠実に対応しYさんと家族を不利益から守ることはできたが，結果的には，Yさんの権利擁護が困難であった。

4）感染対策

病院および医療者は，感染対策を実施する責任と責務がある。しかしながら，今回，転院を打診したほぼすべての医療機関が，MDRAが検出されたYさんの受け入れは難しいと答えた。その背景には，感染対策の実施を困難にさせている様々な要因があり，医療者が葛藤やジレンマを抱えていることが推測された。

感染管理の看護実践において，その重要性を十分認識しながらも現場で厳密に実施することの困難さがあることが報告されている[3]。別な調査でも，高齢者施設で感染管理ができない理由として，感染予防に割く時間が十分にないこと，コストの問題で感染管理の資器材が不十分であること，そして人的パワー不足があげられている[4]。これは多くの医療機関が直面している問題と思われ，解決すべき課題である。

▌文 献

1）人生の最終段階における医療の普及・啓発の在り方に関する検討会（2018）．人生の最終段階における医療・ケアの決定プロセスに関するガイドライン解説編．
〈https://www.mhlw.go.jp/file/06-Seisakujouhou-10800000-Iseikyoku/0000197722.pdf〉[2019. February 1]

2）Fry ST, Johnstone MJ（著），片田範子，山本あい子（訳）（2010）．看護実践の倫理―倫理的意思決定のためのガイド．第3版，日本看護協会出版．

3）川上理子，中野綾美，池添志乃，他（2011）．感染管理における看護者の実践と倫理的課題．高知女子大学看護学会誌，36（1）：53-64.

4）村上啓雄（2016）．介護施設における薬剤耐性菌対策についての研究，「介護保険施設における薬剤耐性菌対策に関するアンケート調査報告」．厚生労働科学研究費補助金（新興・再興感染症及び予防接種政策推進研究事業）．平成28年度分担研究報告書．

高齢者ケア

26 | 悪性疾患を合併し治療の選択を迫られた隔離環境下にある高齢結核患者への意思決定支援

1. 概要

　Ｚさん，80歳代，男性。腰椎圧迫骨折，腸腰筋膿瘍，粟粒結核，結核性椎体炎，進行性胃がん。既往歴は狭心症，糖尿病，前立腺肥大。妻と２人暮らしであるが，妻は施設入所中である。息子と娘がおり，キーパーソンは近隣在住の息子である。

　Ｚさんは，腰椎圧迫骨折で他院に入院中に脊髄腫瘍の疑いと肺炎を認めたため，家族の希望で当院に転送入院となった。整形外科病棟に入院後，腰椎圧迫骨折にはコルセットによる保存的治療を行い，肺炎には抗菌薬治療が開始された。肺炎は改善したが，炎症所見が改善せず精査を続けた結果，入院１か月半後に腸腰筋膿瘍がみつかった。膿瘍は抗酸菌塗抹検査が陽性となり，核酸増幅法（PCR法）にて結核菌を認めた。粟粒結核，結核性椎体炎と診断され，抗結核薬による治療が開始となったが，同時期に採取した喀痰からも結核菌を認め，陰圧による個室隔離が必要となり，感染症病棟に転棟となった。

　Ｚさんは，コルセットを装着して室内トイレまで歩行することや座位で食事摂取ができていたが，腰の痛みから活動性は低下し臥床がちであった。抗結核薬内服２週間が過ぎても喀痰の塗抹検査が陰性にならず，隔離解除ができなかった。Ｚさんは，「いつになったらここから出られますか？ このままでは何もできなくなる」と，隔離が長引くことで体力が低下することへの不安を訴えた。また，腰痛が増強し，離床が進まず，ますます臥床の時間が多くなっていった。

　痛みが強いため，Ｘ線撮影をしたところ骨の圧壊が認められた。排尿障害や麻痺などの症状はなかったが，圧壊が進めば外科的治療が必要であった。さらに偶発的に進行性胃がん（ステージⅢB）が見つかり，治療をしなければ死期を早めるため，本人に治療の選択を確認する必要があった。

2. 意思決定が必要な場面

　偶発的に見つかった胃がんはかなり進行していた。状態的には手術が適応であり，本人に手術をする意思を確認する必要があった。実際には高齢であり，低栄養や寝た

きりに近い状態であること，手術にはかなりリスクが伴うことから，手術はかなり厳しい状態であった。

また，隔離が解除できなければ胃がんの手術は難しく，手術を実施した場合でも粟粒結核が手術で増悪する可能性があった。さらに術後に抗結核薬の内服ができない時期が長びけば，内服を点滴に変更する必要があり，点滴の副作用も心配であった。

粟粒結核の治療に数週間を要することや，隔離解除の見通しが立たず，胃がんに対する治療の選択が困難な状況であった。

3. 本人・家族の意向

本人は，手術をしないと治らないのであればあとは死を待つばかりなので，できれば手術をしたいという思いがあった。しかし，隔離室から出られないので，どうしたらいいかわからないと苦悩していた。

キーパーソンである息子は，手術をしなければ状態の良い時期が過ごせるが，手術をすればその時期がなくなると思っていたが，最終的に本人が決めることと話し，本人の意思を尊重していた。

4. 事例のポイント

抗結核薬内服後も排菌が続いている原因として，胃がんによる免疫不全状態や全身状態の悪化，抗菌活性の問題などが考えられた。喀痰塗抹検査で陰性にならなければ隔離が解除できないため胃がんの手術が行えず，手術ができない間に胃がんが進行する可能性があった。また，骨の圧壊が進むと，手術をしなければ腰痛がさらに増強し，立位が困難になることも判断できた。

隔離が解除できない条件下にある患者に胃がんが見つかり，手術をしなければ死期を早めるというジレンマが生じている。

5. 支援内容

1）Zさんの思いの傾聴

外科医がZさんと息子に病状を説明した。Zさんはじっと天井を見つめながら黙って聞いていた。告知後，Zさんに思いを聞くと，「今のままだったら1年くらいしか生きられないのかな。手術を受けようとも思ったけれど，そんなに長生きしたいとも思わない。こんな年寄りが長生きしても大変だし」と小声で言い，じっと天井を見つめていた。「息子には自分で決めるように言われたが，どうしたらいいんだろう」と硬い表情でつぶやいた。「もうあと2，3か月かな」と様々な思いを巡らせながら苦悩していた。Zさんはすぐに答えを出すことができず，「先生も息子も手術はあんまり勧めていないと思う。なるがままでいいかな」と息子や医師に委ねている部分もうかがえた。

看護師は，Zさんに予後に対する不安や恐怖があると判断し，Zさんに寄り添い思いを傾聴し，そばにいることで感情の表出を助けた。

2）転院の検討

看護師はZさんへの支援として，何ができるかを考えた。このまま隔離解除の時期もわからず時間だけが過ぎ，病状が悪化していくのを待つことだけは避けたいと考えた。本来なら，当院に入院中の患者が排菌を認めた場合は，結核病棟のある病院へ転院することになっている。そうなれば個室での隔離が解除でき，Zさんの心理的負担やストレスの軽減が図れ，Zさんにとって望ましいと考えられた。そこで看護師は転院を提案し，主治医と調整した。主治医も同様の考えであったが，これまでの診断に至った過程や整形外科的問題と胃がんの治療を考えれば，当院での治療もやむを得ないという思いがあった。

Zさんにとって最善な方法は何かを探りながら，Zさんに転院を勧めた。しかし，Zさんは「あと2，3か月の命です。ここにおいてほしい」と訴えた。看護師はZさんの思いをくみ取り，喀痰塗抹検査が陰性になるときを待ち，Zさんを支えた。

3）人とのつながりを深めることで望みをかなえる支援

Zさんは，「これからどうしたらいいんだろう」と繰り返しつぶやいていた。その後，骨折部位の痛みが増強し，かなりつらそうな様子がみられた。安静時は痛みが治まっているが，少しの体動でも激痛が走り，トイレに行くことも難しくなっていった。同時期にナースコールが頻回になった。看護師は，がん看護専門看護師と緩和ケアチームに疼痛コントロールを依頼し，肉体的苦痛の軽減を図った。そして，ナースコールが頻回なのは，不安や寂しさ，どうすることもできないという思いなど，様々な葛藤が入り混じっている表れと考え，見守りながら接した。

Zさんはあるとき，「早くここから出たい。リハビリの遅れも取り戻さないとね。でも，進行性のがんだから，これからどうしたらいいんだろう」と，治療の決断はできないが，リハビリテーションをしたいという思いを看護師に打ち明けた。看護師は理学療法士にその思いを伝え，積極的なかかわりを依頼した。Zさんの腰痛はかなりつらそうであったが，徐々にコントロールができ，気分の良いときは病室を訪問した看護師に「見ていって」と言って，ベッドの周囲を歩き，満足そうな表情を見せた。看護師はZさんと一緒に喜び，がんばりを認めた。そして，Zさんとのつながりを深めることで喜びや望みをかなえるよう支援を続けた。

看護師は，Zさんの髪が伸びていたので散髪を提案すると，Zさんは「ありがたい」と承諾したので，理容師に出張を依頼した。Zさんは散髪後に鏡を見て，笑みを浮かべて「○円（散髪代）は高いなあ」と冗談交じりに答え，会話が弾んだ。

看護師は，院内で開催しているイベントのボランティアに病室への訪問を依頼し，Zさんにお茶を振舞った。Zさんは，「お茶がおいしい。作法がわからなくて申し訳ないけれど，着物の方にわざわざ来ていただいてうれしいです」と，明るい表情をみせ，端座位でお茶とお菓子を摂取した。

Zさんは，病室から出ることができず，面会は息子だけであったため，看護師は人とのかかわりがもてるように様々な工夫をし支援した。

第Ⅲ章　アドバンス・ケア・プランニング（ACP）の実践

6. 結果と考察

　今回，粟粒結核で治療中に排菌を認め，陰圧による個室隔離となったZさんが，治療中に偶発的に進行性胃がんが見つかり，最終的に胃がんの手術を受けないという意思決定をした。入院期間は約4か月で，陰圧による個室隔離の期間は8週間となった。

　看護師は，Zさんが今後の治療における意思決定をするプロセスのなかで，思いを傾聴し，感情の表出を助け，医師と療養場所の調整を図り，そして人とのつながりを深めることで望みをかなえる支援をした。

1）思いの傾聴

　結核は入院勧告の対象疾患であり，患者は自由な行動が制限されることになる。Zさんは排菌が持続していたため，陰圧隔離の解除ができなかった。そして個室から出ることができず，つらさや寂しさ，不満を感じ，病状の進行による活動性の低下も認めた。長期にわたって隔離される生活は，強い不安感やうつ状態などの心理的危機を引き起こすなど[1]，患者にとってはきわめてつらい体験である。しかし，看護師に話を聞いてもらうことや，気持ちを察した看護師の態度が患者のストレスを軽減することも報告されている[2]。本事例の看護師は，Zさんに寄り添い，思いを傾聴し，気持ちを引き出す精神的支援をしている。

2）社会とのつながり

　結核入院患者は，隔離により人に会う機会が少なくなることや社会との接点がなくなることに寂しさを感じ，また限られた環境のなかで閉塞感や孤独感を感じながら生活しているため，人とのつながりを重視している[1]。本事例では，看護師が中心となり，理学療法士やボランティアとのつながりを深めたことで，社会とのかかわりがもて，Zさんの寂しさが緩和される支援につながったと考える。また，リハビリテーションをとおして得られる達成感や喜び，周囲からの称賛は，Zさんが前向きになり，生きる力になっていった。

3）患者の欲求を反映したケアの提供

　Zさんは結核の治療中に進行性胃がんが見つかり，治療が難しい状態であった。Zさんは，「いつまでもつのかな」と，残された時間を気にする発言を繰り返し，衰弱していく身体をとおして死を意識するつらさを体験していると思われた。また，残された時間の過ごし方について苦悩していた。

　終末期の患者は様々な欲求をもっており，その欲求が満たされることは心の平安につながる[3]。看護師は，「ここから出たい」「転院はせずにここにおいてほしい」「リハビリで取り戻したい」といったZさんの欲求を明確にし，ケアに反映させていった。こうした支援によって，Zさんは心の平安を取り戻すことができ，隔離，高齢，基礎疾患の存在，家族の支援状況などから積極的治療を選択せず，緩和ケア中心の最期を迎えるという意思決定をすることができたと考える。

　ACPは，患者本人の自己決定を皆で支えることに特徴がある[4]。患者の生き方や価値観を共有し，そのうえで本人にとって「どのような治療や生き方が価値観に沿った

ものになるか」を共に考え，共に悩むことこそが重視される[5]。苦悩するZさんに寄り添い，共に悩み，Zさんが喜ぶケアの提供は，意思決定を支える支援になったと考える。

　近年，結核新規発生患者数は減少傾向である一方，65歳以上の高齢者が占める割合は高く6割を超えている[6]。高齢者の結核では，腎機能障害，悪性疾患，認知症などの合併症が多くなり，PS（performance status）が悪く，低栄養状態の患者が多い。結核の病型では，粟粒結核や肺外結核の割合が増える傾向がある[7]。こうした状況は，治療の優先順位が立てにくく，葛藤やジレンマが生じ，患者や家族の意思決定を難しくしている。

　本事例でも，最終的に胃がんに対する積極的治療は選択せず，緩和ケアにギアチェンジした。超高齢社会であるわが国では，今後ますます合併症を有する高齢患者の増加が予測され，倫理的問題や意思決定支援がより重要になってくる。医療者が倫理観をもち，様々な医療や看護の場面におけるACPにかかわり，患者の意思決定を支えていくことが望まれる。

文　献

1）藤村一美，秋原志穂，吉田ヤヨイ，他（2011）：大阪府内の結核病棟勤務看護師からみた患者の療養生活および心理過程に関する研究．大阪市立大学看護学雑誌，7：1-13.

2）秋原志穂，藤村一美（2017）：結核病棟看護師の看護実践の特徴．大阪市立大学看護学雑誌，13：11-19.

3）吉野まつみ，古嶋京子（2002）：結核に悪性腫瘍を合併した終末期における看護のジレンマ―私に何ができたのか？．日本精神科看護学会誌，45（1）：243-246.

4）厚生労働省（2018）．人生の最終段階における医療・ケアの 決定プロセスに関するガイドライン．〈https://www.mhlw.go.jp/file/06-Seisakujouhou-10800000-Iseikyoku/0000197721.pdf〉[2019. February 1]

5）Sudore RL，Lum HD，You JJ，et al（2017）．Defining Advance Care Planning for Adults：A Consensus Definition From a Multidisciplinary Delphi Panel．Journal of Pain and Symptom Management，53（5）：821-832.

6）厚生労働省．平成29年 結核登録者情報調査年報集計結果について．〈https://www.mhlw.go.jp/stf/seisakunitsuite/bunya/0000175095_00001.html〉[2019. February 1]

7）鈴木純子（2018）．高齢者結核．成人病と生活習慣病，48（1）：73-77.

第 **IV** 章

アドバンス・ケア・プランニング
（ACP）に必要な価値観を
知る・引き出すワーク

第Ⅳ章 アドバンス・ケア・プランニング（ACP）に必要な価値観を知る・引き出すワーク

1 | 価値観ワーク —価値観のルーツをたどる 記憶の旅

　価値観とは，価値が「ある」か「ない」か，あるいは「好ましい」か「好ましくない」か，「正しい」か「正しくない」かなど，物事を判断する際に基準となる考え方である。国や地域，文化圏によって形づくられるものもあれば，個人の経験が反映される部分もある。育った環境や家族構成，関係性，また地域との結びつきや属しているコミュニティによって「自分らしさ」や自分のなかの「当たり前」，すなわち価値観が形成される。

　治療やケアにおいて，意思決定や代理判断が必要となる場面は多い。患者や家族，かかわる医療者がそうした選択を求められたとき，患者の価値観を事前に共有しておくことは重要な判断材料となる。

　患者の価値観を知る方法として，インタビューによって社会的役割を担う前，すなわち幼少期の欲求を明らかにしていき，形成された価値観のルーツをたどるという方法がある。常識などによって抑圧されている現在の感情から出発するのではなく，一人の人間として生を受けてから本質的な欲求（本能）を尋ねることで，本来の自分の姿を思い出してもらうのである。どんなことに心を動かされ，夢中になり，歯を食いしばって悔しがり，感じない振りをして「今」ここにいるのか，そのルーツをたどっていく方法である。

　以下，患者の潜在意識にある記憶と感情にアクセスし，患者固有の価値観にたどり着く方法として「価値観ワーク」を紹介する。

Ⅰ | イントロダクション： 記憶を呼び覚ます７つの質問

　過去の記憶にアクセスする方法として，初めに以下の７つの質問に答えてもらう。ここでは思考や感情から導き出すのではなく，事実そのものを思い出せる質問からスタートする。ポイントは，記憶が映像化できるように思い出せるまでじっくり待つことと，その記憶がどんな内容でも受容することである。

①家族構成を教えてください。

②ご家族やご両親に何とよばれていましたか？

③ご家族の見た目の特徴を３つずつあげてください。

④子どもの頃の好きな食べ物，嫌いな食べ物は何ですか？

⑤子どもの頃はどんな家に住んでいて，よくどこにいましたか？

⑥家の周りには何がありましたか？

⑦家族以外でよく接した大人の人には，どんな人がいますか？

Ⅱ　価値観ワーク：価値観を探る５つのステップ

「記憶を呼び覚ます７つの質問」の次に，メインとなる「価値観ワーク」の５つの質問について，じっくりインタビューしていく。ここでは，患者に可能な限り幼少期の記憶を思い出してもらい，段階的に自分の価値観にたどり着くのをサポートする。過去の経験で味わった感情やそのときに考えたことを思い出して言葉にすることで，固有の価値観が形成された経緯を知ることができる。

さらに，その価値観は，今後訪れる様々なライフイベントにおいて必要なものなのか，もしくは手放したほうが楽になるのかについて患者自身に考えてもらう。こうして，徐々に具体化した価値観は，患者の家族や治療にかかわる医療者が共有し，今後の治療プランを立案する際に使用できるよう許可を得ておこう。

以下，「価値観ワーク」の５つの質問を紹介する。

質問1　子どもの頃に夢中になったことはどんなことですか？ だれと，どこで，どんなふうに遊んでいたのか具体的に教えてください。

子どもの頃にどんな遊びが好きだったか，時間を忘れて何度も繰り返して楽しんだことについて尋ねる。例として，木登り，人形遊び，鬼ごっこ，ブロック，近所の探検，本を読むこと，虫取り，ままごとなどをあげる。できるだけ小さい頃のことを思い出してもらい，なぜそのことが好きだったのか，どんな気分になったのかも思い出せるよう，掘り下げて質問をしていく。

質問2　子どもの頃に，両親や身近な大人によく言われたことはどんなことですか？ それはどんな場面でしたか？ ３つあげてください。

両親や祖父母，近所の人などから繰り返し言われたことや，印象に残っていることを尋ねる。たとえば，「しっかりしているわね」「やればできる子なの」「○○ちゃんは本当に可愛い」「お姉ちゃんなのだから我慢しなさい」「宿題をやってからにしなさい」

第Ⅳ章　アドバンス・ケア・プランニング（ACP）に必要な価値観を知る・引き出すワーク

「落ち着きがないわね」など具体的な内容を尋ね，自分がどんな子どもだったのかを思い出してもらう。

質問3　子どもの頃，両親や身近な人に対して我慢していたこと，遠慮していたことはどんなことですか？　そのとき，本当に望んでいたことはどんなことでしたか？

　子どもの頃の自分が，本当は望んでいたけれど我慢して，手に入らなかったことを尋ねる。物，時間，機会，愛情，空間など何でもよい。以下，いくつか例をあげる。
①いつも弟が先に選ぶのを許されていた。譲ると褒められたが，本当は一番に選ばせてほしかった。
②父がよく母を怒鳴っていたのが怖くて，静かになるまでトイレから出られなかった。喧嘩をやめてほしかった。
③姉は母にいたずらが見つかると私のせいにしたので，よく怒られて泣いていた。説明がうまくできなくても，自分の話を聞いて信じてほしかった。
④お客様が来たときは，笑顔で挨拶をするように言われ，静かに座って何時間もその場にいなければならなかった。周りの友達のように，自由に遊びに行きたかった。
⑤両親が共働きのため，夕食は祖父母と済ませることが多かった。本当は母親の作るカレーやハンバーグが好きだったけれど，祖父が魚好きなのを知っていたので祖母には言わずにいた。

質問4　これまでの3つの質問に答えてみて，現在のあなたにもつながっている考え方や行動はどんなことですか？　良い悪いに関係なく，思いつくことを教えてください。

　あらためて思い返してみると，今の自分も子どもの頃と同じような思考，感情，行動のパターンがあることに気づくだろう。以下，質問4に関連した例をあげる。
①客観的に物事を判断し，滅多に取り乱すことはない。一方で，優秀さにこだわり，常に周囲からの期待にこたえられるような選択をしているかもしれない。
②どんな人でも分け隔てなく平等に付き合うことができる。一方で，権力や立場を利用して人の上に立とうとする人や，立場の弱い人へ理不尽に感情をぶつける人をみると，ついカッとしてしまう。
③人の話を最後まで聞き，事実や全体像を把握して，正確な判断ができる。一方で，情報が不十分な状況で早急に決断を求められると困ってしまう。
④一度自分が決めたことや引き受けた役割は，どんなことがあっても最後までやり遂げようとし，そのための努力は惜しまない。一方で，正確さや正しいルールにこだわりすぎてしまい，融通が利かない。
⑤自分より相手のことを優先する。気が利くとよく言われ，そのことが仕事でも役に

立っている。一方で，人に気をつかいすぎて，自分の意見を言えないことがよくある。

> **質問5** 質問4で答えたことは，あなたのこれからの人生においても大事にした
> いことですか？ それとも少し距離を置いてみたいですか？ また，どうし
> てそう思うのですか？

　質問4で答えた思考，感情，行動のパターンは，今もっている価値観につながって
いる。良くも悪くも自分のなかにあり，これまで様々な選択を手伝ってきたといえる。
言葉にしたことで，これから特に大事にしていきたい価値観を確認していく。

| 第Ⅳ章 | アドバンス・ケア・プランニング（ACP）に必要な価値観を知る・引き出すワーク |

2 | 価値観ワークを成功に導くために欠かせない3つの準備

　医療における意思決定の場面では，緊急度や重要度が増すほど，患者や家族が決断する時間は短く，冷静に判断できる状況でないことも多い。その場面を迎える前に，患者の価値観を表面化し，家族や身近な人と共有しておくことで「その人らしい基準」に基づいた意思決定を支援することができる。

　以下，価値観を表面化するためのインタビューのポイントを3つ紹介する。

Step 1. "元気なとき" にインタビューする

　人生のルーツを紐解くことは，本来のその人らしさ，あるべき姿を取り戻す取り組みとなる。こうした「価値観ワーク」は，患者の意思がハッキリしているタイミングで実施しなければならない。なぜなら，医療における重要な意思決定の場面が来てからでは，じっくり話をするのは難しいからである。緊急時など患者本人との意思疎通が困難な状況下では，家族も目の前で起きていることと向き合うだけで精いっぱいである。そのため，患者と出会って信頼関係を築いていくタイミングでインタビューするのがベストといえる。

　準備として，患者が自分のことを安心して話せるように，インタビューの意図を伝えて合意を得ておく。他者に話が聞こえない静かな部屋や環境を準備し，時間は最低15分を予定しておく。また，インタビューで答えた内容は，音声データや書きとめるなど記録をとる。こうした記録があると，後に家族やかかわる医療者が確認した際に，患者がすぐに思い出せなかった事柄を思い出すきっかけにすることができる。

Step 2. "宝物を扱う" ように引き出す

　「私の価値観はこういうものです」と即答できる人は多くはないだろう。即答できるとしたら，もともと自分と向き合うことに興味がある人や，自分の価値観と向き合う必要があるライフイベントを経験した人ではないだろうか。

　人は人生経験を重ねるほど，固有の常識，当たり前，ルールといった「こうあるべき」がつくられていく。「親はこうあるべき」「男性はこうあるべき」「日本人はこうあるべき」など，これらは価値観と密接に関係しているが，なぜその価値観が生まれたのか

268

を明確にすることが，価値観を表面化する重要なキーポイントである。

　人はだれでも，この世に生を受けたときは何の役割もなく，ルールももたず，本能や欲求のままに自己表現していた。乳児は，おなかが空いたら泣くし，安心したら黙る。不快を感じれば暴れ，物があれば手に取ってなめてみる。その後，成長するにつれ，親や身近な人の価値観に様々な影響を受けるようになる。すなわち，かかわる人の「こうあるべき」によって，自分の価値観が形成されていく。たとえば，テストの点がいいことを褒められて育てば，「結果を出すべき」という価値観が生まれるかもしれない。「お姉ちゃんなのだから妹の面倒をみなさい」といつも言われたなら，「長女はしっかりするべき」や，「自分より弱いものの面倒をみるのは当たり前」という価値観が生まれるかもしれない。このように，育った環境や出会ってきた人で，いくつもの価値観が生まれる。それらの背景をじっくり思い出し，これからの自分にとって必要な価値観か，もしくは手放したほうが自分らしくいられるのか，対話をとおして考えてもらう。

　そのときに意識してほしいのは，患者の過去の経験や感情をジャッジしないことである。良い悪いではなく，目の前にいる人にとっての「あるがまま」を，その人の宝物を掌にそっと乗せて扱うように対話することが最大のポイントである。

Step 3．まずは医療者自身の価値観を表面化しておく

　ここまで読んできた人は，「価値観ワーク」を実践するためのノウハウを知り，実際に活用してみようと思ったかもしれない。しかし，もう少し待ってほしい。実は，その前にどうしても実践してほしいことがもう一段階ある。それは，患者に実践する前に医療者であるあなたが「自分自身の価値観」について知っておくことである。

　支援というと，患者にだけ意識が向きがちである。しかし，この意識こそがACPの実践を難しくさせている大きな要因の一つでもある。なぜならば，看護師が医療者として専門性をもって経験を積めば積むほど，その人の価値観のなかに「医療者としての価値観」が根づいてくるからである。それらを含めた自分の価値観を知らないでいると，自分固有の価値観というフィルターをとおして物事を判断していることに気づかない可能性が高くなる。たとえば，「転移が見つかったのだから手術を断念すべき。抗がん剤に切り替えるべき」や「命に影響がないし，壊死している部分を切除すれば問題ない」「血縁でない人が最期まで面倒をみるのは難しいのだから，延命を選択するのはトラブルにつながるだろう」というのは，医療者としての経験があるからこそ形成された価値観である。

　このように，医療者としての経験で，患者の生き方を判断していることはないだろうか。これを悪いといっているわけではない。実際に，医療者の知識や経験は，患者や家族をサポートするために必要なことである。しかし，患者や家族の意思決定を支援するのであれば，医療者である自分自身のフィルターをとおして接していることをしっかりと認識しておかなければならない。言い方を変えると，医療者の「良かれ」は，患者や家族の「良かれ」と必ずしも一致しないということである。このことをしっかり確認しておくためにも，まずは医療者自身が「価値観ワーク」に取り組むことが必須である。

第Ⅳ章 アドバンス・ケア・プランニング（ACP）に必要な価値観を知る・引き出すワーク

3 患者・家族の意思決定を支援する コミュニケーション

ACPは，患者にとっては残された人生をどのように過ごしたいか，最期をどのように迎えたいかを，家族にとっては患者の思いとの間で揺れながら，どのような折り合いをつけたらよいかを考える場である。このようなACPの場において，これまでの人生で経験したことのない話し合いの場に立たされる患者・家族の戸惑いは容易に想像できる。この席で，患者が自身の生き方を見つめつつ，自分の価値観に基づいて意思決定できることが望ましいが，たやすいことではない。また，ACPにかかわる医療者の側も手探りであることが多いのではないだろうか。

2018（平成30）年の厚生労働省の調査[1]では，実際に人生の最終段階の医療について家族や医療者と詳しく話し合った経験のある人は2.7％であり，多くの患者・家族はACPと初めて向き合うことになる。こうしたACPの場面で重要な役割を果たすのがコミュニケーションである。したがって，患者・家族に寄り添い，患者の価値観に基づいて思いを自由に話せる環境づくりが，ACPにかかわる医療者にとって欠かせないスキルといえる。

本項では，ACPにかかわる医療者に役立つコミュニケーションスキルについて，最初にどのような話し合いの場でも共通する，欠かせないポイントをあげる。次に，ACPの場面におけるコミュニケーションのポイントを紹介する（具体例は，第Ⅰ章の表3-1，p.32参照）。

Ⅰ どのような場面でも共通する，話しやすい環境づくりのための３つのポイント

医療者との話し合いの際に，患者・家族の緊張が高い場合，思考は停止し，思いを素直に言葉にすることは困難である。つまり，患者・家族の緊張が解けなければ，その後の話し合いはうまくいかない。医療者が目指すところは，患者が自身の価値観に気づき，それに沿って自由に自分の思いを話せること，そしてその患者に家族が寄り添える環境をつくることである。これはACPにかかわる医療者に欠かせないスキルといえる。

1. 場所の準備と座席の配置

　話し合いのために案内した部屋が，話し合いにふさわしくない状態であったら，患者・家族は「この話し合いは大切にされていない」と感じてしまうだろう。話し合いの場は，前もって準備する必要がある。

　部屋は，人の出入りがなく，静かで音漏れの心配がないことが必須である。テーブルと椅子を準備する際，座席の配置には特に注意を払う。一般的に，人は正面から見つめられると緊張し防衛機制が働き，過剰に反応したり，羞恥心を感じたりする。参加する人数にもよるが，患者・家族の席は，医療者と正面から向き合うような位置は避け，両者の距離が近すぎないよう，椅子を配置する。患者・家族を座席に案内する際，患者・家族に先に座ってもらい，医療者は患者の好みを聞いて座る位置を決めてもよい。

2. 患者・家族が安心できる雰囲気づくり

　落ち着いた環境で，緊張がほぐれると，患者・家族はありのままの自分を表出できるようになる。医療者は，無意識のうちに患者・家族の安心感をおびやかしている可能性があるので，十分な配慮が求められる。たとえば，初めて言葉を交わすときには，この話し合いに参加してくれたことへの感謝を伝える。また，穏やかな表情や口調を心がけ，やや身を乗り出すような姿勢で，声のトーンや話し方などは相手に合わせるように気を配り，相手が話をしやすいよう，適切なタイミングでうなずきや相づちを打つ。このような姿勢を医療者が示すことで，患者・家族は「話を聞いてくれている，受け止めてくれる」と感じることができる。

　また，すぐに本題に入らず，挨拶の後，相手の状態や家族へのねぎらいを伝え，リラックスした雰囲気をつくってから，話し合いの目的を伝えるとよい。

3. 信頼関係の構築

　患者・家族に本心を語ってもらうためには，信頼関係が欠かせない。信頼関係を築くことによって，患者・家族の警戒心がとれ，安心感をもって話ができ，次第に本心を語ることができるようになる。それを実現するコミュニケーションスキルの一つとして，ペーシングがある。ペーシングは，相手に言動を合わせることで，両者に一体感を生むコミュニケーションスキルである。

　ペーシングの方法には，呼吸のリズムやスピードを合わせる，姿勢や表情などを相手に合わせる，視線を軽く合わせて話す，相手と同じ速さやトーンで話す，相手の話を途中でさえぎらない，相手の言葉を繰り返すなどがある。

　これにより，患者・家族は医療者の話や提案を受け入れやすくなる。実施にあたっては，少し遅れてさり気なく合わせることがポイントとなる。

第Ⅳ章　アドバンス・ケア・プランニング（ACP）に必要な価値観を知る・引き出すワーク

Ⅱ　ACPの場面でのコミュニケーションの3つのポイント

　患者の生き方や人生の終わり方を考える主役は言うまでもなく患者自身であり，支える家族である。ここで大切なのは，終わりを前提に残された時間をどう過ごすかではなく，これからの生き方のなかに終わりがあるということである。医療者には，患者が望む今後について自由に思いを語ることができること，それを経て悔いのない時間の過ごし方について意思決定できること，そしてそれを家族と共に実現できるようサポートする姿勢が求められる。

1. 先の人生を考える

　ACPの話し合いを始めるときに大切なことは，これからどのように生きたいかを患者が自由に話せることである。ACP導入時には，状態が悪くなったらどうするかに関心が偏りがちであるが，大切なのは病気と共存しつつこれからをどのように生きたいか，どう過ごしたいかである。状態が悪くなったときの対応はそのなかの一部であるととらえてもらうことが重要と考える。ただし，このプロセスには多少の時間が必要となる。

1）患者に自由に話してもらう

　医療者には，「病気と付き合いながら，これからをどのように過ごしたいか，やりたいことは何かについて考えませんか。そのお手伝いをさせてください」というスタンスが必要である。しかし，いきなりそのような話を始めても患者は戸惑うだろう。まず，患者自身に，何を大切にしたいのか，好きなことやわくわくしたことを「過去」「現在」「近未来」に分けて考えてもらう。

　具体的には，最初に「あなたはどのようなことをしているときが幸せでしたか（楽しかったですか，わくわくしましたか，どのようなことを大切にしてきたのですか）」と過去を振り返る質問から始める。次に，現在について「どのようなことをしていると楽しいですか（幸せと感じますか）」「好きなことで，条件を決めてしまい諦めていることはありませんか」「どのようなことを大切にしていますか」などを尋ねる。近未来に関しては，「やってみたいことは何ですか」と，希望を尋ねる質問をする。思いついたことはノートに書き出して，じっくり見てもらうとよい。

2）大切にしてきたことに気づいてもらう

　ノートに書き出した項目を見て，患者がなぜそれを書き出したのか，それが実現したらどのような気分になるのかについて話してもらう。話すことによって，患者が今まで何を大切にしてきたか，何を大切にしたいと思っているかを確かめることができる。また，何がやる気をもたらすのか，行動につながるのかという価値の発見につながる。

　この経験は，病気とともにこれからをどう生きるかという患者の道標になる。医療者は，相手の価値観について合わせたり否定したりするのではなく相手の思いをその

まま受け止め，相手が大切にしていることを尊重するという姿勢を示す。つまり，相手の価値観に立って患者に寄り添う姿勢が重要となる。

3）これからしたいことを言葉にしてもらう

　患者が自身の価値観に気づくことによって，価値観を大切にしながらこれからをどのように生きたいかがイメージしやすくなる。価値観を大切にするということは，他人の言動に影響されることなく，自身の意思で選択するということである。医療者は，患者がこれからしたいことを自分の意志で選択し，具体的に語れるようかかわる。このプロセスを経ることで，患者は今後の生き方がイメージでき，医療者は家族と共に患者を支えることが可能となる。

2. 話を聴くスキル：傾聴

　話し合いを始めるにあたって大切なことは，患者・家族の話をしっかり聴くということである。聴くということは，相手に安心感を与え，話すことを促す最も大事なスキルである。聴いてもらっているという安心感は，自由な思考や自発的な行動につながる。医療者は，「指導」「教育」「説明」など，患者・家族に理解してもらうために話すことにエネルギーを割き，聴くことを後回しにしがちである。医療者が多くを話し過ぎると，患者・家族は受け身にならざるを得ない。患者がこれからどのように生きたいかを考えるうえで重要なのは，患者・家族が受け身ではなく，主体的に考え，話し，選択できる環境を整えることである。

　一般に用いられる「話を聞く」という言葉は，様々な意味を含んでいる。「聞く」は，特に意識せずに音や言葉が自然に耳に入ってくる状態，「訊く」は，答えを求め，疑問を明確にするために質問すること，「聴く」は，心を落ち着け，五感を研ぎ澄まし意識して耳を傾けることを指し，傾聴はこれに該当する。

　人は新しく行動を起こすときに，具体的なイメージがもてれば行動を起こしやすい。イメージを具体化するには，様々なコミュニケーション方法を駆使して情報を増やしつつ，自身のなかにある考えや思いを言語化して，一度外に出すことが必要となる。表出することによって自分が何を考え，思っているかが明確になる。患者・家族との話し合いの席で，できるだけ多くアウトプットしてもらうために，傾聴は欠かせない。しかし，傾聴はかなりの集中力を必要とする。

　人が1分間に話すことができる単語数は100〜175語，聞くことができるのは600〜800語といわれている。すなわち，聞くために頭をフル回転させる必要がないため，聞いているだけの状態では，次第に集中力を失ってほかのことに気をとられがちになる。たとえば，相手の話を聞きながら「次に何を話そうか」と考えたりする。この状態で傾聴はできない。そして，こうした医療者の態度から，患者は敏感に「聞いていないな」と感じ取ってしまう。

　聴くことに集中するためには，意識的に聴く訓練が必要となるが，同時に次のような聴き方を心がけるとよい。

・腕組みや足を組む態度は，相手を受け入れていないというサインとして伝わるので

避ける。

- 目を開けて，軽く視線を合わせる。
- うなずきや相づちは患者の話を聞いているという合図となるので，適度に行う。
- ペーシングを行う。
- 話はさえぎらないで最後まで聞く。
- 先走って結論を出さない。
- 表情や顔色，姿勢，声のトーン，テンポ，よく使う言い回し，ジェスチャー，うなずきなど，非言語的メッセージを見分ける。
- 患者の言葉を繰り返すことにより，話していることが伝わっているという安心につなげる。
- 質問をする。
- 沈黙は患者が考えている大切な時間ととらえ，せかさない。
- 話を要約することで，患者の話を理解していることを伝える。

ACPは，話し手にとっても聞き手にとっても緊張しがちな状況であるが，場に合ったスキルを意識的に使うことで，スムーズなコミュニケーションが期待できる。

3. 話し合いの準備ができているかの確認

ACPの場面では，患者が自身の疾患や予後，治療についてどのくらい知っておきたいかに応じて話し合いが行われる。そのため，患者の準備が整っていると判断できてから話し合いを始める。

また，準備が整っていたとしても，話し合いの前に，この話し合いはいつでも中断できること，話したくないことは話さなくてよいこと，聞きたいことは遠慮なく質問してよいことを伝える。そして，話しやすい環境を整えたうえで話し合いを進めていく。このとき，医療者は，患者の言語的コミュニケーションばかりに気をとられず，非言語的コミュニケーションをとおして，患者・家族が緊張しないで本心を話せているか気を配る。準備ができていると判断して開始しても，場合によっては患者が内容を受けとめきれないこともある。そのときは無理をしないで，いったん中断することも必要である。

ACPにおいては，導入時期，コミュニケーション，話し合いのプロセスが重要と指摘されている[2]。本項はそのなかのコミュニケーションを取り上げ，スキルを紹介した。人生の終盤で，あるいは最終段階で出会う医療者が，患者・家族の価値観を尊重して寄り添い，そして患者の状況の変化に応じた修正がいつでもできる体制がとれれば，患者の人生の締めくくりは納得できるものになる。そのために必要なコミュニケーションスキルを，一人でも多くの医療者に活用してもらいたいと願っている。

文　献

1）人生の最終段階における医療の普及・啓発の在り方に関する検討会（2018）．人生の最終段階における医療に関する意識調査報告書.
〈https://www.mhlw.go.jp/toukei/list/dl/saisyuiryo_a_h29.pdf〉[2018．December 5]

2）木澤義之（編）（2018）．これからの治療・ケアに関する話し合い―アドバンス・ケア・プランニング．平成29年度厚生労働省委託事業 人生の最終段階における医療体制整備事業，第3回人生の最終段階における医療の普及・啓発の在り方に関する検討会，資料3.
〈https://www.mhlw.go.jp/file/05-Shingikai-10801000-Iseikyoku-Soumuka/0000189051.pdf〉[2018．December 5]

3）阿部泰之（2016）．アドバンス・ケア・プランニング―いつ行うか，誰がイニシアチブをとるか，どう切り出すか．Modern Physician，36（8）：839-843.

4）伊藤守（2010）．コーチングの教科書．アスペクト.

5）木澤義之（編）（2017）．アドバンス・ケア・プランニング―いのちの終わりについて話し合いを始める．第1回人生の最終段階における医療の普及・啓発の在り方に関する検討会，資料3.
〈https://www.mhlw.go.jp/file/05-Shingikai-10801000-Iseikyoku-Soumuka/0000173561.pdf〉[2018．December 5]

6）木澤義之（2018）．患者・家族の意向を尊重した意思決定支援，特にアドバンス・ケア・プラニング（ACP）について．看護，70（7）：71-75.

7）熊田梨恵（2015）．患者の視点から見た患者と医療者にとってより良い意思決定支援とは―Advance Care Planning の可能性．蘇生，34（2）：120-123.

8）McManus M（著），ヒューイ陽子（訳）（1999）．ソース―あなたの人生の源は，ワクワクすることにある。，ヴォイス.

9）西川満則，高梨早苗，久保川直美，他（2015）．アドバンスケアプランニングとエンドオブライフディスカッション．日本老年医学会雑誌，52（3）：217-223.

10）山口創，鈴木晶夫（1996）．座席配置が気分に及ぼす効果に関する実験的研究．実験社会心理学研究，36（2）：219-229.

11）吉野かえで，平岡栄治（2017）．アドンバンス・ケア・プランニング（ACP）―急性期病院の医師だからこそ，ACP力が必要！．Hospitalist，5（4）：645-661.

12）片山陽子（2014）．研修報告：カナダBC州におけるアドバンス・ケア・プランニングの実践と教育の展開．香川県立保健医療大学雑誌，5：37-43.

第Ⅳ章　アドバンス・ケア・プランニング（ACP）に必要な価値観を知る・引き出すワーク

4 アドバンス・ケア・プランニング（ACP）の啓発活動と「きらり人生ノート」

　筆者は地域包括支援センター（以下，包括）の相談員であり，高齢者の地域生活におけるACPの必要性を日々痛感している。以下，筆者が所属する包括で行っている住民向けの啓発活動について紹介する。

Ⅰ 地域の高齢者を取り巻く現状とACPの必要性

1. 地域包括支援センターに寄せられる相談

　包括は高齢者を含め地域住民の総合相談窓口であり，医療や介護，日常生活について様々な相談を受け付けている。包括相談員は，医療機関と連携しながら介護保険サービスの説明や要介護認定申請の支援，社会資源の紹介など，地域住民，特に高齢者の暮らしや介護，在宅療養に必要な援助をしている。地域の高齢者から寄せられる相談やサービス利用を通じて，高齢者やその家族が抱える病気や介護への不安，心配などが和らぎ，安心できる暮らしを取り戻し，元気に過ごせるよう，包括相談員は自転車で地域を走り回っている。

　筆者が包括相談員として相談を聞いていると，最近まで普通に生活できていた高齢者が，突然，命にかかわる病気や要介護の状態に陥るということも少なくない。そしてただなりゆきに任せていると，本人の意向が置き去りにされるような場面に出会うことも少なくない。たとえば，最期まで自宅で過ごしたいと考えていたが家族の意向で在宅療養を諦めた人のケースや，本人は延命治療を受けたくないと話していたが，口から食べられなくなったとき，医師に胃瘻にするかどうかを聞かれた家族が胃瘻を選択したケース，認知症だけれど一人暮らしができていた人が，骨折をきっかけに入院し，点滴の管を抜こうとするからとベッド柵に手を縛られ，すぐに歩けなくなり病院で亡くなったケースなど，最近までその人らしく暮らせていたのに，最後の最期で，それまでの生活から無理に引き離されてしまうケースに出会うことがある。そんなとき筆者は，もったいないような，寂しいような何とも言えない気持ちと，「何かおかしい」という違和感でいっぱいになる。

276

2. 啓発活動取り組みのきっかけ

そもそも高齢になれば，加齢に伴ってADLや判断力の低下が起きてくるのは避けられない。いずれやって来る終末期を「どのように迎えたいのか」を考えておかないと，本人が望まない方向にいきかねない。現状では，高齢者への介護サービスや介護予防支援は，心身の機能の維持・向上や自立支援が中心である。しかしそれだけでなく，その人が自分らしい最期を迎えるための支援も必要なのではないだろうか。筆者は，同じような疑問を感じている相談員たちと議論を重ねた。

包括相談員が相談現場で出会うケースは，すでに介護が必要な状態や，生命やQOLを左右するような治療を選択しなくてはならない状況になってからであることが多い。そうした差し迫った状況では，気持ちや時間の余裕がなく，本人の希望や価値観よりも，家族や医師の考えに沿った選択が行われやすいようにみえる。家族は本人にとって良かれと思い，本人の代わりに重い選択をしている。特に生命維持に直結する医療の選択は，家族でも代理で行うのは容易ではないはずである。また，回復の見込みがないのに，延命に近い治療がなされれば，心身機能が低下し，多くの高齢者が嫌がる「寝たきり」の道を選ぶことにもつながる。

われわれ包括相談員のチームは，本人や家族の思いがすれ違うことなく，その人らしい最期を迎えるには，ある程度元気なときからどのような最期を迎えたいかを考えておく必要があるのではないかと考え，そのためには，地域へ働きかける啓発活動が必要であると考えるようになっていた。こうして，筆者らの試行錯誤が始まった。

Ⅱ 人生の最期にまつわる様々なことを「知る」「考える」「語る」体験

1. エンディングノートの作成と終活講座の開催

筆者らが啓発活動として最初に思いついたのは，老人会など地域の高齢者の集まりで，エンディングノートを使った終活講座を行うことであった。地域の高齢者に接するうちに，「終活」「エンディングノート」などの用語が浸透し，老い支度への関心の高さを実感していたことから，筆者らがオリジナルのエンディングノートを作り，地域の人と一緒に書いてみる講座を開こうと考えたのである。

一般のエンディングノートや終活セミナーは，「相続，葬式，お墓」など，亡くなった後のことが中心であるが，筆者らは終末期の医療をどうしたいかの事前指示書に関すること，認知症になり意思決定支援が必要になった場合などを考えてもらうような，人生の最終段階をどのように迎えたいかに焦点を絞った内容とした。こうして作成したオリジナルエンディングノートを使い，「エンディングノートを書いてみよう！」と銘打った終活講座を何度か実施した。

講座に参加した高齢者に，「どのような最期を迎えたいか」「終末期の医療への希望」

について問いかけると，「こういうことを考えるのは大事なことよね」「一度つけた胃瘻をはずせることもあるの？」など多くの反応があり，関心がないわけではなく，考えるきっかけや情報が少ないだけなのではないかと思われた。ほかにも，「私は尊厳死協会に入っています」「延命はするなと子どもに話している」「エンディングノートのような横文字はやめてほしい」「子どもには迷惑をかけたくない」「そんなことを考えても仕方がない。自分は息子に任せる」など，自分の考えを気楽に発言している姿がみられた。顔見知り同士が集まる会なので，参加者は気軽に自分の思いを話しており，自分の考えを言い合っている高齢者の姿が，日々の困り事を中心に話を聞いている相談員にとって，とても新鮮であった。

　人の価値観は，だれかに話してみて初めてわかるものである。この講座をとおして，「考えてみましょう」「家族に話しておきましょう」と伝えるだけでなく，だれかと語り合う場があることも，大事な要素であると気づくことができた。

2. ACPセミナーの開催

　そんななか筆者は，杏林大学の角田ますみ先生のACPについての市民講座を聴講する機会を得た。ACPでは，自分の価値観や人生観，生き方について考え，それをだれかに伝えていくというプロセスを大事にしている。リビングウィルや事前指示書よりも広く包括的な考え方であることを知った。「住み慣れた地域でできる限り最期まで自分らしく暮らす」という包括の考え方にも重なると，筆者は感じた。地域の高齢者が自分らしさについて考え，家族や地域の専門職と対話を繰り返しながら人生の最終段階を迎えることができるような地域づくりができないか，地域の高齢者がACPについて知ることや考えることがその第一歩になるのではないかと考えた。

　その後，筆者らの包括で行っているセミナーの講師を角田先生に依頼し，開催することができた[1]。参加者からは「とても大事なテーマだ」「もっと学びたい」という声を聞くことができ，ACPの考え方をより広く伝えていきたいという思いも高まった。

　次に筆者らは，ACPを知ると同時に「住み慣れた地域でこれからどう過ごしていきたいか」について考える連続セミナーを企画した。

● ACP，成年後見制度，施設選びについてなど，高齢者に知ってほしい福祉や医療の知識に関する講座。

● 包括担当エリア周辺の施設（デイサービス，老人保健施設，特別養護老人ホーム，有料老人ホーム，小規模多機能型居宅介護）見学会。

● 参加者がヘルパーやデイサービスの職員，ケアマネジャーらとテーブルを囲み，様々なテーマで意見を交換するグループワーク「語ろう会」。

　以上３種類のセミナーを「いのじん地区できらり人生☆未来予想図を描こう」と題し，７月から月１回ペースで開催した。ちなみに「いのじん地区」とは，筆者らの包括担当エリア井口・野崎・深大寺からとったものである。

4 アドバンス・ケア・プランニング（ACP）の啓発活動と「きらり人生ノート」

Ⅲ 自分の希望・価値観を形に残す 「きらり人生ノート」の作成

　筆者らが企画した連続セミナーでは，前述したオリジナルエンディングノートを作った経験を生かし，参加者がこのセミナーをとおして知ったことや考えたこと，自分自身のACPやこれからの人生をどのように過ごしていきたいかについて書き込めるノート「きらり人生ノート」を作成し，参加者に配布した。このノートの内容は，様々な分野の団体から出されている資料を抜粋しまとめた。参考にした資料の一部を以下に紹介する。

1. 「私の老後の生き方・暮らし方ノート」

　全国社会福祉協議会が作成した「私の老後の生き方・暮らし方ノート」[2]は，現在の地域とのかかわりや，介護を要するようになったとき，地域でどのように暮らしていきたいかを考えることができる内容になっている。

　「きらり人生ノート」では，ライフイベントや思い出を書き込む「自分史」（図4-1の❸），現在，地域のなかで，どのような人とのつながりのなかで生活しているのかをマップ化した「安心マップ（かかわりのある人）」（図4-1の❻），収支や貯蓄など，どのような家計で日々暮らしているのかを見える化した「安心マップ（財産管理）」（図4-1の❼），自分の将来像をイメージする「これからの未来予想図」（図4-1の❽），これから地域のなかでどう暮らしていくかについて考える「地域の未来予想図」（図4-1の❾）という項目に引用した。

2. 「本人にとってのよりよい暮らしガイド」

　東京都健康長寿医療センターによる「本人にとってのよりよい暮らしガイド」[3]は，日本認知症本人ワーキンググループ制作協力のガイドブックで，認知症と診断されても絶望せず，「自分なりにより良い暮らしをしよう」と働きかけることを目的として作られている。

　「きらり人生ノート」では，「私が大切にしたいことメモ」（図4-1の❹❺）という項目に引用した。ここには，自分の好き嫌いなど趣味，嗜好や，大事にしていきたいと思っていることを書き込むことができる。自分の価値観に気づくことができ，書き残しておくことで，意思決定支援が必要となったときにも，自分の思いを支援者に伝えることができるような内容となっている。

3. 「私の生き方連絡ノート」「私の医療に対する希望（終末期になったとき）」

　終末期医療に対する考えをまとめるため，自分らしい「生き」「死に」を考える会の「私の生き方連絡ノート」[4]と，長寿医療研究センターで使用されている「私の医療に対する希望（終末期になったとき）」[5]を参照した。「きらり人生ノート」では，「私の

第IV章　アドバンス・ケア・プランニング（ACP）に必要な価値観を知る・引き出すワーク

①

いのじんセミナー 2018

〜自分らしく暮らし続けたいあなたへ〜

きらり人生ノート

②

きらり人生ノートについて

超高齢社会の現在，「終活」「老い支度」などの言葉がよく聞かれるようになりました。

しかし，亡き後の準備も大切ですが，**介護や療養が必要になっても，自分らしく暮らす**方法を考えていくことも，大切なのではないでしょうか。そしてそれは，「今，これからをどう生きるか」にもつながるのではないでしょうか。

私たちは地域の相談員として，みなさんと一緒に考え，語り合っていきたいと思っています。

まずはこのノートを活用し，自分自身の考えや思いをまとめてみることから始めてみませんか？

ノート活用のポイント

★ 記入したものを見てもらったり，一緒に
　書くなど，家族等と内容を共有しましょう
★ 内容はいつでも書き換え可能です
　定期的に見直してみましょう

---

③

自分史

これまでの自分の人生を振り返ります

	人生の節目 （できごと）	思い出など
生まれた年		
現　在		

参照：全国社会福祉協議会「私の老後の生き方・暮らし方ノート」

④

私が大切にしたいことメモ

高齢になっても，認知症になっても，毎日が自分なりに楽しく，穏やかに過ごせるように。その手がかりは自分の中にあります。自分が大切にしたいことを，書き留めておきましょう。これからの暮らしにきっと役に立ちます。

私にとって…	
大切な思い出	
大切な人	
大切なもの （ささいなものでも）	
楽しみ，好きなこと	
好きな場所・ 行きたい場所	
好きな食べ物・ 飲み物	
好きな音楽・歌	
好きな言葉	

図4-1　きらり人生ノート

4 アドバンス・ケア・プランニング（ACP）の啓発活動と「きらり人生ノート」

私にとって…	
大切な習慣・こだわり	
これからもやりたいこと・続けたいこと	
これから新たにやってみたいこと	
不安なこと	
嫌いなこと	
（人に）してほしくないこと	
自由に（自分なりに書いておきたいこと・人にわかってほしいことなど）	

参照：東京都健康長寿医療センター「本人にとってのよりよい暮らしガイド」

★暮らしのヒント★
　満足する最期を迎えるためには，「これからの人生をどう生きていくか」「どのような年のとり方をしたいか」「人生の転機に何を選ぶのか・選ばないのか」「家族にどうしてほしいのか」などを思い描いておくとよいでしょう。
　そのためにまず，「自分は何を好み，何を嫌うのか」「どんな価値観をもっているのか」を，ある程度はっきりさせてみること，そしてそれを身近な人に「話すこと」が第一歩となるでしょう。

参照：角田ますみ「H29年度いのじんセミナー，医療の終活〜最期まで私らしく生きるために」

❺

安心マップ（かかわりのある人）

現在の暮らし，家族関係，日常的にかかわっている人やお店などを図にしてみます。

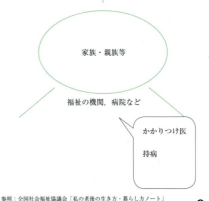

参照：全国社会福祉協議会「私の老後の生き方・暮らし方ノート」

❻

安心マップ（財産管理）

将来の経済状況を確認し，老後に必要な資金を推測したり，管理をどうしていきたいのかを考えます。

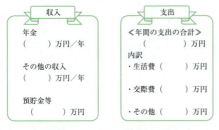

【自らが管理できなくなった場合の意向はありますか？】
例：「〇〇に頼みたい」「成年後見制度を利用したい」など

参照：全国社会福祉協議会「私の老後の生き方・暮らし方ノート」

★暮らしのヒント★
成年後見制度：後見人が契約の代理等を支援します。
福祉サービス利用援助事業：社会福祉協議会が福祉サービスの利用や金銭管理を支援します。

❼

これからの未来予想図

現在，（　　　）歳のあなた。
未来，（　　　）歳の自分を想像してみましょう。

【私の生き方・暮らし方の希望】

【これからの暮らしで困ると予想されること】

【そのために今から備えなければならないこと】

【その他】
私が，家族・地域・社会に伝えておきたいことです
たとえば，財産管理，様々な手続き，葬儀，臓器移植カードなど

参照：全国社会福祉協議会「私の老後の生き方・暮らし方ノート」

❽

図4-1　きらり人生ノート（つづき）

第IV章　アドバンス・ケア・プランニング（ACP）に必要な価値観を知る・引き出すワーク

地域の未来予想図

いつまでも暮らし続けたい地域って，どのような地域でしょうか？　ご近所さん，地域のお仲間と一緒に考えてみましょう。

【「住んでいる地域」の好きなところは，
　　　　　　　　　どんなところですか？】

【「住んでいる地域」は，
　　　　　　　これから，どうなってほしいですか？】

【「住んでいる地域」で，
　　　　　　あなたが取り組みたいことは何ですか？】

参照：全国社会福祉協議会「私の老後の生き方・暮らし方ノート」

★暮らしのヒント★
市内の地域包括支援センターや三鷹市社会福祉協議会では，地域参加のできる場所をご案内しています。何か始めたい，取り組みたい地域活動があれば，立ち上げ支援・活動場所のマッチングも行います。

❾

私の終末期医療に関する希望

終末期に近づいたとき，ご自身が受けられる医療に対する希望を書いておきましょう。
「意思確認ができない」「判断力が低下している」ときに，ご家族や主治医の参考になるはずです。

・自分が望む医療や闘病の希望
①イメージ

②これだけは嫌なこと

③大切にしたいこと

例：
・あらゆる手段をとって，闘病する
・日本で標準的な治療を受けたい
・どんな手段をとっても，一日でも長く生きたい
・生活の質を優先したい
・○○歳くらいまで生きたら，あとは自然に任せたい
・医療処置は，痛みをとるなど，最低限でよい

・基本的な希望　（希望の項目をチェックしてください）
①痛みや苦痛について　□できるだけ抑えてほしい
　　　　　　　　　　　（□必要なら鎮静剤を使ってもよい）
　　　　　　　　　　　□自然のままでいたい
②終末期を過ごす場所について　□病院　□自宅　□施設
　　　　　　　　　　　　　　　□病状に応じて
③その他の基本的な希望　（自由にご記載ください）

参照：自分らしい「生き」「死に」を考える会「私の生き方連絡ノート」

❿

・終末期になったときの希望　（希望の項目をチェックしてください）
　　　終末期とは：生命維持処置を行わなければ，比較的短時間に死に至るであろう，不治で回復不能の状態のこと

①心臓マッサージなどの心肺蘇生　□してほしい　□してほしくない
②延命のための人工呼吸器　□してほしい　□してほしくない
③抗生物質の強力な使用　□してほしい　□してほしくない
④胃ろうによる栄養補給　□してほしい　□してほしくない
⑤鼻チューブによる栄養補給　□してほしい　□してほしくない
⑥点滴による水分補給　□してほしい　□してほしくない
⑦中心静脈栄養（TPN）　□してほしい　□してほしくない
⑧その他の希望　（自由にご記載ください）

・ご自分で希望する医療が判断できなくなったとき，主治医が相談すべき人はどなたですか（お書きいただかなくても結構です）

お名前【　　　　　】	ご関係【　　　　　　】
お名前【　　　　　】	ご関係【　　　　　　】

参照：長寿医療研究センター在宅医療・地域医療連携部「私の医療に対する希望（終末期になったとき）」

★暮らしのヒント★
～リビング・ウィルという考え方～
　終末期にあっても，「本人の延命治療を行わない」という意思表示がなければ延命治療が行われる場合があります。また，家族が本人にかわり，延命治療をどうするか，判断を求められる場合も少なくありません。
　意識がなくなったり，認知症で意思が伝えられないときのため，終末期の医療処置等について意思表示しておくことを「リビング・ウィル」といいます。

⓫

『私が，自分で意思表示ができなくなったとき，このノートを治療や介護の参考にしてください』
　　　　　　　　　　　　　　　年　　月　　日

氏名
_____

発行：三鷹市西部地域包括支援センター（2018）
監修：角田ますみ（杏林大学保健学部）

出典：1）全国社会福祉協議会「私の老後の生き方・暮らし方ノート」
　　　2）三鷹市「三鷹版わたしの覚え書きノート」
　　　3）東京都健康長寿医療センター「本人にとってのよりよい暮らしガイド」
　　　4）角田ますみ「H29年度いのちセミナー，医療の終活～最期まで私らしく生きるために」
　　　5）長寿医療研究センター在宅医療・地域医療連携部「私の医療に対する希望（終末期になったとき）」
　　　6）自分らしい「生き」「死に」を考える会「私の生き方連絡ノート」

⓬

図4-1　きらり人生ノート（つづき）

終末期医療に関する希望」（図4-1の❿⓫）とし，終末期医療の希望や代理判断をしてもらいたい相手などについて示すことができる。

連続セミナーへの参加を重ねることで，自分自身の「きらり人生ノート」が出来上がるように，このノートの項目と連続セミナーの内容をリンクさせた講座を開催し，グループワーク「語ろう会」のテーマも選んだ。

Ⅳ 地域住民と専門職がACPについて共に考える場の提供

1. 連続セミナーの反響

「きらり人生ノート」は，連続セミナーの初回に参加者に配布した。参加者は「こういうことは大事よね」「ちゃんと考えておかないといけないわね」など，前向きにとらえる人が多く，友達にもあげたいと余分に持って帰る人もいた。これから先，自分の人生の最終段階をどう過ごしたいか，そのためにはどのようなことを考えておけばよいのか，ノートを眺めて考える姿から，ACPという言葉は知らなくても，ACPが地域の高齢者たちの関心を呼ぶテーマであり，考える機会が求められていると実感した。

このセミナーは現在も実施しているが，参加者から様々な意見が寄せられている。施設見学会では「身近にいろいろな施設があることがわかった」「こういう場所があると知って，何となく安心感が得られた」などの反応が多くあった。

グループワーク「語ろう会」では，住民同士で話が盛り上がり，テーマからそれることもしばしばあった。戦時中の疎開体験で盛り上がるグループ，一人暮らしの不安を語り合うグループ，近所同士のつながりにいかに励まされているかを力説するグループなど，様々な人生の歩みや生き方，考え方を語り合う様子が垣間見られた。世代が近く，同じ地域に住んでいることや顔見知りが多かったことが，こうした雰囲気をつくり出したのではないかと思われる。

グループワークに同席したケアマネジャーは「ふだん担当している要介護の高齢者と，あまり話さない地域の話題や昔の話がいろいろ聞けて新鮮だった」と話し，ヘルパーは「地域のいろいろなつながりのなかで，元気に生活している高齢者がいることに驚いた」と話した。地域の専門職にとっても，ふだんとは違った高齢者とのかかわりが体験できたようである。

2. 包括相談員の役割

包括が地域住民と共にACPについて考える取り組みは始まったばかりであるが，セミナーの反応から，住民から求められているテーマであるという実感は深まってきている。今は元気でも，いつどうなるかわからないという思いは，高齢者であれば切実である。しかし，地域の高齢者には，施設や在宅介護サービス，地域でどのような医療が受けられるのかなど具体的なイメージができるほどの情報がまだ届いていない。

終末期の医療に関しても，延命治療がどのようなものなのか，自然な最期とはどういう感じなのかなど，具体的に知る機会は少ない。終末期の医療について「いろいろあるらしい」という程度の，漠然とした知識しかないうちに，気がつけば入院や認知症，要介護状態に入ってしまう。そこからしっかりと意思決定を支援していくのも大切であるが，ある程度元気なうちから自分がどこでどういう最期を迎えたいか，地域の社会資源や支援者を知ったうえで，具体的に考えておけば，直接家族や主治医に伝えておくことができ，いざというときにより本人の意思を反映できると思われる。

包括相談員としての経験から感じることは，介護や在宅療養支援が常時必要になった高齢者は，手続きや身の回りのことを手伝ってくれる家族や，支援者である介護士やケアマネジャー，医師や医療関係者に対して，遠慮がちになる。迷惑をかけたくない，お世話になっている人に意見はできないという思いが強いためである。「自分はこうありたい」と主張することが，簡単にできない高齢者が多いように感じる。

一方で，家族や支援者側は，本人の希望に添いたいと考えているが，本人の真意がわからず，結果的に亡くなってからの後悔につながっているように思われる。こうしたすれ違いを起こさないために，高齢者が元気なうちからACPについて考え，医療や介護の専門職と出会う機会や場所が地域に用意されていることが大切なのではないだろうか。そうした場をコーディネートできるのが包括相談員である。筆者は包括相談員として，ACPについて考えながら，地域の高齢者が医療や介護の専門職とつながるきっかけになるような実践を模索し続けたいと考えている。

文 献

1）角田ますみ．H29年度いのじんセミナー，医療の終活―最期まで私らしく生きるために．
2）全国社会福祉協議会．私の老後の生き方・暮らし方ノート．
〈https://www.shakyo.or.jp/news/kako/materials/080411.pdf〉[2019．February 1]
3）日本認知症本人ワーキンググループ（2018）．本人にとってのよりよい暮らしガイド――一歩先に認知症になった私たちからあなたへ．東京都健康長寿医療センター．
〈https://www.tmghig.jp/research/info/cms_upload/2ae5b2def3d386fae9ed3f6eadc65786.pdf〉[2019．February 1]
4）自分らしい「生き」「死に」を考える会．私の生き方連絡ノート．
〈http://www.ikisini.com/note.html〉[2019．February 1]
5）国立長寿医療研究センター在宅医療・地域医療連携部「私の医療に対する希望（終末期になったとき）」．
〈http://www.ncgg.go.jp/hospital/news/documents/hospiceinvestigation.pdf〉[2019．February 1]

索 引

欧文

ACP … 3, 29
ACPファシリテーター … 43
　——養成教育プログラム … 43
AD … 4
advance directive … 4
advance care planning … 3
advance life planning … 19
ALP … 19
CMO … 50
comfort measures only … 50
DNAR … 59, 71
do not attempt resuscitation … 71
E-FIELD … 43
Happyです倶楽部 … 124
illness trajectory … 70
Letter of Intent for Mental Health Emergency
　… 95
LIME … 95
MCI … 101
Natural Death Act … 5
NIPT … 133
PAD … 93
Patient Self-Determination Act … 6
performance status … 71
PERMA … 122
Physician Orders for Life-Sustaining Treatment
　… 11
POLST … 11
PREPARED … 114
PS … 71
psychiatric advance directives … 93
sagara版ACP質問紙 … 17
SDM … 24
SPIKES法 … 169
SUPPORT … 7
Uniform Rights of the Terminally Ill Act … 6
WRAP … 95

和文

あ

アドバンス・ケア・プランニング … 3, 29
アドバンスディレクティブ … 4
アドバンスライフプランニング … 19

い

意思形成支援 … 30
意思決定支援 … 30
意思決定支援者 … 41
意思決定者 … 39
意思決定のプロセス … 201
意思実現支援 … 31
意思表明支援 … 31, 103
医療代理人 … 35
医療の倫理原則 … 253
医療保護入院 … 142
胃瘻造設 … 106
インフォームドコンセント … 85

え

エンディングノート … 50, 277
エンドオブライフケア … 18
エンパワメント … 94,160

お

オープンクエスチョン … 182
オープンダイアローグ … 150
親なき後 … 93

か

価値観 … 29, 264
価値観教育 … 19
価値観ワーク … 264
カレン・アン・クインラン裁判 … 5
看護者の倫理綱領 … 165

看護小規模多機能型居宅介護 … 238
患者の自己決定権法 … 6
がん難民 … 73

き

キャンサーボード … 16
協働意思決定 … 24
きらり人生ノート … 279
筋萎縮性側索硬化症診療ガイドライン … 114
緊急措置入院 … 147

け

傾聴 … 273
軽度認知障害 … 101
血液透析見合わせ後のケア計画 … 207
元気回復行動プラン … 95

こ

高次脳機能障害 … 77
公正, 正義の原則 … 253
高齢者ケアの意思決定プロセスに関する
　ガイドライン … 206
コミュニケーションスキル … 270

さ

在宅医療 … 85
サポーティブケア … 70

し

時間選好率 … 60
時間割引率 … 60
事前指示書 … 50
自然死法 … 5
指定難病 … 110
終末期医療の決定プロセスに関するガイドライン … 2
就労継続支援事業 … 147
出生前検査 … 133

情報共有‐合意モデル … 201
自律尊重の原則 … 253
新型出生前診断 … 133
神経難病 … 110
人工妊娠中絶 … 136
人生会議 … 26
人生の最終段階における医療・ケアの決定プロセス
　に関するガイドライン … 2, 34, 102, 113
腎代替療法 … 200
心不全 … 120
　——ステージ分類 … 120, 190
診療看護師 … 177

す

ストレングス … 94

せ

誠実, 忠誠の原則 … 253
精神科事前指示 … 93
成年後見申立て権者 … 245
生命維持治療に関する医師による指示書 … 11
説明と同意 … 85
善行の原則 … 253, 256

そ

尊厳死 … 92

た

代理意思決定者 … 40, 174

ち

地域包括支援センター … 236
中途障害 … 79

と

統一終末期病者権利法 … 6

透析導入時期 … 200
透析療法 … 126
糖尿病合併症 … 223
特定疾患 … 109

な

ナッジ … 25
ナラティブアプローチ … 23
難病 … 109

に

日本尊厳死協会 … 92
任意入院 … 147
認知症 … 101
認知症の人の日常生活・社会生活における
　意思決定支援ガイドライン … 101

は

パターナリズム … 24
バッドニュース … 169

ひ

ピンピンコロリ … 68, 122

へ

ペーシング … 271

ほ

包括相談員 … 276
補完代替医療 … 71

ま

慢性腎不全 … 127

み

見えない障害 … 78

む

無危害の原則 … 253,256
無自覚性低血糖 … 219

も

もしバナゲーム … 118

よ

予後曲線 … 190

り

リアリティオリエンテーション … 182
リカバリー … 94
リバタリアンパターナリズム … 25
リビングウィル … 5
臨床倫理カンファレンス … 231
臨床倫理の4分割表 … 231
倫理原則 … 256

れ

レジメン … 69
レジリエンス … 124

わ

私が大事にしたいこと … 54
私の（　）年後 … 55
私の「理想的」な臨終場面 … 55
私の人生航海図 … 54
私の生活計画 … 56
私の望む終末期医療 … 57

患者・家族に寄り添うアドバンス・ケア・プランニング
医療・介護・福祉・地域みんなで支える意思決定のための実践ガイド

2019年6月3日　第1版第1刷発行	定価（本体3,400円＋税）
2024年3月25日　第1版第4刷発行	

編　著　　角田ますみ©　　　　　　　　　　　　　　　　　　　　＜検印省略＞

発行者　　亀井 淳

発行所　　株式会社 メヂカルフレンド社

〒102-0073　東京都千代田区九段北3丁目2番4号
麹町郵便局私書箱48号　電話（03）3264-6611　振替00100-0-114708
https://www.medical-friend.jp

Printed in Japan　落丁・乱丁本はお取り替えいたします　　　　　印刷／大盛印刷（株）　製本／(有)井上製本所
ISBN978-4-8392-1643-6　C3047　　　　　　　　　　　　　　　DTP／タクトシステム(株)　　　　106098-084

本書の無断複写は，著作権法上での例外を除き，禁じられています．
本書の複写に関する許諾権は，㈱メヂカルフレンド社が保有していますので，複写される場合はそのつど
事前に小社（編集部直通 TEL 03-3264-6615）の許諾を得てください．